新世纪全国高等中医药院校规划教材

医院财务管理

（供管理专业用）

主　编　程　薇（北京中医药大学）

副主编　叶少霞（广州中医药大学）

　　　　陈　旭（黑龙江中医药大学）

中国中医药出版社
·北京·

图书在版编目（CIP）数据

医院财务管理/程薇主编 . —北京：中国中医药出版社，2010.1
新世纪全国高等中医药院校规划教材
ISBN 978-7-80231-789-5

Ⅰ. 医… Ⅱ. 程… Ⅲ. 医院 – 财务管理 – 中医学院 – 教材 Ⅳ. R197. 322

中国版本图书馆 CIP 数据核字（2009）第 202132 号

中 国 中 医 药 出 版 社 出 版
北京市朝阳区北三环东路 28 号易亨大厦 16 层
邮政编码 100013
传真 010 64405750
北京市泰锐印刷有限责任公司印刷
各地新华书店经销
*
开本 850×1168 1/16 印张 17.25 字数 393 千字
2010 年 1 月第 1 版 2010 年 1 月第 1 次印刷
书 号 ISBN 978-7-80231-789-5
*
定价 24. 00 元
网址 www.cptcm.com

社长热线 010 64405720
读者服务部电话 010 64065415 010 84042153
书店网址 csln. net/qksd/

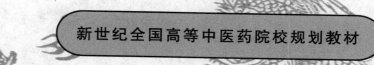

新世纪全国高等中医药院校规划教材

《医院财务管理》编委会

主　　编　程　薇（北京中医药大学）

副 主 编　叶少霞（广州中医药大学）

　　　　　陈　旭（黑龙江中医药大学）

编　　委　（按姓氏笔画排序）

　　　　　叶少霞（广州中医药大学）

　　　　　刘　辉（中国中医科学院广安门医院）

　　　　　闵泽豪（河南中医学院）

　　　　　张　媚（成都中医药大学）

　　　　　张丽丽（北京中医药大学）

　　　　　陈　旭（黑龙江中医药大学）

　　　　　罗　莹（柳州市中医院）

　　　　　程　薇（北京中医药大学）

前　言

"新世纪全国高等中医药院校管理专业规划教材"是依据教育部有关普通高等教育教材建设与改革的文件精神，在国家中医药管理局的规划指导下，由全国中医药高等教育学会、全国高等中医药教材建设研究会组织，全国高等中医药院校和部分高等医药院校教师联合参加编写，中国中医药出版社出版的高等中医药院校本科系列行业规划教材。

近年来，全国各高等中医药院校陆续开设了管理专业，旨在培养既具有中医药基础理论知识，又能系统掌握中医药卫生事业管理及中医药企事业经营理论、管理技术和方法的高级人才。自全国各高等中医药院校开展管理专业教学以来，由于所用教材大多为自编教材或综合性院校编写的教材，所以一直没有较统一的教学计划，在教学上也难以体现高等中医药教育的特色。教材的问题已成为高等中医药院校管理专业亟待解决的大问题。基于以上现状，在国家中医药管理局的宏观指导下，全国高等中医药教材建设研究会在进行充分调研的基础上，应各高等中医药院校一线教师以及教学主管部门的呼吁，于2006年启动了全国高等中医药院校管理专业规划教材的建设工作。

按照国家中医药管理局关于行业规划教材建设的精神，本套教材的编写组织工作采用了"政府指导，学会主办，院校联办，出版社协办"的运作机制。全国高等中医药教材建设研究会于2006年3月向全国各高等中医药院校教务处和管理学院（或管理系）下发了《关于全国中医药院校管理专业课程规划教材目录的征求意见函》，根据各院校意见反馈，同时结合各院校管理专业课程设置情况，经专家委员会讨论，最终确定了14门新世纪全国高等中医药院校管理专业规划教材，具体书目为：《医院管理学》《医药企业管理学》《卫生统计学》《卫生管理学》《药事管理学》《卫生信息管理》《医院财务管理》《卫生经济学》《卫生法学》《公共关系学》《医药人力资源管理学》《管理学基础》《管理心理学》《医院管理案例》。

本套教材在组织编写过程中，严格贯彻国家中医药管理局提出的"精品战略"精神，从教材规划到教材编写、专家论证、编辑加工、出版，都有计划、有步骤地实施，层层把关，步步加强，使"精品意识"、"质量意识"贯彻全过程。每种教材均经历了编写会、审稿会、定稿会的反复论证，不断完善，注意体现素质教育和创新能力、实践能力的培养，为学生知识、能力、素质协调发展创造条件。同时在编写过程中始终强调突出中医药人才的培养目标，在教材中尽量体现中医药特色。

本套教材从开始论证到最后编写工作的完成，始终得到了全国各高等中医药院校各级领导和教学管理部门的高度重视，各校在人力、物力和财力上均给予了大力支持。广大从事教学的一线教师在这套教材的编写工作中倾注了大量心血，充分体现了扎实的工作作风和严谨的治学态度。在此一并致以诚挚的谢意!

　　新世纪全国高等中医药院校管理专业规划教材的编写是一项全新的工作,所有参与工作的教师都充分发挥了智慧和能力,通过教材建设工作对教学水平进行总结和提高,并进行了积极的探索。但是,一项创新性的工作难免存在不足之处,希望各位教学人员在使用过程中及时发现问题并提出宝贵意见,以便重印或再版时予以修改和提高,使教材质量不断提高,逐步完善,更好地适应新世纪中医药人才培养的需要。

全国中医药高等教育学会

全国高等中医药教材建设研究会

2009 年 6 月

编写说明

改革公立医院管理体制和运行、监管机制，推进公立医院补偿机制，加快形成多元化办医格局，是当前正在开展的医药卫生体制改革的重要内容之一。此项改革的推行将使全国各级各类医院面临新的挑战，医院财务管理也面临新的问题。

由于目前适合新形势下的医院财务管理的书籍与信息较少，医院管理者们及卫生管理专业的学生们可参考的书籍甚少。正是在这种形势下，本书应运而生，应时而兴。根据医院财务管理的实际情况，本书从医院财务报告、医院财务分析、医院预算管理、医院筹资决策、医院投资决策、医院资产管理、医院成本核算与管理七个方面进行阐述，并结合医院实际案例讲授财务管理的理论与方法，注重实用性，在理论与案例的相互渗透学习中使读者逐步掌握医院财务管理的精髓。

本书是全体执笔者共同努力的产物。教材每一章均由来自医学院校具有多年财务课程教学经验的一线教师及在医院财务部门长期从事财务管理工作、具有丰富实践经验的实务界专家共同编写。本书由程薇教授担任主编，设计全书体系、编写提纲并负责全书修改、补充、统纂和定稿，叶少霞参与初稿修改。全书共八章，具体编写分工如下：第一章由程薇、刘辉共同编写；第二章由陈旭、罗莹、柴冬丽共同编写；第三章由程薇、叶少霞共同编写；第四章由闻泽豪、刘辉共同编写；第五章由陈旭、叶少霞共同编写；第六章由张媚、叶少霞共同编写；第七章由张丽丽、刘辉共同编写；第八章由张媚、罗莹、柴冬丽共同编写。

本书在写作过程中，借鉴了程薇教授主编的教材《医院会计与财务管理学》（人民卫生出版社）部分内容，在此，对该教材的相关作者四川省人民医院财务处况景勤、成都大学刘巧艳、首都医科大学高广颖表示特别感谢。同时感谢北京中医药大学管理学院范德惠、高金金、李姣、薛林南、董佩在本教材的校对和排版过程中付出的辛勤劳动。

本书的顺利出版得到了国家中医药管理局、中国中医药出版社的大力支持和帮助，对此表示衷心的感谢。

本书可作为医学院校管理专业学生的教材，也可作为卫生管理人员、医院财务人员培训、进修的教材，是广大卫生管理人员自学及工作的工具书。

鉴于《医院会计制度》《医院财务制度》正在修订中，同时我国公立医院正处于改革时期，医院财务管理的理论和实务内容也会不断地丰富和更新。本书在编写过程中，尽管试图对当今医院财务管理最关注的问题进行较深入的探讨，但由于水平有限，且相关参考书籍较少，难免存在一些疏漏和不足。在此，敬请广大读者提出宝贵意见，便于在新制度出台后再版时修订提高。

《医院财务管理》编委会

2009 年 11 月

目 录

第一章

医院财务管理概论

【导读】

本章阐述了医院财务管理的基本原理。学习本章，要掌握财务管理的概念、营利性医院和非营利性医院财务管理的目标、财务管理的内容等基本问题。通过本章的学习，能对医院财务管理有一个总括性的认识，为学习以后各章打下良好的理论基础。

第一节　医院财务管理目标

医院财务管理是组织医院财务活动，处理医院财务关系的一项经济管理工作。我国的卫生事业是政府实施一定福利政策的社会公益事业，医院作为我国卫生事业的主体，其财务管理有一定的特殊性。2000年卫生部、国家中医药管理局、财政部、国家计委制定了《关于城镇医疗机构分类管理的实施意见》，并于2000年9月1日起施行。我国将医疗机构分为营利性医疗机构和非营利性医疗机构进行分类管理。营利性和非营利性医疗机构划分的主要依据是医疗机构的经营目的、服务任务，以及执行不同的财政、税收、价格政策和财务会计制度。因此，不同类型医疗机构的财务管理也有各自不同的特点，财务管理的目标也不尽相同，本节主要从营利性和非营利性医疗机构的特点来分析医院财务管理的目标。

一、营利性医院及非营利性医院

（一）营利性医院

营利性医院是指医疗服务所得收益可用于投资者经济回报的医院。政府不举办营利性医院。营利性医院根据市场需求自主确定医疗服务的项目。营利性医院医疗服务价格放开，依法自主经营，照章纳税。营利性医院参照执行企业的财务、会计制度和有关政策。取得《医疗机构执业许可证》的营利性医院，按有关法律法规还需到工商行政管理、税务等有关部门办理相关登记手续。

（二）非营利性医院

非营利性医院是我国医疗机构的主体。非营利性医院是指为社会公众利益服务而设立和运营的医疗机构，不以营利为目的，其收入用于弥补医疗服务成本，实际运营中的收支结余只能用于自身的发展，如改善医疗条件、引进技术、开展新的医疗服务项目等。政府举办的非营利性医院主要提供基本医疗服务并完成政府交办的其他任务，非营利性医院也可以提供少量的非基本医疗服务。政府举办的非营利性医院享受同级政府给予的财政补助。非营利性医院执行政府规定的医疗服务指导价，享受相应的税收优惠政策。非营利性医院执行财政部、卫生部颁布的《医院财务制度》和《医院会计制度》等有关法规、政策。医院按《医疗机构管理条例》进行设置审批、登记注册和校验时，需要以书面形式向卫生行政部门申明其性质，由接受其登记注册的卫生行政部门会同有关部门根据医院投资来源、经营性质等有关分类界定的规定予以核定。凡是政府主办的非营利性医院，不得有营利性组织，不得投资与其他组织合资合作建立非独立法人资格的营利性"科室"、"分院"等。

二、医院财务管理目标

医院财务管理的目标是医院理财活动所希望实现的结果，是评价医院理财活动是否合理的基本标准。医院财务管理是医院管理的重要组成部分，财务管理的目标显然要与医院的整体目标保持一致，支持医院整体目标的实现。

（一）营利性医院财务管理目标

营利性医院的经营行为更多地以市场为导向，投资者投资营利性医院的目的在于追求利润及投资回报。从财务管理的角度来看，营利性医院的最主要的目标应是医院所有者财富的最大化，对于股份制医院，表现为股东财富的最大化。营利性医院就要在这一基本目标之上构建医院财务管理的原则。但是，营利性医院同样也要受到卫生部门的行业管理，其财务管理的目标要在符合政策法规和行业质量标准的前提下实现。

（二）非营利性医院财务管理目标

非营利性医院是为社会公众利益服务而设立和运营的，得到政府资金或税收方面的支持。非营利性医院没有股东，但是却有很多利益关系者，如出资者、管理者、职工、医生、债权人、患者和潜在的患者（整个社区）等。要提高以上这些与医院利益关联者的满意度，医院必须在符合政策法规的前提下追求医院价值的最大化。医院价值的最大化，是指医院采用最优的财务政策，充分考虑资金的时间价值和风险与报酬的关系，在保证医院长期稳定发展的基础上，在政府规定的限制内追求医疗服务对象满意度最大化和达到行业质量标准的服务数量的最大化。要满足以上目标，在财务管理上，医院必须保证以下几点：

1. 医院必须能够创造足够的收支结余来保证提供现有的医疗服务的连续性，这就意味着现有的房屋和设备在报废或需要更新时有足够的资金保障。

2. 医院必须能够创造足够的收支结余，可以投资于医院发展所需要的新医疗技术和新医疗服务。

3. 政府和慈善机构会提供给医院一定的资金支持，医院应该积极地寻求这些支持，但是，从医院本身运营和财务管理上不应仅依赖于这些外界的资金支持。

4. 医院应努力在政府指导价的基础上，以尽可能低的成本提供基本医疗服务。

三、财务关系

财务关系是指医院在组织财务活动过程中与各有关方面产生的经济关系。医院的财务关系主要有以下几个方面：

（一）医院同所有者之间的财务关系

营利性医院所有者主要是法人单位、个人和外商，所有者按照投资合同、协议、章程的约定履行出资义务，形成医院的资本金，医院利用资本金进行经营，实现利润后，应按出资比例或合同、章程的规定，向所有者分配利润。政府举办的非营利性医院所有者是国家，政府给予医院相应的资金和税收方面的支持。其他非营利性医院的所有者主要是法人单位、个人和外商，国家不直接投资，但是同样给予税收优惠政策。非营利性医院要按规定提供基本医疗服务，遵守政府和卫生行业制定的收费标准及质量标准。医院同其所有者之间的财务关系，体现着所有权的性质，反映着经营权和所有权的关系。

（二）医院同债权人之间的财务关系

医院同债权人之间的财务关系主要是指医院向债权人借入资金，并按借款合同的规定按时支付利息和归还本金所形成的经济关系。医院与企业一样除利用资本金进行经营活动外，还要借入一定数量的资金，以便医院有足够的资金进行医疗活动，这一点营利性医院和非营利性医院都是相同的。医院的债权人主要有：①贷款机构；②商业信用提供者；③其他出借资金给医院的单位或个人等。我国医院目前还不能通过发行债券进行筹资。医院利用债权人的资金后，要按约定的利息率及时向债权人支付利息，债务到期时，要按时向债权人归还本金。医院同债权人之间的关系体现的是债务与债权的关系。

（三）医院同被投资单位之间的财务关系

医院同被投资单位之间的财务关系主要是指医院将其闲置资金以购买股票或直接投资的形式向其他单位投资所形成的经济关系。医院同被投资单位之间的财务关系主要存在于非政府举办的非营利性医院和营利性医院。医院向其他单位投资，应按约定履行出资义务，参与被投资单位的利润分配。医院与被投资单位的关系是体现所有权性质的投资与被投资的关系。

（四）医院同债务人之间的财务关系

医院也可以将其资金通过购买债券、提供借款或商业信用等形式出借给其他单位，通过此种方式形成的经济关系即为医院同债务人之间的财务关系。医院将资金借出后，有权要求债务人按约定的条件支付利息和归还本金。医院同其债务人的关系体现的是债权与债务的关系。

（五）医院内部各单位之间的财务关系

医院内部各单位之间的财务关系，是指医院内各科室、病区之间在提供医疗服务的过程中相互提供产品或服务所形成的经济关系。医院普遍实行成本核算制度，内部各单位之间提供的产品和服务都要记录核算。医院内部形成的资金结算关系，体现了医院内部各单位之间的利益关系。

（六）医院同职工之间的财务关系

主要是指医院向职工支付劳动报酬过程中所形成的经济关系。医院按照职工提供的劳动数量和质量支付劳动报酬。这种医院与职工之间的财务关系，体现了职工和医院在劳动成果上的分配关系。

（七）医院同有关部门之间的财务关系

对于政府举办的非营利性医院，享受政府给予的财政补助。对于非政府举办的非营利性医院，享受上级单位的补助。非营利性医院享受相应的税收优惠政策，医院要按有关规定提供相应的基本医疗服务，执行政府规定的医疗服务指导价格。因此，非营利性医院同财政部门、卫生部门、物价部门、税收部门等存在着一定的财务关系；营利性医院除按税法的规定依法纳税而与国家税务机关形成一定的经济关系外，与物价部门、卫生主管部门和工商行政管理部门也有一定的财务关系。

（八）医院同第三方付费者的财务关系

由于卫生行业供需双方信息不对称，需方（患者）往往无法判断医疗服务的质量，无法决定是否需要购买医疗服务，购买什么样的医疗服务。随着医疗保险体制改革，需方加入医疗保险支付一定的保险费用，医疗保险机构对医院进行监督并偿付医疗费用，从而形成一定的经济关系。

第二节　医院财务管理的环境

医院是在一定的环境下诞生、存在和发展的，要开展财务管理活动必然受到许多因素的制约，财务管理活动的结果同时也是这些因素相互作用的结果。这种作用于理财主体的财务活动的条件、因素的总和，就是财务环境。市场经济条件下，医院的财务活动是一个开放的系统，与内、外部环境发生着资金、信息等方面的广泛交流。要实现医院财务管理的目标，就要了解医院财务管理的环境，以避免决策失误。医院财务管理的环境按构成范围，可分为内部财务环境和外部财务环境。

一、外部财务环境

医院财务管理的外部环境，是指存在于医院外部的、影响财务活动的客观条件和因素。外部环境是医院无法改变的，医院必须了解这些环境的特点和变换，以尽快地适应这些环境。

首先，医院的财务管理和企业财务管理一样都要受到法律环境、金融市场环境和经济环境的影响。对于法律环境，医院的财务管理必须了解目前卫生行业的法律规范、税务法律规范和财务法律规范。医院的理财活动，无论是筹资、投资还是结余分配，都要遵守有关的法律规范。医院财务管理也要了解金融市场环境，以保证资金的运转。国家的宏观经济状况，如经济发展状况、通货膨胀、政府的经济政策等同样影响着医院的财务管理和医院目标的实现。

其次，对于医院来说，还面临着卫生体制改革这一卫生行业特殊的环境，这一变革的环境无疑影响着医院财务目标的实现。1998 年以来，卫生部门不断推进城镇医疗卫生体制改革，努力寻求用比较低廉的费用提供比较优质的服务的模式及方法，努力满足广大人民群众的基本医疗服务需求。这期间引入了两项机制，即费用分担机制和竞争机制；推动三改联动，即职工基本医疗保险制度改革、医疗卫生体制改革、药品生产流通体制改革。具体措施包括：打破垄断，推行病人选医生、选医院；政府部门转变职能，变办卫生为管卫生；实行医疗机构分类管理；实行医药收支两条线管理；规范药品购销行为，药品集中招标采购；优化卫生资源配置，发展社区卫生服务；调整不合理的医疗服务价格；加强药品管理，调控药品价格等。以上各项改革都或多或少地影响着医院的财务管理工作。2009 年 4 月 6 日正式出台的《中共中央国务院关于深化医药卫生体制改革的意见》，关于推进公立医院补偿机制改革的问题，新医改方案提出："通过实行药品购销差别加价、设立药事服务费等多种方式逐步改革或取消药品加成政策，同时采取适当调整医疗服务价格、增加政府投入、改革支付方式等措施完善公立医院补偿机制。进一步完善财务、会计管理制度，严格预算管理，加强财务监管和运行监督。地方可结合本地实际，对有条件的医院开展'核定收支、以收抵支、超收上缴、差额补助、奖惩分明'等多种管理办法的试点。"新医改方案还提出要"落实公立医院政府补助政策，逐步加大政府投入，主要用于基本建设和设备购置、扶持重点学科发展、符合国家规定的离退休人员费用和补贴政策性亏损等，对承担的公共卫生服务等任务给予专项补助，形成规范合理的公立医院政府投入机制"。这些改革措施必然会影响公立医院财务管理的策略。

二、内部财务环境

所谓内部财务环境，是指医院内部所客观存在的、影响财务活动的条件和因素，一般包括医院类型、医院规模、内部管理水平和组成人员素质、资金构成、设备状况、业务运转环节等，具有影响范围小、影响直接、易把握和加以利用等特点。内部财务环境具体可分为软环境和硬环境。

医院内部财务软环境一般是指医院内部自行制定的各项财务管理规章制度，医院领导的财务管理水平以及职工素质等。医院在规划各项财务活动时，必须加以全面考虑，正确衡量可能出现的情况，才能做到全面而客观的正确决策。医院内部财务软环境始终影响和制约着医院的财务活动，医院在财务管理活动中要引起足够的重视。

医院内部财务硬环境一般是指医院的资产、负债、净资产等状况，如固定资产、流动资产的规模、结构以及两者之间比例，固定资产完好状况和利用程度以及新旧程度和技术上的先进水平，医院资产负债率的高低等。这些硬环境实际上是医院的财务条件和能力，医院在规划决策其财务活动时，将直接受到这些因素的限制和影响。医院财务管理人员应从本单位实际出发，根据财力状况合理安排医院财务活动，做到客观实际。

医院内部财务环境中的软环境和硬环境之间存在着密不可分的联系，它们相互结合构成对医院财务活动的制约和影响。

第三节 财务管理的价值观念

一、时间价值

（一）货币时间价值的概念

时间价值是客观存在的经济范畴，任何单位的财务活动都是在特定的时空中进行的。离开了时间价值因素，就无法正确计算不同时期的财务收支。时间价值原理，正确地揭示了不同时间点上资金之间的换算关系，是财务决策的基本依据。

关于时间价值的概念，西方国家的传统说法是：即使在没有风险和没有通货膨胀的情况下，今天的 1 元钱大于一年以后的 1 元钱的价值，这就是货币的时间价值。因为现在拥有的 1 元钱可以用于投资而得到利润，因此将来的所得比 1 元钱大，并且今天的 1 元钱能够直接被用于流通，而将来的 1 元钱则不能。由于现在的货币在未来会有更大的价值，因此，价值分析一定要考虑到不同时间点上的现金流量。

可见，货币时间价值就是指货币经历一定时间的投资和再投资所增加的价值，或相同货币量在不同时间里的价值差额，也称为货币的时间价值。

我国关于时间价值的概念一般表述为：时间价值是扣除风险报酬和通货膨胀贴水后的真实报酬率。

为了便于说清问题，分层次地、由简到难地研究问题，在讲述资金时间价值时采用抽象分析法，即假定没有风险和通货膨胀，以利率代表时间价值，本书也是以此为基础的。

（二）货币时间价值的计算

由于货币具有时间价值，因此不能直接将不同日期的现金流量加总。为了适应不同的时间价值以调整投资的现金流量，就必须利用复利和贴现的概念。

1. 复利终值

资金时间价值的计算有单利和复利两种。财务管理一般都是按复利的方式计算的。所谓单利，就是只有本金要计算利息，而利息不计算利息。所谓复利，就是不仅本金要计算利息，利息也要计算利息，即通常所说的"利上滚利"。资金时间价值按复利计算，是建立在资金再投资这一假设基础之上的。终值又称未来值，是指若干期后包括本金和利息在内的未来价值，又称本利和。

任何一个有过银行账户的人都对复利有直观的了解。假定某人有一个 10% 年利率的账户，并在年初存了 1 元，那么这 1 元到年末值 1.10 元。现在假定此人将 1 元在该账户存 2 年，由于从利息上还能赚到利息，因此 2 年后值 1.21 元。复利计算是一个确定当前金额之未来价值的过程。以下两个简单的现金流量图（图 1-1）说明了复利的计算方法。

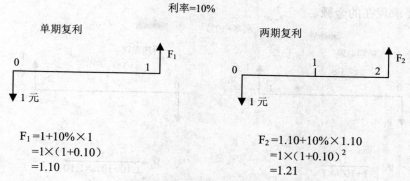

图 1-1 复利终值的计算示意图

以此类推，就可以得出复利终值的通用计算公式为：

$$F_n = P (1 + i)^n$$

式中 F_n——复利终值；

P——复利现值；

i——利息率；

n——计息期数。

上述公式中的 $(1 + i)^n$ 称为复利终值系数，可以写成 $(F/P, i, n)$，复利终值的计算公式可以写成：

$$F_n = P (1 + i)^n = P \times (F/P, i, n)$$

为了简化和加速计算，可编制复利终值系数表（参见附录Ⅰ）。

［例1］ 将 1 000 元存入银行，利息率为 10%，8 年后的终值应为：

$$F_8 = P (1 + i)^8 = 1\,000 \times (1 + 10\%)^8 = 2\,144 （元）$$

如前例可查表计算如下：

$$F_8 = 1\,000 \times (1 + 10\%)^8 = 1\,000 \times (F/P, 10\%, 8)$$

$$= 1\,000 \times 2.144 = 2\,144 （元）$$

2. 复利现值

复利现值是指货币现在的价值或以后年份收到或支出的现在价值，也称本金。可用倒求本金的方法计算。由终值求现值，叫做贴现。在贴现时使用的利息率叫贴现率。

现在解释贴现计算是如何进行的。假定某人能投资一笔钱以赚取 10% 的收益，且得到一年后收入 1 元的承诺。这项承诺今天的价值显然应少于 1 元，事实上，该答案是 0.909 元。这是一年后此人能得到的 1 元的现值，因为假如此人今天有 0.909 元，你可将它按 10% 的利率投资，而一年后它将增长至 1 元 [1 = 0.909 (1 + 10%)]。

现在，假如此人打算 2 年后收到 1 元钱，那么这 1 元钱今天值多少？必定小于 0.909 元。实际上，答案是 0.826 元。这个以 10% 利率投资 2 年的金额，经过 2 年将增长或复利至 1 元。下面的现金流量图（图 1-2）描述了这个贴现问题。请注意，它在形式上与复利计算是相似的。唯一不同的是，在复利计算中是已知现在的金额要求未来金额；而在贴现时是已知未来金额要求现在的金额。

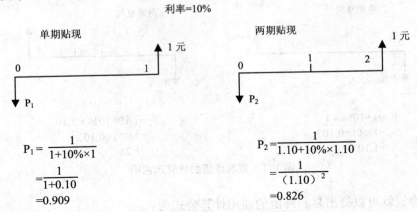

图 1-2　复利现值的计算示意图

以此类推，可以得出现值（Present Value，简称 P）的通用计算公式：

$$P = \frac{F_n}{(1+i)^n}$$
$$= F_n \times \frac{1}{(1+i)^n}$$
$$= F_n (1+i)^{-n}$$

上式中的 $\frac{1}{(1+i)^n}$ 或 $(1+i)^{-n}$ 叫复利现值系数或贴现系数，可以写作（P/F，i，n），则复利现值的计算公式可写为：

$$P = F_n \times (P/F, i, n)$$

为了简化计算，也可编制复利现值系数表（参见附录Ⅱ）。

［例2］　若计划在 5 年以后得到 4 000 元，利息率为 7%，现在应存金额可计算如下：

$$P = F_n (1+i)^{-n}$$
$$= 4 000 (1+7\%)^{-5}$$
$$= 4 000 \times 0.713$$
$$= 2 852 （元）$$

或查复利现值系数表计算如下：

$$P = F_5 \times (P/F, 7\%, 5)$$
$$= 4 000 \times 0.713$$
$$= 2 852 （元）$$

3. 年金终值和现值的计算

年金（Annuity，简称 A）是指一定时期内每期相等金额的收付款项，具有定期、等额、系列三个特点。折旧、利息、租金、保险费等均表现为年金的形式。年金按第一笔款项的付款时间，可分为普通年金（或后付年金）、即付年金（或先付年金）、延期年金和永续年金。

　　这几种年金的计算方法，都是以后付年金为基础的，这里只介绍后付年金终值和现值的计算，其他以此类推。

　　（1）后付年金的终值。后付年金（Ordinary Annuity）是指每期期末有等额收付款项的年金。在现实经济生活中这种年金最为常见，故称为普通年金。后付年金终值犹如零存整取的本利和，它是一定时期内每期期末等额收付款项的复利终值之和。假定在第一年末向银行存入 1 元钱，利率为 10%，当第二年末再存入 1 元钱时，银行的存款会变为 $1 \times (1+10\%) + 1 = 2.1$ 元，以此类推，当第三年末再存 1 元时，银行存款变为 $1 \times (1+10\%)^2 + 1 \times (1+10\%) + 1 = 3.31$ 元。后付年金终值的计算可用图 1-3 来说明。

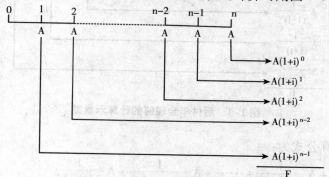

图 1-3　后付年金终值的计算示意图

式中　A——年金数额；

　　　i——利息率；

　　　n——计息期数；

　　　F——年金终值。

　　后付年金终值的计算公式为：

$$F = A \left[(1+i)^0 + (1+i)^1 + (1+i)^2 + \cdots\cdots + (1+i)^{n-2} + (1+i)^{n-1} \right]$$

$$= A \sum_{t=1}^{n} (1+i)^{t-1}$$

　　上式中的 $\sum_{t=1}^{n} (1+i)^{t-1}$ 叫年金终值系数或年金复利系数，通常写作（F/A, i, n），则年金终值的计算公式可写成：

$$F = A \times (F/A, i, n)$$

　　为了简化计算，也可编制年金终值系数表（简称 FVIFA 系数表）（参见附录Ⅲ）。

　　[例 3]　8 年中每年年底存入银行 2 000 元，存款利率为 10%，求第 8 年年末年金终值是多少？

$$F_8 = A \times (F/A, 10\%, 8) = 2\,000 \times 11.436 = 22\,872 \text{（元）}$$

　　（2）后付年金的现值。一定期间每期期末等额的系列收付款项的现值之和，叫后付年金现值，年金现值的符号为 P。假定银行利率为 10%，在第一年末和第二年末均从银行取 1 元钱，那么现在要存入银行少于 2 元，实际上是 1.736 元。后付年金现值的计算情况可用图

1-4加以说明。它在形式上与后付年金终值计算是相似的。唯一不同的是，后付年金终值是每年末收付相同金额的款项，期末一共可收付的值；而后付年金现值是每年末收付相同金额的款项，期初需存入的资金量。

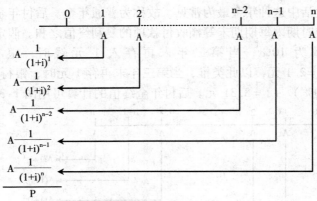

图1-4　后付年金现值的计算示意图

年金现值的计算公式为：

$$P = A \frac{1}{(1+i)^1} + A \frac{1}{(1+i)^2} + \cdots\cdots + A \frac{1}{(1+i)^{n-1}} + A \frac{1}{(1+i)^n}$$

$$= A \sum_{t=1}^{n} \frac{1}{(1+i)^t}$$

式中，$\sum_{t=1}^{n} \frac{1}{(1+i)^t}$ 叫年金现值系数，可简写为 $(P/A, i, n)$，后付年金现值的计算公式可写为：

$$P = A \times (P/A, i, n)$$

为了简化计算，可编制年金现值系数表（参见附录Ⅳ）。

[例4]　现在存入一笔钱，准备在以后8年中每年末得到2 000元，如果利息率为10%，现在应存入多少钱？

$$P = A \times (P/A, 10\%, 8) = 2\,000 \times 5.335 = 10\,670 （元）$$

（3）延期年金的现值。延期年金是指在最初若干期没有收付款的情况下，后面若干期有等额的系列收付款项的年金。假定最初有m期没有收付款项，后面n期每年有等额的系列收付款项，则此延期年金的现值即为后n期年金贴现至m期第一期期初的现值。

先求出延期年金在n期期初（m期期末）的现值，再将其作为终值贴现至m期的第一期期初，便可求出延期年金的现值。其计算公式为：

$$V_0 = A \times (P/A, i, n) \times (P/F, i, m)$$

延期年金现值还可以用另外一种方法计算，先求出m+n期后付年金现值，减去没有付款的前m期后付年金现值，二者之差便是延期m期的n期后付年金现值。其公式为：

$$V_0 = A \times (P/A, i, m+n) - A \times (P/A, i, m)$$

或：

$$V_0 = A \times [(P/A, i, m+n) - (P/A, i, m)]$$

［例5］ 某医院向银行借入一笔款项，银行贷款的年利息率为6%，银行规定前8年不需还本付息，但从第9年至第15年每年年末偿还本息9 000元，问这笔款项的现值应是多少？

$$V_0 = 9\,000 \times (P/A, 6\%, 7) \times (P/F, 6\%, 8)$$
$$= 9\,000 \times 5.582 \times 0.627$$
$$= 31\,499.23 \, （元）$$

或：

$$V_0 = 9\,000 \times [(P/A, 6\%, 15) - (P/A, 6\%, 8)]$$
$$= 9\,000 \times (9.712 - 6.210)$$
$$= 31\,518 \, （元）$$

（4）永续年金的现值。永续年金是指无限期支付的年金，西方有些债券为无期债券，这些债券的利息可以视为永续年金，优先股因为有固定的股利而又无到期日，因而，优先股股利可以看作永续年金，另外，期限长、利率高的年金现值，可以按永续年金现值的计算公式，计算其近似值。

永续年金现值的计算公式为：

$$V_0 = A \times \frac{1}{i}$$

根据年金现值的计算公式，我们知道：

$$(P/A, i, n) = \frac{1 - \dfrac{1}{(1+i)^n}}{i}$$

当 $n \to \infty$ 时，$\dfrac{1}{(1+i)^n} \to 0$

故：

$$V_0 = A \times \frac{1}{i}$$

［例6］ 某永续年金每年年底的收入为10 000元，年利息率为5%，求该项永续年金的现值。

$$V_0 = 10\,000 \times \frac{1}{5\%}$$
$$= 200\,000 \, （元）$$

二、风险报酬

(一) 风险的概念

医院在进行投资时，由于市场经济条件下所涉及的各个因素，有些是已知的、确定的，但有些是未知的、可能的。所以在进行长期投资时，要充分考虑投资风险，预测风险对投资收益的影响程度。

1. 什么是风险

风险是指在一定条件下和一定时期内可能发生的各种结果的变动程度。风险具有以下特征：

（1）风险是事件本身的不确定性，具有客观性。

（2）风险的大小随时间延续而变化，是"一定时期内"的风险。

（3）风险可能给投资者带来超出预期的收益，也可能带来超出预期的损失。从财务的角度来说，风险主要指无法达到预期报酬的可能性。

2. 投资风险产生的原因

投资风险产生的原因主要有缺乏可靠的信息和不能控制事物未来发展的进程这两种。

（1）缺乏可靠的信息。由于市场瞬息万变，因此投资决策人根据现行的预测方法，通常无法及时获取有关投资项目在实施的全过程中各种正确的信息。因此，在投资风险分析时，他们往往只根据已获取的部分信息，结合历史资料确定投资项目，其实施的结果就可能出现各种情况的概率。由于投资决策一开始就不是建立在最完善的基础上，因而产生了投资风险。

（2）不能控制事物未来发展的进程。投资项目在实施的全过程中会受到客观经济环境的影响，如政府经济政策的改变、产业结构的调整、科学技术的进步、市场价格的波动等。由于这些变化医院是无法控制的，因而产生了投资风险。

(二) 风险的类别

1. 从个别投资主体看

（1）市场风险，是指那些影响所有医院的因素引起的风险。又称不可分散风险或系统风险。

（2）特有风险，是指发生于个别医院的特有事件造成的风险。又称可分散风险或非系统风险。

2. 从医院本身来看

（1）经营风险，是指由经营的不确定性带来的风险，它是任何商业活动都有的，也叫商业风险。

（2）财务风险，是指因借款而增加的风险，是筹资决策带来的风险，也叫筹资风险。

同样的，当一家医院投资于一项新的资产，例如购买诊断仪器、住院病床或者一项护理计划，都要承担风险。

（三）风险报酬的概念

医院的财务决策，几乎都是在风险和不确定性的情况下作出的。离开了风险，就无法正确评价医院报酬的高低。风险是客观存在的，按风险的程度，可以把医院财务决策分为三种类型：

1. 确定性决策

决策者对未来的情况是完全确定的或已知的决策，称为确定性决策。例如，某医院将100万元投资于利息率为10%的国库券，由于国家实力雄厚，到期得到10%的报酬几乎是肯定的，因此，一般认为这种投资为确定性投资。

2. 风险性决策

决策者对未来的情况不能完全确定，但它们出现的可能性——概率的具体分布是已知的或可以估计的，这种情况的决策称为风险性决策。例如，某医院投资300万购买彩超机1台，已知如果检查人次为7000人次，收益为140万元；如果检查人次为5000人次，收益为100万元；如果检查人次为3000人次，收益为60万元。现根据资料分析，认为明年检查人次为7000的概率为20%；检查人次为5000人次的概率为50%；检查人次为3000人次的概率为30%。这种决策便属于风险性决策。

3. 不确定性决策

决策者对未来的情况不仅不能完全确定，而且对其可能出现的概率也不清楚，这种情况下的决策为不确定性决策。

从理论上讲，不确定性是无法计量的，但在财务管理中，通常为不确定性规定一些主观概率，以便进行定量分析。不确定性规定了主观概率以后，与风险就十分近似了。因此，在企业财务管理中，对风险与不确定性并不做严格区分，当谈到风险时，可能是风险，更可能是不确定性。

一般而言，投资者都讨厌风险，并力求回避风险。那么，为什么还有人进行风险性投资呢？这是因为风险投资可以得到额外的报酬——风险报酬。风险报酬有两种表示方法：风险报酬额和风险报酬率。所谓风险报酬额，是指投资者因冒风险进行投资而获得的超过时间价值的那部分额外报酬；所谓风险报酬率，是指投资者因冒风险进行投资而获得的超过时间价值的那部分额外报酬率，即风险报酬额与原投资额的比率。但在财务管理中，风险报酬通常用相对数——风险报酬率来加以计量。

（四）单项资产的风险和报酬

为了有效地做好财务管理工作，必须弄清不同风险条件下的投资报酬率，掌握风险与报酬率的关系，熟悉风险报酬的计算方法。风险的衡量，需要使用概率和统计方法。

1. 确定概率分布

在经济活动中，某一事件在相同的条件可能发生也可能不发生，这类事件称为随机事件。概率就是用来表示随机时间发生可能性大小的数值。例如，一所医院进行一个项目投资，收益的可能性为80%，亏损的可能性20%。如果把所有可能的事件或结果都列示出来，且每一个事件都给予一种概率，把它们列示在一起，便构成了概率的分布。上例的概率分布详见表 1-1。

表 1-1 概率分布表

可能出现的结果（i）	概率（P_i）
收益	0.8 = 80%
亏损	0.2 = 20%
合计	1.00 = 100%

概率分布必须符合以下两个要求：

（1）所有的概率即 P_i 都在 0 和 1 之间，即 $0 < P_i < 1$。

（2）所有结果的概率之和应等于 1，即 $\sum_{i=1}^{n} P_i = 1$，这里，n 为可能出现结果的个数。

2. 计算期望报酬率

期望报酬率是各种可能的报酬率按其概率进行加权平均得到的报酬率，它是反映集中趋势的一种量度。其计算公式为：

$$\bar{K} = \sum_{i=1}^{n} K_i \times P_i$$

式中　$\bar{K}$——期望报酬率；

　　　K_i——第 i 种可能结果的报酬率；

　　　P_i——第 i 种可能结果的概率；

　　　n——可能结果的个数。

[例 7]　某医院欲投资两个项目，其报酬率及其概率分布情况详见表 1-2，试计算两个项目的期望报酬率。

A 项目：

$$\bar{K} = K_1 \times P_1 + K_2 \times P_2 + K_3 \times P_3$$
$$= 40\% \times 0.20 + 20\% \times 0.60 + 0\% \times 0.20$$
$$= 20\%$$

B 项目：

$$\bar{K} = K_1 \times P_1 + K_2 \times P_2 + K_3 \times P_3$$
$$= 70\% \times 0.20 + 20\% \times 0.60 + （-30\%） \times 0.20$$
$$= 20\%$$

表 1-2

疾病发病情况	该种疾病情况发生的概率（P_i）	报酬率（K_i）	
		A 项目	B 项目
高发	0.20	40%	70%
一般	0.60	20%	20%
低发	0.20	0	-30%

两个项目的期望报酬率都是20%，但A项目各种情况下的报酬率比较集中，而B项目却比较分散，所以A项目的风险小。这种情况可通过图1-5来说明。

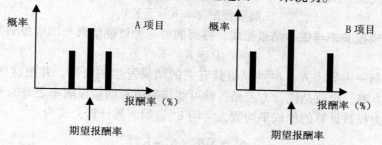

图1-5　A项目和B项目的概率分布图

以上只是假定存在疾病高发、一般和低发三种情况。实践中，疾病发病状况可以在极度低发和极度高发之间发生无数种可能的结果。如果对每一可能的发病情况都给予相应的概率（概率的总和要等于1），并对每一种情况都给予一个报酬率，把它们绘制在直角坐标系中，便可得到连续的概率分布，如图1-6所示。

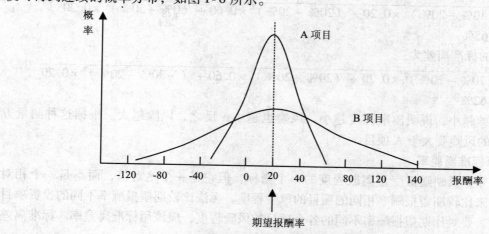

图1-6　A项目和B项目报酬率的连续分布图

3. 计算标准离差

标准离差是各种可能的报酬率偏离期望报酬率的综合差异，是反映离散程度的一种量度。标准离差可按下列公式计算：

$$\delta = \sqrt{\sum_{i=1}^{n} (K_i - \overline{K})^2 \times P_i}$$

式中　δ——期望报酬率的标准离差；

$\overline{K}$——期望报酬率；

K_i——第i种可能结果的报酬率；

P_i——第i种可能结果的概率；

n——可能出现结果的个数。

具体来讲，计算标准离差的程序是：

（1）计算期望报酬率。

$$期望报酬率 = \overline{K} = \sum K_i P_i$$

（2）把期望报酬率与每一结果相减，得到的每一种可能结果与期望报酬率的差异。

$$D_i = K_i - \overline{K}$$

（3）计算每一差异平方，再乘以与其有关的结果发生的概率，并把这些乘积汇总，得到概率分布的方差。也就是说，方差是各种可能结果值与期望报酬率之差的平方，以各种可能结果的概率为权数计算的加权平均数，常用 δ^2 表示。其计算公式为：

$$\delta^2 = \sum_{i=1}^{n} P_i \; (K_i - \overline{K})^2$$

（4）对每一方差开方，得到标准离差。

$$\delta = \sqrt{\sum_{i=1}^{n} \; (K_i - \overline{K})^2 \times P_i}$$

将上例中 A 项目和 B 项目的资料代入上述公式得到两个项目的标准离差：

A 项目的标准离差为：

$$\delta = \sqrt{(40\% - 20\%)^2 \times 0.20 + (20\% - 20\%)^2 \times 0.60 + (0\% - 20\%)^2 \times 0.20}$$
$$= 12.65\%$$

B 项目的标准离差为：

$$\delta = \sqrt{(70\% - 20\%)^2 \times 0.20 + (20\% - 20\%)^2 \times 0.60 + (-30\% - 20\%)^2 \times 0.20}$$
$$= 31.62\%$$

标准离差越小，说明离散程度越小，风险也越小；反之，风险越大。根据这种测量方法，B 项目的风险要大于 A 项目。

4. 计算标准离差率

标准离差是反映随机变量离散程度的一个指标，但它是一个绝对值，而不是一个相对量，只能用来比较期望报酬率相同的项目的风险程度，无法比较期望报酬率不同的投资项目的风险程度。要对比期望报酬率不同的各个项目的风险程度，应该用标准离差率。标准离差率是标准离差同期望报酬率的比值。其计算公式为：

$$CV = \frac{\delta}{\overline{K}} \times 100\%$$

式中　CV——标准离差率；

　　　$\overline{K}$——期望报酬率；

　　　δ——标准离差。

上例中，A 项目的标准离差率为：

$$CV = \frac{12.65\%}{20\%} \times 100\% = 63.25\%$$

B 项目的标准离差率为：

$$CV = \frac{31.62\%}{20\%} \times 100\% = 158.1\%$$

当然，在上例中，两个项目的期望报酬率相等，可以直接根据标准离差来比较风险程度，但如果期望报酬率不等，则必须计算标准离差率才能对比风险程度。例如，假设上例 A 项目和 B 项目投资报酬的标准离差仍为 12.65% 和 31.62%，但 A 项目的期望报酬率为 15%，B 项目的期望报酬率为 40%，那么，究竟哪一种的风险更大呢？这不能用标准离差作为判别标准，而要使用标准离差率。

A 项目的标准离差率为：

$$CV = \frac{12.65\%}{15\%} \times 100\% = 84\%$$

B 项目的标准离差率为：

$$CV = \frac{31.62\%}{40\%} \times 100\% = 79\%$$

这说明，在上述假设条件下，A 项目的风险要大于 B 项目的风险。

5. 计算风险报酬率

标准离差率虽然能正确评价投资风险程度的大小，但这还不是风险报酬率。要计算风险报酬率，还必须借助一个系数——风险报酬系数。风险报酬率、风险报酬系数和标准离差率之间的关系，可用公式表示如下：

$$R_R = bV$$

式中　R_R——风险报酬率；

　　　b——风险报酬系数；

　　　V——标准离差率。

那么，投资的总报酬率可以表示为：

$$K = R_F + R_R = R_F + bV$$

式中　K——投资的报酬率；

　　　R_F——无风险报酬率。

无风险报酬率就是加上通货膨胀贴水以后的货币时间价值，西方一般把投资于国库券的报酬率视为无风险报酬率。风险报酬率是根据标准离差率和风险报酬系数来确定的。而标准离差率反映了投资项目所冒风险大小的程度，风险报酬系数是指风险程度变化对风险最低报酬率的影响。风险报酬系数越大，表明医院承受的风险也越大，投资者要求获取的投资风险报酬率也就越高。

风险报酬系数是将标准离差率转化为风险报酬的一种系数，假设 A 项目的风险报酬系数为 5%，B 项目的风险报酬系数为 8%，则两个项目的风险报酬率分别为：

A 项目：

$$R_R = bV$$
$$= 5\% \times 63.25\%$$
$$= 3.16\%$$

B 项目：

$$R_R = bV$$
$$= 8\% \times 158.1\%$$
$$= 12.65\%$$

如果无风险报酬率为 10%，则两个项目的投资报酬率应分别为：

A 项目：

$$K = R_F + bV$$
$$= 10\% + 5\% \times 63.25\%$$
$$= 13.16\%$$

B 项目：

$$K = R_F + bV$$
$$= 10\% + 8\% \times 158.1\%$$
$$= 22.65\%$$

A 项目的标准离差率为 63.25%，小于 B 项目的标准离差率 158.1%。计算结果说明，A 项目的风险报酬率为 3.16%，小于 B 项目的风险报酬率 12.65%；A 项目的投资报酬率为 13.16%，小于 B 项目的投资报酬率 22.65%。由此说明，投资风险小的项目，其投资风险报酬率小，投资报酬率也小；反之，投资风险大的项目，其投资风险报酬率大，投资报酬率也大。医院应根据自身承受风险的能力来选择投资项目。

至于风险报酬系数的确定，有如下几种方法：

（1）根据以往的同类项目加以确定。风险报酬系数 b，可以参照以往同类投资项目的历史资料，运用前述有关公式来确定。例如，某医院准备进行一项投资，此类项目含风险报酬率的投资报酬率一般为 20% 左右，其报酬率的标准离差率为 100%，无风险报酬率为 10%，则由公式 $K = R_F + bV$ 得：

$$b = \frac{K - R_F}{V} = \frac{20\% - 10\%}{100\%} = 10\%$$

（2）由医院领导或医院组织有关专家确定。在缺乏同类项目历史资料时，医院领导可聘请有关专家共同分析研究后确定。实际上，风险报酬系数的确定，在很大程度上取决于各医院对风险的态度。比较敢于承担风险的医院，往往把 b 值定的低些；反之，比较稳健的医院，则常常把 b 值定得高些。

（3）由国家有关部门组织有关专家确定。国家有关部门如财政部、中央银行等组织专家，根据各行业的条件和有关因素，确定各行业的风险报酬系数，由国家定期公布，作为国家参数供投资者参考。

第四节 财务管理的内容

财务管理是有关资金的筹集、投放和分配的管理工作。财务管理的对象是资金的循环和周转，主要内容是融资、投资和资产管理。

一、财务管理的对象

财务管理主要是资金管理，其对象是资金及其流转。资金流转的起点和终点是现金，其他资产都是现金在流转中的转化形式，因此，财务管理的对象也可说是现金及其流转。财务管理也会涉及成本、收入和利润问题。从财务的观点来看，成本和费用是现金的耗费，收入和利润是现金的来源。财务管理主要在这种意义上研究成本和收入，而不同于一般意义上的成本管理和销售管理，也不同于计量收入、成本和利润的会计工作。

（一）现金流转的概念

在建立一个新医院时，必须先要解决两个问题：一是制定规划，明确经营的内容和规模；二是筹集若干现金，作为最初的资本。没有现金，医院的规划无法实现，不能开始运营。医院建立后，现金变为经营用的各种资产，在运营中又陆续变为现金。

在医疗服务经营过程中，现金变为非现金资产，非现金资产又变为现金，这种流转过程称为现金流转。这种流转无始无终，不断循环，称为现金的循环或资金循环。

现金的循环有多条途径。例如，有的现金用于购买卫生材料，卫生材料通过医疗服务又变为现金；有的现金用于购买固定资产，如医疗器械等，它们在使用中逐渐磨损，价值进入医疗服务，陆续通过医疗服务项目变为现金。各种流转途径完成一次循环即从现金开始又回到现金所需的时间不同。购买卫生材料或药品的现金可能几天就可流回，购买机器的现金可能要许多年才能全部返回现金状态。

现金变为非现金资产，然后又回到现金，所需时间不超过一年的流转，称为现金的短期循环。短期循环中的资产是流动资产，包括现金本身和医院正常经营周期内可以完全转变为现金的存货、应收款项、短期投资及某些待摊和预付费用等。

现金变为非现金资产，然后又回到现金，所需时间在一年以上的流转，称为现金的长期循环，长期循环中的非现金资产是长期资产，包括固定资产、长期投资、无形资产、开办费等。

（二）现金的短期循环

图 1-7 是现金短期循环最基本的形式。

这个简化的图示省略了两个重要的情况：

一是只描述了现金的运用，没有反映现金的来源。投资人最初投入的现金，在后续的经营中经常不够使用，需要补充。补充的来源包括增加投资、向银行借款、利用商业信用等。

二是只描述了流动资产的相互转换，没有反映资金的耗费。例如，用现金支付人工成本和其他费用等。医院不可能把全部现金都投资于非现金资产，必须拿出一定数额用于发放工资、支付公用事业费等。这些现金被耗费了，而不是投入非现金资产。它们要与卫生材料成本加在一起，成为制定医疗服务项目价格的基础，并通过医疗服务补偿最初的现金支付。

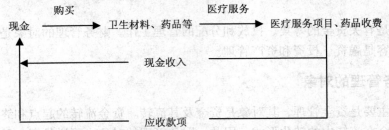

图1-7 现金短期循环图

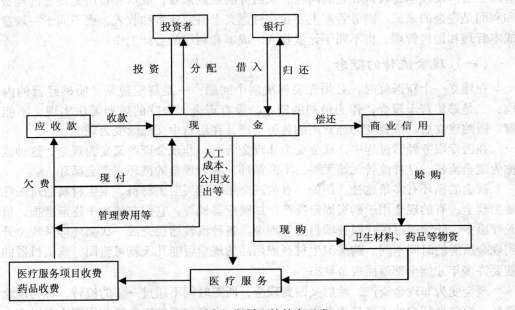

图1-8 现金短期循环的基本形式

如果把这两种情况补充进去，现金短期循环的基本形式如图1-8所示。

（三）现金的长期循环

图1-9是现金长期循环的基本形式。

医院用现金购买固定资产，固定资产的价值在使用中逐步减少，减少的价值称为折旧费。折旧费和人员经费、材料费成为医疗服务项目成本，提供医疗服务时收回现金。有时，出售固定资产也可使之变为现金。

长期循环是一个缓慢的过程，房屋建筑物的成本往往要几十年才能得到补偿。

长期循环有两个特点值得注意：

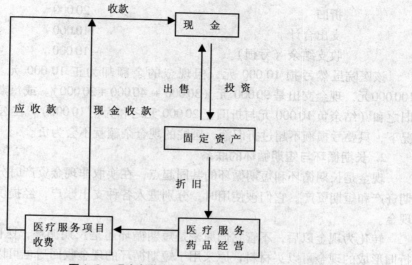

图 1-9 现金长期循环图

1. 折旧是现金的一种来源

例如，A 营利性医院的收支结余情况如下（单位：元）：

业务收入	100 000
人员支出	20 000
公用支出（不含折旧）	30 000
对个人和家庭的补助支出	10 000
折旧	20 000
支出合计	80 000
收支结余	20 000
所得税（30%）	6 000
税后结余	14 000

该医院获利 14 000 元，现金却增加了 34 000 元。因为业务收入增加现金 100 000 元，各种现金支出是 66 000 元（20 000 + 30 000 + 10 000 + 6 000），现金增加 34 000 元，比净利多 20 000元（34 000 - 14 000），这是计提折旧 20 000 元引起的。结余是根据收入减全部费用计算的，而现金余额是收入减全部现金支出计算的。折旧不是本期的现金支出，但却是本期的费用。因此，每期的现金增加是结余与折旧之和，结余会使医院增加现金，折旧也会使现金增加，不过，折旧还同时使固定资产的价值减少。

如果 A 医院本年亏损，情况又如何？假设其结余情况如下：

业务收入	100 000
人员支出	30 000
公用支出（不含折旧）	40 000
对个人和家庭的补助支出	20 000

折旧	20 000
支出合计	110 000
收支结余（亏损）	−10 000

该医院虽然亏损 10 000 元，但现金的余额却为正 10 000 元。因为，本期现金收入 100 000元，现金支出是 90 000 元（30 000 ＋ 40 000 ＋20 000）。或每期的现金增加是结余与折旧之和（结余负 10 000 元与折旧正 20 000 元之和为正 10 000）。在医院不添置固定资产的情况下，只要亏损额不超过折旧额，医院的现金余额就不会为负。

2. 长期循环与短期循环的联系

现金是长期循环和短期循环的共同起点，在换取非现金资产时分开，分别转化为各种长期资产和短期资产。它们被使用时，分别进入各种支出账户，经提供医疗服务又同步转化为现金。

转化为现金以后，不管它们原来是短期循环还是长期循环，医院可以视需要重新分配。折旧形成的现金可以买材料，原来用于短期循环的现金收回后也可以投资于固定资产。

二、财务管理的内容

营利性医院以盈利为目的，其财务目标为股东价值最大化，非政府举办的非营利性医院的财务目标是在满足人民群众的医疗服务需求前提下实现医院价值最大化。医院价值最大化的途径是提高报酬率和减少风险，医院的报酬率高低和风险大小又决定于投资项目、资本结构、资产管理和结余分配政策。因此，财务管理的主要内容是投资决策、筹资决策、资产管理和结余分配决策。政府举办的非营利性医院属于事业单位，预算管理是其财务管理的主要内容。

（一）财务分析

医院财务分析是指医院根据会计报表及有关资料，采用专门的分析技术和方法，对一定时期内医院财务状况、财务收支情况、效益情况等进行的研究、分析和评价。医院财务分析应注重医院的财务状况及资产、负债、净资产变动情况分析，以反映医院的偿债能力、盈利能力、发展能力及医院资产营运和管理效率。在分析过程中应注重工作数量及质量指标完成情况分析、财务收支情况分析，以反映医院增收节支、开源节流和社会效益及经济效益协调增长情况。

医院财务分析及效益评价报告应有强化管理的措施或对策，还应注重对医院管理当局决策的影响力、医院之间财务指标的可比性、同行业内财务指标水平的先进性。

（二）预算管理

医院预算是指医院根据事业发展计划和任务编制的年度财务收支计划，是对计划年度内医院财务收支规模、结构和资金渠道所作的预计，是计划年度内医院各项事业发展计划和工作任务在财务收支上的具体反映，是医院财务活动的基本依据。

医院全面预算以医疗服务收入预算为起点，扩展到采购、成本、费用、资金等各方面的预算，从而形成一个完整体系，包括业务预算、财务预算和专门决策预算。

医院业务预算包括医疗服务收入预算、医疗服务量预算、直接材料预算、直接人工预算、医疗服务费用预算、医疗成本预算、管理费用预算等。

医院财务预算包括现金预算、预计资产负债表、预计收支总表等。

（三）融资决策

融资是指筹集资金。例如，医院筹集财政拨款和上级拨款、吸收投入资金、取得借款、赊购、租赁等都属于筹资。

融资决策要解决的问题是如何取得医院所需要的资金，包括向谁、在什么时候，筹集多少资金。筹资决策和投资、结余分配有密切关系，筹资的数量多少要考虑投资需要，在结余分配时加大保留盈余可减少从外部筹资。筹资决策的关键是决定各种资金来源在总资金中所占的比重，即确定资本结构，以使筹资风险和筹资成本相配合。

由于医院特殊的性质，可供医院选择的资金来源没有企业多。医院所筹集的资金，按照划分依据的不同，可分为：

1. 权益资金和借入资金

权益资金是指医院出资者或股东提供的资金。它不需要归还，筹资的风险小，但其期望的报酬率高。

借入资金是指债权人提供的资金。它要按期归还，有一定的风险，但其要求的报酬率比权益资金低。

所谓资本结构，主要是指权益资金和借入资金的比例关系，一般说来，完全通过权益资金筹资是不明智的，不能得到负债经营的好处；但负债的比例大则风险也大，医院随时可能陷入财务危机。筹资决策的一个重要内容就是确定最佳资本结构。

2. 长期资金和短期资金

长期资金是指医院可长期使用的资金，包括权益资金和长期负债。权益资金不需要归还，长期负债到期还本付息。有时习惯上把长期借款分为中长期借款和长期借款，1年以上至5年以内的借款称为中期资金，5年以上的借款称为长期资金。

短期资金一般是指1年内要归还的短期借款。一般来说，短期资金的筹集应主要解决临时的资金需要。

长期资金和短期资金的筹资速度、筹资成本、筹资风险以及借款时医院所受的限制均有所区别。如何安排长期和短期筹资的相对比重，是筹资决策要解决的另一个重要问题。

（四）投资决策

投资是指以收回现金并取得收益为目的而发生的现金流出。例如，购买政府公债、购买公司债券、购置设备、兴建医院、开办特色门诊、增加新服务项目等，医院都要发生货币性资产流出，并期望取得更多的现金流入。

医院的投资决策，按不同的标准可以分为以下类型：

1. 直接投资和间接投资

直接投资是指把资金直接投放于经营性资产，以便获取利润的投资。例如，购置设备、兴建医院等（政府办非营利性医院多投资于购置设备）。

间接投资又称证券投资，是指把资金投放于金融性资产，以便获取股利或者利息收入的投资。例如，购买政府公债、购买公司债券和公司股票等（政府办非营利性医院多投资于购买政府公债）。

这两种投资决策所使用的一般性概念虽然相同，但决策的具体方法却很不一样。证券投资只能通过证券分析与评价，从证券市场中选择医院需要的股票和债券，并组成投资组合；作为行动方案的投资组合，不是事先创造的，而是通过证券分析得出的。直接投资要事先创造一个或几个备选方案，通过对这些方案的分析和评价，从中选择一个足够满意的行动方案。

2. 长期投资和短期投资

长期投资是指影响所及超过 1 年的投资。例如，购买设备、建造厂房等。长期投资又称资本性投资。用于股票和债券的非长期股权投资，在必要时可以出售变现，而较难以改变的是经营性的固定资产投资。所以，有时长期投资专指固定资产投资。

短期投资是指影响所及不超过 1 年的投资，如对应收账款、存货、短期有价证券的投资。短期投资又称为流动资产投资或营运资产投资。

长期投资和短期投资的决策方法有所区别。由于长期投资涉及的时间长、风险大，决策分析时更重视货币的时间价值和投资风险价值的计量。

（五）资产管理

医院的资产代表一个医院的经济实力，医院的固定资产体现了医院的规模，流动资产体现医院的营运能力。医院拥有一定的资产，要合理规划固定资产和流动资产的结构比例，同时还要对流动资产和非流动资产进行分类管理。具体包括现金预算管理、应收账款及存货的功能与成本管理、存货的控制方法、固定资产分类以及需要量的确定等。

（六）成本管理

医院成本管理，即对医院支出及成本费用的管理，医院支出有医疗支出、药品支出、管理费用支出、其他支出、财政专项补助支出；医院实行成本核算，包括医疗成本核算和药品成本核算，其成本费用分为直接费用和间接费用。医院的支出应严格执行国家有关财务规章制度规定的开支范围及开支标准，成本费用应按成本对象进行管理。

三、财务管理的职能

（一）财务决策

财务决策是指有关资金筹集和使用的决策。财务决策一般是在财务预测的基础上，对已提出的各种方案进行定性、定量分析，通过科学的、经济的、技术的论证，作出有理有据的分析结论，然后经过分析比较，权衡利弊得失，确定最佳方案。

财务决策一经确定，就要编制相应的预算，并通过预算控制调节医院的经济活动。财务决策的正确与否直接关系到医院的兴衰和成败。财务决策的一般程序是：确定决策目标，即弄清楚决策要解决什么问题；提出备选方案，即按照决策目标，提出若干个备选方案；评价方案，即对备选方案的经济效益、社会效益和可行性进行评价，确定最优方案。

（二）财务计划

财务计划是指医院对其一定时期内资金运动所做的安排，是以货币形式把各方面的计划综合平衡起来，使各项计划协调统一于一个奋斗目标，以便医院内部各职能部门根据统一的目标，安排自己的活动，同时采取必要的措施，保证计划的完成。医院财务计划主要包括资金筹集和使用计划、业务收支计划、成本费用计划、流动资金计划、专项资金计划等。

编制财务计划，必须以目标任务为依据，采用既积极先进又切实可行的定额，明确财务目标。编制财务计划要兼顾各方面的利益，处理好各方面的财务关系。编制财务计划首先需要收集和整理资料，并根据上期指标的执行情况和财务决策，结合医院各项工作计划，合理提出财务计划指标。编制财务计划需对各项指标进行协调、综合平衡，且在先进、合理的技术经济定额的基础上调整指标。编制财务计划的方法有平衡法、因素法、比例法、定额法、趋势计算法等。

（三）财务控制

财务控制是指在经营活动过程中，以计划和各项指标为依据，对资金的收入、支出、占用、耗费进行日常的计算和审核，以实现计划指标，提高经济效益。实行财务控制是落实计划任务，保证计划实现的有效措施。为了保证财务管理工作任务的完成和财务计划目标的实现，医院财务部门必须加强日常财务控制工作，以财务制度为依据，财务计划为目标，财务定额为标准，并在与经济责任制相结合的基础上，明确各科室、各部门和有关人员的责权关系，使财务控制工作岗位化、具体化。

财务控制的方法有事前控制、事中控制和事后控制，具体包括以下几项工作：一是制定控制标准，将标准分解到各科室或个人，便于日常控制；二是确定控制方法，主要采用实耗指标、限额领用、限额支付等；三是及时发现计划指标同实际完成情况的差异，并进行分析研究，消除不利差异，并按规定及时调整预算计划。

第二章

医院财务报告

【导读】

本章的财务报告主要适用于非营利性医院，营利性医院的财务报表请参考企业会计制度。通过学习医院财务报表的编制，了解资产负债表、收入支出表、现金流量表等报表的编制方法及用途，并能读懂报表。

第一节　财务报告概述

一、财务报告体系

（一）财务报告的含义

财务报告是根据医院日常会计核算资料，归集、加工、汇总形成的一个完整的报告系统，是用以反映医院的资产、负债和净资产的情况及一定期间的财务成果和财务状况变动信息的书面文件，是会计工作的一项重要内容。医院财务报告由财务报表和财务报告说明书组成。医院对外提供财务报告的内容、会计报表种类和格式等，按医院会计制度规定执行，医院内部管理需要的会计报表由医院自行决定。根据医院的经营性质和目的的不同，医院可以分为营利性医院和非营利性医院。营利性医院的财务报告参照企业财务报告的格式和内容填写及完成，以下介绍的财务报告只适用于非营利性医院。

（二）编制财务报告的目的

医院日常的会计核算，虽然可以提供反映医院经营活动和财务收支情况的会计信息，但是，反映在会计凭证和会计账簿上的会计资料还是比较分散的，不集中、不概括、不便于理解和利用，很难符合国家宏观经济管理的要求，更难以满足资金提供者、债权人等会计信息使用者了解医院的财务状况和经营成果的需要，也难以满足本医院内部加强经营管理的需要。因此，有必要在日常会计核算的基础上，根据会计信息使用者的需要，定期对日常会计资料进行加工处理和分类，通过编制财务报告，可以总括、综合、明晰地反映医院的财务状况和经营成果以及财务收支情况。

医院编制财务会计报告的主要目的就是为报告使用者进行决策提供会计信息。具体表现为：

1. 了解医院的财务状况

国家有关部门、社会有关方面，可以通过财务报告掌握医院经营活动和财务收支情况，检查医院预算执行情况，考核医院对财经纪律、法规、制度的遵守情况，分析不同类型、不同地区、不同规模医院在经济运营中存在的问题，作为确定医院发展和预算收支的依据，以利于宏观调控。

2. 便于医院内部经营管理

财务报告是医院内部管理人员了解医院经营状况和经营成果的重要经济信息来源。医院决策者可以根据报表所反映的情况总结经验教训，制定改善经营管理的措施，不断提高医院的经济效益。

3. 为基金提供者提供信息

基金提供者可以从财务报告中取得自己所关心的医院有关经济资源和经济义务等方面的财务信息和医院资金的使用及其业务开展情况；债权人可以通过财务报表了解其所提供给医院的资金是否安全，自己的债权和利息是否能够按期如数收回。

（三）财务报告的构成

医院财务报告的使用者通常包括医院管理者、各级主管部门、投资者及债权人等。医院财务报告包括会计报表和财务报告说明书两个部分。

1. 会计报表

《医院会计制度》规定，医院对外报送的会计报表有"资产负债表"、"收入支出总表"、"医疗收支明细表"、"药品收支明细表"、"基金变动情况表"等。另外，医院的"基本情况表"随同上述会计报表一并上报。其中，"资产负债表"、"收入支出总表"、"基金变动情况表"为主报表，"医疗收支明细表"、"药品收支明细表"和"基本情况表"为辅助报表。它们从不同的侧面反映医院财务状况，组成医院报表体系。医院还可以根据自己的需要，编制一些内部报表，以满足医院加强管理、开展增收节支、进行成本核算的需要。（表 2-1）

表 2-1 会计报表目录

编号	会计报表名称	编报期
会医 01 表	资产负债表	月、季、年
会医 02 表	收入支出总表	月、季、年
会医 02 表附表 1	医疗收支明细表	月、季、年
会医 02 表附表 2	药品收支明细表	月、季、年
会医 03 表	基金变动情况表	年

2. 财务报告说明书

财务报告说明书是通过对财务报表作文字说明和分析，便于报表使用者理解，因此，单位在编制财务报告时，既要注重编好财务报表，又要注意编写好财务报告说明书。财务报告说明书一般应对以下情况进行说明：业务收支、资产负债及基金增减变动情况；对本期和下期财务状况发生重大影响的事项；所采用的主要会计处理方法，会计处理方法的变更情况、变更原因及对财务状况及成果的影响；非经常性项目说明；报表中有关重要项目的详细资料；总结财务管理措施的成效及存在的问题，提出改进对策；其他有助于理解和分析报表需要说明的事项等。

二、会计报表的分类

《医院会计制度》对医院向外界报送的会计报表，从种类、格式、内容和编制要求都作了明确、具体的规定。医院会计报表可以按照不同的标志进行分类：

（一）按照会计报表所反映的经济内容进行分类

1. 反映医院财务状况及其变动情况的会计报表

这类报表包括以下两类：①总括反映医院一定时点（月末、季末、年末）全部资产、负债和净资产情况的会计报表，如"资产负债表"。②反映医院在一定时期内各项基金的增减变动情况的会计报表，如"基金变动情况表"。

2. 反映医院各项收支及财务成果的会计报表

这类报表是用来总括反映医院在一定时期内各项收支结余及结余分配情况的报表，如"收入支出总表"、"医疗收支明细表"、"药品收支明细表"；实行科室成本核算的医院，有"科室收支成果表"等。

（二）按照会计报表报送对象不同分类

按照会计报表报送对象不同，可以划分为对外报送的会计报表和内部使用的会计报表。

1. 对外会计报表

医院对外报送的会计报表的种类、具体格式和编制方法均由财政部、卫生部统一制定。医院对外报送的会计报表有"资产负债表"、"收入支出总表"、"医疗收支明细表"、"药品收支明细表"、"基金变动情况表"、"基本数字表"。

2. 对内会计报表

对内会计报表是医院根据内部管理需要和主管部门的要求自行设计编报的会计报表，如"管理费用明细表"、"其他收支明细表"等。

（三）按照会计报表编制的时间不同分类

按照会计报表编制的时间不同可分为年度会计报表、季度会计报表和月份会计报表三类。

1. 年度会计报表

年度会计报表包括全部会计报表，用以总括反映医院年度财务状况、业务经营成果、财务状况变动情况和有关收支的明细情况。年度会计报表应附有详实完整的财务报告说明书。

2. 季度会计报表

用以反映医院一个季度内的业务经营成果和财务状况的会计报表。

3. 月份会计报表

用以反映月份内的业务经营成果和财务状况的会计报表。

（四）按照会计报表反映的内容不同分类

会计报表按照其反映的内容划分，可以分为动态会计报表和静态会计报表。

1. 动态会计报表

动态会计报表是指反映一定时期内资金耗费和资金收回的报表，如"收入支出总表"、"基金变动情况表"等。

2. 静态会计报表

静态会计报表是指反映资产、负债和净资产的会计报表，如"资产负债表"反映一定时点医院资产总额、资产的构成和来源渠道，即从资产总量反映医院财务状况。

三、财务报告的编制要求

（一）保持会计制度和填报方法的一致性

为了保证各期会计报表的可比性，编制会计报表时，在会计计量和填报方法上，应保持前后会计期间的一致性，一经采用某种会计方法，不得随意变动。另外，要注意各种会计报表之间、各项目之间、本期报表与上期报表之间的钩稽关系。会计报表中的内容和核算方法如有变动，应在报表说明中予以说明。

（二）做好编制前的准备工作

编制会计报表前，必须做好以下工作：①本期所有经济业务须全部登记入账，不能为了赶编报表而提前结账。②核对账簿记录，做到账证相符、账账相符，发现不符应查明原因，加以更正。③按规定清查财产物资和往来账款，确保账实相符。对盘赢、盘亏和毁损的情况应及时查明原因，按规定进行账务处理。

（三）编制及时和客观

会计信息要具有相关性和可靠性，达到真实、准确、有效地满足报表使用者获得有用的会计信息，以供决策需要。会计信息要对决策有用，就要具备两种质量：相关性和可靠性。相关性包含及时性，可靠性包含如实反映和内容完整。相关性越大，可靠性越高，对决策越有用。相关性要求提供的会计信息能够帮助报表使用者并影响其经济决策，可靠性要求资料有用，能如实地反映其所反映或理当反映的情况，供报表使用者作为依据。不能以估计、测算的数据作为填报根据。

（四）内容完整

编制会计报表时，要求能够将医院的财务状况和财务成果全面反映，使报表使用者不致产生误解或偏见。如报表规定的项目内容不能全面反映医院的重大事项，可以利用附表、报表附注、文字说明等形式加以补充。

四、会计报表格式和基本编制方法

（一）会计报表格式

会计报表的格式一般有两种。一种是横列式，其报表格式分为左、右两部分，类似

"丁字式"分类账，所以又称为"账户式"，如"资产负债表"；一种是纵列式，其报表格式为由上向下顺序排列，类似于编写数字报告，所以又称为"报告式"，如"收入支出总表"。

（二）会计报表的基本编制方法

会计报表是会计信息的沟通手段，都是以绝对数表示，这些绝对数都来自医院会计分类账各个账户的实际数，并在会计循环中与医院分类账各个账户相衔接。会计报表的编制，主要采用以下两种基本方法：

1. 直接填列法

即根据有关总账（或明细账）的期末余额直接填列报表项目的方法。

2. 间接填列法

即根据总分类账户、明细分类账户的期末余额、本期发生额以及有关报表的数字，经过分析、计算、整理后填列报表的方法。

第二节　资产负债表

资产负债表是反映医院某一会计期末或某一时点财务状况的静态会计报表。资产负债表可以反映医院资产、负债和净资产的全貌。资产负债表根据"资产＝负债＋净资产"的会计等式，依照一定标准的分类和一定的次序，把医院在一定时点的资产、负债和净资产项目予以适当排列，按照《医院会计制度》的编制要求编制而成。具体反映医院所掌握的资源，承担的债务和净资产之间的关系，提供分析医院财务结构、偿债能力、物质基础、发展潜力等所必需的信息依据，是医院的主要会计报表。

一、资产负债表的用途

通过编制资产负债表，可以反映医院在某一日期所拥有的经济资源及其分布情况，分析医院资产的构成及其状况；可以反映医院某一日期的负债总额及其结构，分析医院目前与未来需要支付的债务数额；可以反映医院净资产的情况，表明医院的资金提供者提供的资金总额及尚未分配的结余。不同的报表使用者根据各自的需要，可以有选择地利用资产负债表提供的丰富资料。总之，通过资产负债表可以帮助报表使用者全面了解医院的财务状况，分析医院的债务偿还能力，从而为未来的经济决策提供参考。资产负债表的具体作用表现为：

1. 报表的资产项目说明了医院所拥有和控制的各种经济资源以及医院偿还债务的能力。控制一定量的经济资源是医院经营的基本条件。经济资源的实质是未来经济利益，体现了医院未来潜在的利益。因此，一般地说，医院控制和运作的经济资源越多，其形成和产生新的经济利益和社会财富的能力也就越强。这就是资产负债表提供资产总量信息的一个重要的经济意义。资产负债表向人们展示了医院获取经济利益的潜力和能力。

2. 报表的负债项目显示了医院所负担的长、短期债务的数额及其偿还期限的长短。不同的负债结构，特别是流动负债的比例大小不同，则负债经营的风险也有差别。这样说来，资产负债表提供负债的具体结构项目的数字，又为合理有效地评估医院的经营和理财风险提供了重要依据。

3. 报表的净资产项目，表明医院的资金提供者提供的资金总量及尚未分配的结余。基金提供者可以从资产负债表中看出所提供的资金保值、增值的情况。

4. 同期项目的横向对比和不同时期相同项目的纵向对比。纵向比较分析法，是将医院连续若干期的财务状况进行比较，确定其增减变动的方向、数额和幅度，以此来揭示医院财务状况的发展趋势；横向比较分析法，是将本医院的财务状况与其他医院的同期财务状况进行比较，确定其存在的差异及其程度，以此来揭示医院财务状况中存在的问题，从而更好地进行决策。

5. 通过对资产负债表中的有关项目，可以对比计算资产负债率、流动比率、速动比率、净资产保值增值率，了解医院负债水平的高低、偿还负债的能力和医院净资产保全情况。

6. 编制资产负债表可据以分析、检查资产、负债和净资产三者之间的结构是否合理，医院各项资产的配置是否合理，是否有较好的偿债能力，是否有一定的经济运行能力，从而总结和评价医院整体经济活动。

按照《医院会计制度》的规定，资产负债表的编报期为月、季、年。

二、资产负债表的结构

资产负债表是根据"资产＝负债＋净资产"的会计恒等式来设计的，并依照一定的分类标准和次序，把医院在特定日期的资产、负债和净资产等会计要素予以适当的排列编制而成。资产负债表的结构采用账户式结构（表2-2），这种资产负债表的结构特征具体表现在：

1. 资产负债表分为左、右两方，左侧为资产，右侧为负债和净资产，资产总额＝负债合计＋净资产合计。

2. 左侧资产内部各个项目是按照各项资产流动性的大小或变现能力的强弱进行排列的。流动性越大、变现能力越强的资产项目越往前排，反之，越往后排。

3. 右侧负债和净资产两项是按照权益的顺序进行排列的。负债在前，净资产在后。

4. 负债内部各个项目是按照每个项目偿债的紧迫性而依次排列，由近及远，偿还期越近的项目越往前排列，反之，越往后排。

5. 净资产内部各个项目是按照各项目的稳定程度而依次排列。稳定性程度越强的项目越往前排列，反之，越往后排列。

账户式资产负债表的优点是：能使资产和权益的恒等关系一目了然，易于比较资产、负债和净资产之间的内在关系。

三、资产负债表的内容及其内涵

（一）资产

资产是指医院在过去的交易或事项中形成的并能拥有或控制的，预期能给医院带来一定经济利益的经济资源，是医院用来取得预期收益的各种财产、物资、债权，以及其他财产权利的总称。在资产负债表中，资产分流动资产和非流动资产两大类分别列示。

表 2-2　　　　　　　　　　　　　　　　**资产负债表**

编制单位：　　　　　　　　　　　年　　月　　日　　　　　　　　　　金额单位：　　元

资产	行次	年初数	年末数	负债及净资产	行次	年初数	年末数
流动资产				流动负债			
货币资金	1			短期借款	24		
应收在院病人医药费	2			应付账款	25		
应收医疗款	3			预收医疗款	26		
减：坏账准备	4			应付工资	27		
其他应收款	5			应付社会保障费	28		
药品	6			其他应付款	29		
减：药品进销差价	7			应缴超收款	30		
库存物资	8			预提费用	31		
在加工材料	9			流动负债合计	32		
待摊费用	10			长期负债			
待处理流动资产净损失	11			长期借款	33		
流动资产合计	13			长期应付款	34		
对外投资				长期负债合计	35		
对外投资	14			负债合计	36		
固定资产				净资产			
固定资产	15			事业基金	37		
在建工程	16			固定基金	38		
待处理固定资产净损失	17			专用基金	39		
固定资产合计	18			财政专项补助结余	40		
无形资产及开办费				待分配结余	41		
无形资产	19			净资产合计	42		
开办费	20						
无形资产开办费合计	22						
资产总计	23			负债及净资产总计	43		

单位负责人：　　　　　　　　　　财务负责人：　　　　　　　　　　制表：

1. 流动资产

指医院在一个会计年度内,通过医疗服务活动以销售或耗费的形式,可以变现或将其现存资产形态转变为其他形态的资产。包括以下几个方面:

(1)货币资金:指库存现金、银行存款、其他货币资金以及现金等价物。

(2)应收在院病人医药费:指应收在院病人住院所发生的医药费用。

(3)应收医疗款:指应收门诊病人和出院病人应交而未交的医药费用。

(4)其他应收款:指除应收在院病人医药费和应收医疗款以外的其他各种应收、暂付款项。

(5)坏账准备:是应收账款的抵减科目。根据谨慎性原则,对于未来有可能发生的坏账损失进行估计,计提坏账准备,并计入当期成本中。

(6)药品:指医院为了开展正常医疗服务活动,用于诊断、治疗疾病而储存的特殊商品,包括西药、中成药、中草药等。

(7)药品进销差价:指药品实际购买价与零售价之间的差额。

(8)库存物资:指医院为保证医疗服务活动的正常进行而储存的消耗性流动资产,包括卫生材料、低值易耗品和其他材料等。

(9)在加工材料:指处于加工过程中的药品、材料、包装物以及发生的加工费。

(10)待摊费用:指已经支出但应由本期和以后各期分别负担的分摊期限在一年以内的各项费用。

(11)待处理财产损溢:指医院在清查财产过程中查明的各种财产盘盈、盘亏和毁损的价值。

2. 长期资产

指超过一年变现、耗用的资产,也称为非流动资产。包括以下几个方面:

(1)对外投资:指以货币资金、实物、无形资产等方式向其他单位投资或购置国家债券等。

(2)固定资产:指单位价值在规定标准以上,且使用期限在一年以上,在使用过程中基本保持原有物质形态的资产,包括房屋及建筑物、专业设备、一般设备、图书等。

(3)在建工程:指正在进行的新建、改建、扩建、大型修缮或进行固定资产技术改造和设备更新、安装等所发生的各种工程。

(4)无形资产:指特定主体控制的,不具有实物形态,能在较长时期为医疗经营与服务持续提供某种特殊权利,并能带来经济利益的一切经济资源,包括专利权、非专利技术、著作权、版权、商标权、商誉、土地使用权等财产权。

(5)开办费:指医院在筹建期间发生的各种费用,包括筹建期间人员工资、办公费、培训费、差旅费、印刷费、注册登记费以及不计入固定资产和无形资产购建成本的其他支出。根据《医院财务制度》规定,开办费一般从医院开业的下一个月起,按照不短于五年的期限分期摊销。

(二) 负债

负债是指过去的交易或事项形成的需以资产或劳务偿付的债务,履行该义务会导致经济利益流出医院。按照偿还期的长短，负债分为流动负债和长期负债。

1. 流动负债

指预期在一年以内需要清偿的债务。它包括以下内容：

（1）短期借款：指向银行、其他金融机构或其他单位借入的偿还期在一年以内的借款。

（2）应付账款：指药品或材料物资已验收入库，货款尚未支付，应付未付给供应单位的款项。

（3）预收医疗款：指预收住院病人的住院押金或社会保障机构预拨的医疗保险金等。

（4）应付工资：指应付未付给职工的劳动报酬，包括工资、津贴、奖金等。

（5）应付社会保障费：指按规定支付给离退休人员的离退休金和缴纳的各项社会保险费、住房公积金等。

（6）其他应付款：指医院应付、暂收其他单位或个人的款项。

（7）应缴超收款：指医院药品收入超过规定比例时，按规定应上缴给卫生主管部门的款项。

（8）预提费用：指在业务活动过程中预先提取计入当期费用，但尚未支付的费用，如预先提取银行借款利息、租金等。

2. 长期负债

指偿还期在一年以上的负债，也称为非流动负债。

（1）长期借款：指医院向银行或其他非银行金融机构借入的使用期超过一年的借款。

（2）长期应付款：指除长期借款以外的其他各种长期应付款，如应付融资租入固定资产的租赁费等。

（三）净资产

净资产指医院全部资产减去负债以后的净额，是医院开展业务活动、维持事业发展的物质基础及重要资金来源。

1. 事业基金

指医院拥有的非限定用途的净资产，是医院开展业务活动、维持事业持续运转的重要资金来源和物质基础。

2. 固定基金

指医院拥有的固定资产占用的基金。

3. 专用基金

指按照规定提取或设置的有专门用途的资金，包括修购基金、职工福利基金、住房基金、留本基金和其他专用基金等。

4. 财政专项补助结余

指需结转下年继续使用的未完工项目的财政专项补助结余。

5. 待分配结余

平时指医院尚未分配的结余；年终决算后是指医院事业基金不足以弥补的亏损。

四、资产负债表的编制

资产负债表总括反映了报告期末的资产、负债和净资产的构成，因此，表内"期末数"栏是根据总分类账户和明细分类账户余额直接填列或经过分析、计算后填列的；表内"年初数"栏内各项数字，应根据上年末"资产负债表"的"期末数"栏所列数字填列。资产负债表各个项目数据的来源，主要通过以下几种方式取得：

1. 根据总账科目余额直接填列

资产负债表某些项目可以根据总账科目期末余额直接填列，如"坏账准备"、"其他应收款"、"药品"、"药品进销差价"、"库存物资"、"在加工材料"、"对外投资"、"固定资产"、"在建工程"、"无形资产"、"开办费"、"短期借款"、"应付账款"、"应付工资"、"应付社会保障费"、"其他应付款"、"应缴超收款"、"长期借款"、"长期应付款"、"事业基金"、"固定基金"、"专项基金"和"待分配结余"项目等。

2. 根据总账科目余额计算填列

资产负债表某些项目需要根据若干个总账科目的期末余额计算填列，如"货币资金"项目，其根据"现金"、"银行存款"、"其他货币资金"科目的期末余额的合计数填列。

3. 根据明细科目余额计算填列

资产负债表某些项目不能根据总账科目的期末余额或若干个总账科目的期末余额计算填列，需要根据有关科目所属的相关明细科目的期末余额计算填列。如"应收在院病人医药费"、"应收医疗款"项目，根据"应收在院病人医药费"、"应收医疗款"和"预收医疗款"科目的所属相关明细科目的期末借方余额计算填列；"待摊费用"项目，根据"待摊费用"、"预提费用"科目的期末借方余额计算填列；"预提费用"项目，则根据"预提费用"、"待摊费用"科目的期末贷方余额计算填列。

4. 根据总账科目所属明细账相关科目的期末余额填列

资产负债表某些项目需要根据总账科目所属明细账相关科目的期末余额填列。如"待处理流动资产净损失"、"待处理固定资产净损失"项目，根据"待处理财产损溢"科目相关的明细账科目期末余额填列；"财政专项补助结余"项目，根据"收支结余"科目相关的明细账科目期末余额填列。

在资产负债表中填列有关资产项目金额时，如果所根据的会计科目发生贷方期末余额，应填列为负数，即以"－"号表示。填列有关负债项目时，如果所根据的会计科目发生借方期末余额，也应按负数填列，即以"－"号表示。如果本年度"资产负债表"规定的各个项目的名称和内容同上年度不相一致，应对上年年末"资产负债表"各项目的名称和数字，按照本年度的规定进行调整，填入本表的"年初数"栏内。

第三节　收入支出总表及附表

收入支出总表是反映医院一定时期财务收支结余及其分配情况的报表，它由收入、支出、结余及结余分配几项内容组成。通过收入支出总表，可以判断医院的业务开展成果，评价其业绩，预测未来医院发展方向。收入支出总表，采取结余计算和结余分配合二为一的形式编报，既反映医院一定期间的财务成果，又反映财务成果的分配过程。这种形式，结余的实现和结余的分配同出一表，一目了然。

一、收入支出总表信息的用途

医院的业务收支结余是医院业务收入与业务支出相互配比的结果，是医院在开展医疗服务过程中取得经济效益的综合表现，对医院的生存与发展也有一定的影响。因此，业务收支总表所反映的信息不但是衡量医院业务活动业绩的主要指标，也是对业务活动成果进行分配的依据，因而医院的管理人员、职工和有关部门都从不同角度重视这一会计信息。医院收入支出总表的作用是：

（一）评价、解释和预测医院的业务活动成果和取得结余的能力

医院的业务活动成果，一般是指医疗、药品和其他收入与其支出相抵后的差额所表现的净收益的信息。业务活动成果是一个绝对数指标，它可以反映医院资产的增长规模；取得结余的能力是一个相对值指标，它是指医院在医疗服务活动中，运用一定的经济资源，如人力、物力，获取业务活动成果的能力。医院可以用资产收益率、净资产收益率、支出收益率和人均实现收益等指标，分析本院在不同时期或不同医院在同一时期的收益率，揭示医院利用其经济资源的效率，了解医院收益增长的规模和趋势。根据收入支出总表所提供的业务活动成果信息，可以评价、解释和预测医院的获利能力，据以对今后的业务活动作出决策。

（二）评价、解释和预测医院的偿债能力

一般而言，偿债能力是指医院以资产清偿债务的能力，收入支出总表并不提供偿债能力的信息，然而医院的偿债能力，既取决于资产的流动性和资产的结构，也取决于医院的获利能力。医院在个别期间取得结余的能力不足，不一定影响或完全影响偿债能力；如果医院长期不能或丧失结余的能力，则医院资产的流动性必然由好转差，资产的结构也将有可能由优转良或转差，甚至陷入资不抵债的困境。因此，一个医院长期结余很少甚至发生亏损，一般情况下其偿债能力不会很强。通过分析和比较医院收入支出总表的有关信息，可以评价、解释和预测医院的偿债能力，尤其是医院长期负债的偿债能力，继而可以揭示医院偿债能力的变化趋势，找出症结所在。

（三）医院管理人员可以据以作出合理的决策

通过对收入支出总表有关数据指标进行比较和分析，可以了解或掌握医院各项收入、支

出与净收益之间的关系，发现业务活动中存在的问题，以揭露矛盾，找出差距，改善管理，为增收节支作出合理的决策。

（四）评价、考核医院管理人员业绩的依据

医院业务收支总表上所表达的业务收支结余，具有客观性和可验证性，是医院本期已实现业务收入与其相关支出的因果关系配比的结果。因而，医院比较前后期收入支出总表上的各项收入、支出和净收益的增减变化情况，并考查其增减变化的原因，一般是可以较为客观地评价各职能部门、各科室的成绩和效率，评价这些部门管理人员和工作人员的业绩与整个医院业务活动成绩的关系，进而可以评判各部门管理人员的功过得失，并采取得力措施予以弥补，使业务活动能逐步趋向合理，以取得理想的净收益。

二、收入支出总表的结构

收入支出总表的结构采用纵列式，依据结余的计算及结余分配的顺序排列，左右分为"本月数"和"本年累计数"两部分；上下分为"收入"、"支出"、"收支结余"、"结余分配"和"期末待分配结余"五大项。其中，"期末待分配结余"反映的是业务收支的待分配数和财政专项结余数，"结余分配"只涉及业务收支结余，不涉及财政专项补助结余。具体结构见表2-3。

表2-3

收入支出总表

编制单位： 年 月 金额单位： 元

项目	行次	本月数	本年累计数
一、收入	1		
财政补助收入	2		
基本支出补助	3		
项目支出补助	4		
上级补助收入	5		
医疗收入	6		
药品收入	7		
其他收入	8		
二、支出	9		
医疗支出	10		
药品支出	11		
财政专项支出	12		
其他支出	13		
三、收支结余	14		
减：财政专项补助结余	15		
减：应缴超收款	16		

（续　表）

项目	行次	本月数	本年累计数
减：药品收支结余上缴款	17		
加：药品收支结余返还款	18		
四、结余分配	19		
加：事业基金弥补亏损	20		
加：年初待分配结余	21		
减：提取职工福利基金	22		
转入事业基金	23		
期末待分配结余	24		

单位负责人：　　　　　　　　　　财务负责人：　　　　　　　　制表：

填表说明：

（1）各栏关系：　$1 = 2 + 5 + 6 + 7 + 8$

$9 = 10 + 11 + 12 + 13$

$14 = 1 - 9$

$15 = 4 - 12$

$19 = 14 - 15 - 16 - 17 + 18$

$24 = 19 + 20 + 21 - 22 - 23$

（2）20 栏与 22、23 栏在一个医院同一年度报表内不应同时出现。

（3）24 栏应与资产负债表的"待分配结余"数相对应。

（4）财政专项补助结余是本年财政专项补助收支计算的结果。资产负债表中的财政专项补助结余是其年初数额加、减本表财政专项补助结余额。

三、收入支出总表的内容及其内涵

（一）收入

收入指医院在开展医疗业务活动依法取得的非偿还性资金，在医疗服务过程中形成的资金流入或债务消失（或两者兼有）。包括医疗收入、药品收入、其他收入和财政补助收入等。

1. 医疗收入

指为病人提供医疗服务（不含药品）而获得的资金流入。它是医院主要的资金来源，既是医院业务经营成果的货币表现，也是一项反映医疗业务经营成果的财务指标。包括挂号收入、床位收入、诊察收入、检查收入、治疗收入、护理收入和其他收入。

2. 药品收入

指为病人提供医疗服务过程中销售药品而获得的资金流入。包括销售西药、中成药、中草药的收入。

3. 其他收入

指不属于医疗服务过程中产生的其他杂项收入，如进修费、固定资产变价收入、救护车收入、废品变价收入等。

4. 财政补助收入

国家和上级主管部门拨给医院的专项补助。

（二）支出

支出指医院在开展医疗业务活动中的各种耗费，是医疗服务过程中形成的资金流出或债务的承诺（或两者兼有）。

1. 医疗支出

指在医疗服务过程中发生的直接费用和按比例分摊的间接费用。包括基本支出和项目支出，其中，基本支出包括工资福利支出、商品和服务支出、对个人和家庭的补助支出、其他资本性支出以及由管理费用分配计入的部分。

2. 药品支出

指在医疗服务过程中发生的与药品购、销业务相关的费用和按比例分摊的间接费用。包括基本支出和项目支出，其中，基本支出包括工资福利支出、商品和服务支出、对个人和家庭的补助支出、其他资本性支出以及由管理费用分配计入的部分。

3. 管理费用

指医院行政管理部门、后勤管理部门发生的各项费用。

4. 其他支出

指与医院医疗业务无直接关系的所有支出。如被没收的财物支出、各项罚款、赞助、捐赠支出、财产物资盘亏损失及与其他收入相关的支出等。

四、收入支出总表的编制

收入支出总表中，"本月数"栏反映各项目的本月实际发生数，"本年累计数"栏反映各项目自年初至报告期末的累计发生数。在编制年度报表时，应将"本月数"栏改为"上年数"栏，填列上年全年累计实际发生数。如果上年收入支出总表与本年度的项目名称、内容不相一致，应对上年收入支出总表的名称、数字按本年度的规定进行调整，填入本表"上年数"。各项目的数据来源主要通过以下几种方式取得：

1. 根据总账科目本月发生额和累计发生额直接填列

如"财政补助收入"、"上级补助收入"、"医疗收入"、"药品收入"、"其他收入"、"医疗支出"、"药品支出"、"财政专项支出"、"其他支出"、"收支结余"、"应缴结余款"、"结余分配"、"转入事业基金"等项目。

2. 根据总账科目所属明细账相关科目的本月发生额和累计发生额填列

如"专项补助"、"财政专项补助结余"、"提取职工福利基金"等。

3. 根据总账科目期初余额直接填列

如"年初待分配结余"项目根据"结余分配"科目期初余额填列。

4. 根据收入支出总表的钩稽关系计算填列

"收支结余"项目可由本表"收入"减"支出"计算填列；"财政专项补助结余"项目由"专项补助"减去"财政专项支出"计算填列；"期末待分配结余"项目由"结余分

配"、"事业基金弥补亏损"、"年初待分配结余"、"提取职工福利基金"、"转入事业基金"等项目计算填列。"期末待分配结余"月末为本表"收支结余"数，年终余额反映的是事业基金无法弥补的亏损。

五、附表

收入支出总表的附表指的是医疗收支明细表和药品收支明细表，是收入支出总表的进一步细化。

（一）医疗收支明细表

医疗收支明细表是反映医院一定时期内医疗收支明细情况的会计报表。利用医疗收支明细表所提供的信息资料，可以了解医疗业务主要收入来源和支出方向，便于医院管理层发现问题、寻找差距，提出解决方案。

1. 医疗收支明细表的结构和内容

医疗收支明细表的结构分为两部分，一部分反映医疗收入情况，包括门诊收入情况和住院收入情况，并按挂号、床位、诊察、检查、治疗、手术、化验、护理和其他等顺序填列；另一部分反映医疗支出情况，包括医疗支出的具体项目和医疗收支的差额。具体结构见表2-4。

2. 医疗收支明细表的编制

（1）医疗收支明细表"本月数"栏，反映各项目的本月实际发生数，"本年累计数"栏反映各项目自年初至报告期末的累计发生数。

（2）根据医疗收支各明细科目本月发生额和本年累计发生额填列。如"门诊收入"等收入项目和"工资福利支出"等支出项目。

（3）根据医疗收支明细表的钩稽关系计算填列。如"医疗收支差额"项目根据"医疗收入"、"医疗支出"项目计算填列，亏损以负数表示。

按照《医院会计制度》规定，医疗收支明细表的编报期为月、季、年。

表 2-4 　　　　　　　　　　　　　医疗收支明细表

编制单位：　　　　　　　　　　　年　　　月　　　　　　　　金额单位：　元

项目	行次	本月数	本年累计数	项目	行次	本月数	本年累计数
医疗收入	1			维修（护）费	40		
门诊收入	2			其中：提取修购基金	41		
挂号收入	3			租赁费	42		
诊察收入	4			会议费	43		
检查收入	5			培训费	44		
治疗收入	6			招待费	45		
手术收入	7			专用材料费	46		
化验收入	8			卫生材料费	47		

（续 表）

项目	行次	本月数	本年累计数	项目	行次	本月数	本年累计数
其他收入	9			血费	48		
住院收入	10			氧气费	49		
床位收入	11			放射材料	50		
诊察收入	12			化验材料	51		
检查收入	13			其他卫生材料	52		
治疗收入	14			其他材料费	53		
手术收入	15			低值易耗品	54		
化验收入	16			专用燃料费	55		
护理收入	17			劳务费	56		
其他收入	18			委托业务费	57		
医疗支出	19			工会经费	58		
基本支出	20			福利费	59		
工资福利支出	21			其他商品和服务支出	60		
基本工资	22			其中：提取坏账准备	61		
津贴补贴	23			对个人和家庭补助支出	62		
奖金	24			离休费	63		
社会保障缴费	25			退休费	64		
伙食补助费	26			退职费	65		
其他工资福利支出	27			抚恤金	66		
商品和服务支出	28			生活补助	67		
办公费	29			救济费	68		
印刷费	30			医疗费	69		
咨询费	31			助学金	70		
手续费	32			奖励金	71		
水电费	33			住房公积金	72		
邮电费	34			提租补贴	73		
取暖费	35			购房补贴	74		

（续　表）

项目	行次	本月数	本年累计数	项目	行次	本月数	本年累计数
物业管理费	36			其他对个人和家庭的补助支出	75		
交通费	37			其他资本性支出	76		
差旅费	38			项目支出	77		
出国费	39			医疗收支差额	78		

单位负责人：　　　　　　财务负责人：　　　　　　制表：

（二）药品收支明细表

药品收支明细表是按照医疗、药品"分开核算、分别管理"的原则设置的，反映医院在一定时期内药品供应活动经营成果的会计报表。利用药品收支明细表提供的信息资料，一方面可以较为清晰地反映药品经营活动情况，另一方面也可以更加清楚地反映作为医疗服务补偿来源的药品纯收益对医院经济的影响，为制定相关的补偿机制提供依据。

1. 药品收支明细表的结构和内容

药品收支明细表的结构分为两部分，一部分反映医院药品收入情况，包括门诊收入情况和住院收入情况，并按西药、中成药和中草药分别填列；另一部分反映医院药品支出情况，包括药品支出的具体项目和药品收支差额，即药品纯收入。具体结构见表2-5。

表2-5　　　　　　　　　　药品收支明细表

编制单位：　　　　　　　　　年　　月　　　　　　金额单位：　元

项目	行次	本月数	本年累计数	项目	行次	本月数	本年累计数
药品收入	1			培训费	35		
门诊收入	2			招待费	36		
西药	3			专用材料费	37		
中成药	4			药品费	38		
中草药	5			西药	39		
住院收入	6			中成药	40		
西药	7			中草药	41		
中成药	8			其他材料	42		
中草药	9			低值易耗品	43		
药品支出	10			专用燃料费	44		
基本支出	11			劳务费	45		
工资福利支出	12			委托业务费	46		
基本工资	13			工会经费	47		
津贴补贴	14			福利费	48		

（续 表）

项目	行次	本月数	本年累计数	项目	行次	本月数	本年累计数
奖金	15			其他商品和服务支出	49		
社会保障缴费	16			其中：提取坏账准备	50		
伙食补助费	17			对个人和家庭补助支出	51		
其他工资福利支出	18			离休费	52		
商品和服务支出	19			退休费	53		
办公费	20			退职费	54		
印刷费	21			抚恤金	55		
咨询费	22			生活补助	56		
手续费	23			救济费	57		
水电费	24			医疗费	58		
邮电费	25			助学金	59		
取暖费	26			奖励金	60		
物业管理费	27			住房公积金	61		
交通费	28			提租补贴	62		
差旅费	29			购房补贴	63		
出国费	30			其他对个人和家庭的补助支出	64		
维修（护）费	31			其他资本性支出	65		
其中：提取修购基金	32			项目支出	66		
租赁费	33						
会议费	34			药品收支差额	67		

单位负责人：　　　　　　　　　财务负责人：　　　　　　　　　制表：

2. 药品收支明细表的编制

（1）药品收支明细表中，"本月数"栏反映各项目的本月实际发生数，"本年累计数"栏反映各项目自年初至报告期末的累计发生数。

（2）根据药品收支各明细科目本月发生额和本年累计发生额填列。如"西药收入"、"中成药收入"等收入项目和"工资福利支出"等支出项目。

（3）根据医疗收支明细表的钩稽关系计算填列。如"药品收支差额"项目根据"药品收入"、"药品支出"项目计算填列。

按照《医院会计制度》规定，药品收支明细表的编报期为月、季、年。

第四节　基金变动情况表

基金变动情况表是反映医院一定时期内基金增减变动情况的报表，反映了医院在医疗服务经营活动中所获得的来源及其运用情况的动态报表，基金变动情况表同时也反映了医院净资产主要部分的增减变化情况。基金的变动是基金提供者较为关注的，他们虽然不要求投资带来经济上的利益，但对资金的使用情况以及资金使用所产生的效果更为关心。资产负债表作为静态报表，只能反映特定时间内的静态财务状况，无法反映基金的动态变化，而基金变动情况表能反映医院基金增减变动的内在原因和重大财务事项，便于报表使用者利用这些会计信息加强内部经营管理，从而达到基金特别是事业基金保全的目的。

一、基金变动情况表的结构

基金变动情况表的结构，横项按事业基金、专用基金、固定基金列示，其中专用基金列示修购基金、福利基金、留本基金等明细项目。纵项按年初数、本期增加数、本期减少数、期末数列示，其中本期增加数可分为提取、拨入、转入、其他四项，本期减少数又分为支出、转出、其他三项。具体结构见表 2-6。

表 2-6　　　　　　　　　　　　基金变动情况表

编制单位：　　　　　　　　年度：　　　　　　　　　　金额单位：　元

项目	行次	合计	事业基金	专用基金					固定基金	说明
				小计	其中					
					修购基金	福利基金	留本基金			
1. 年初数										
2. 本期增加数										
提取										
拨入										
转入										
其他										
3. 本期减少数										
支出										
转出										
其他										
4. 期末数										

单位负责人：　　　　　　　　财务负责人：　　　　　　　　制表：

二、基金变动情况表的内容及其内涵

基金变动情况表的内容包括了事业基金、专用基金和固定基金三个项目。

1. 事业基金

指主管部门或主办单位以国有资产形式（不包括固定资产形式）投入，或医院通过经营结余转入的未限定专门用途的资金，含一般基金和投资基金。用事业基金对外投资，须报经主管部门审批。

2. 专用基金

指医院按规定提取或设置的有专门用途的资金，如修购基金、职工福利基金和其他基金等。其他基金主要指住房基金和留本基金。专用基金的使用，属一次性消耗，不存在基金保全的概念。

3. 固定基金

指医院所拥有各项固定资产占用的基金，是固定资产的对称。一般情况下，固定基金与固定资产相当、相等、平衡。

三、基金变动情况表的编制

1. "年初数"项目，反映上年末各项基金累计结余。本项目应根据各基金科目年初余额填列。

2. "本年增加数"项目，反映各项基金自年初起至年末止的累计实际增加数。本项目应根据各基金科目的贷方发生额填列。

3. "本年减少数"项目，反映各项基金自年初起至年末止的累计实际减少数。本项目应根据各基金科目的借方发生额填列。

4. "期末数"项目，反映各项基金年末结余。本项目应根据"年初数"加上"本年增加数"减去"本年减少数"后的数字填列。

第五节　现金流量表[*]

前五节内容对医院现有报表体系进行了介绍。近年来，随着医院经营理念的改变以及多渠道筹资、投资的发展，使得政府部门与各投资者、银行等不仅需要了解医院的资产、负债、所有者权益的结构情况与经营结果，更需要了解医院的支付能力、偿债能力、周转能力以及医院收支结余的质量。因此，以现金为基础编制的现金流量表就显得尤为重要。国际上，医院等非营利性机构会计准则中早有现金流量表准则。而在我国，现金流量表目前还不是医疗机构法定对外提供的报表。为了适应医疗市场的激烈竞争和医疗体制的进一步改革，

---

[*] 注：本节内容为主编承担的国家自然科学基金资助项目——"非营利性医院财务信息体系的构建与监督评价"的研究成果，仅供参考。

加强医院财务管理，增加现金流量表，既能有效评估医院未来现金净流量的能力、偿还债务的能力，又能分析净收益与现金收支产生差异的原因，同时也可使我国医院会计与国际惯例接轨。下面就对现金流量表的相关内容进行介绍。

一、现金流量表的编制基础

（一）现金流量表的内容

现金流量表，是反映医院在一定会计期间现金和现金等价物流入和流出的动态报表。从编制原则上看，现金流量表按照收付实现制原则编制，将权责发生制下的盈利信息调整为收付实现制下的现金流量信息，便于信息使用者了解医院净利润的质量。从内容上看，现金流量表被划分为经营活动、投资活动和筹资活动三个部分，每类活动又分为各具体项目，这些项目从不同角度反映医院业务活动的现金流入与流出，弥补了资产负债表和收入支出总表提供信息的不足。通过现金流量表，报表使用者能够了解现金流量的影响因素，评价医院的支付能力、偿债能力和周转能力，预测医院未来现金流量，为其决策提供有力依据。

（二）现金流量的内涵

现金流量指某一段时期内医院现金流入和流出的数量。这里所说的现金流量是指医院在正常经营情况下，医院本身的现金流入量和流出量，而不包括特殊情况下的现金流入量、流出量，如医院清算情况下的现金流量。这个概念在理解时应把握四点：第一，现金流量有流入和流出两种形式。因此，现金流量表的会计方程式为：现金流入 – 现金流出 = 现金净流量。第二，现金流量包括现金和现金等价物两项内容，现金流量实际上指现金和现金等价物这两项内容作为一个整体的流入量和流出量。因此，现金内部项目之间的相互转换和现金与现金等价物之间的转换业务，不产生现金流量。第三，现金流量分为三类，即经营活动产生的现金流量、投资活动产生的现金流量和筹资活动产生的现金流量。其中，经营活动是指传统的经营概念，如医院购买卫生材料、提供医疗服务以及销售药品等取得收入的活动。投资活动包括对外投资、内部投资和投资性存款。同时，不能随时支取的定期存款、指定用途的专项存款、被冻结的存款，这三项在核算时虽不作为投资处理，但在编制现金流量表时应视同投资来编表。筹资活动包括吸收资本和举借债务两种。收付利息所产生的现金流量的归属，各国会计实务存在一定差异，我国则从现金流量的性质考虑，按照现金流量的不同用途分别列入投资和筹资活动的现金流量。另外，一些特殊的、不经常发生的项目，如自然灾害损失等，依据其性质分别归并到三类现金流量项目中反映。第四，现金流量按收付实现制原则反映。资产负债表、收入支出总表及其附表均是按权责发生制原则编制的。而在依据资产负债表和收入支出总表编制现金流量表时，必须将按权责发生制确认的收入和费用、资产和负债等，转换为按收付实现制确认的现金流入和现金流出，现金流量表理解和编制的难点也在于此。

（三）现金的内涵

现金流量表是以现金为基础编制的基本财务报表，它反映医院在一定时期内现金流入

（收入）、现金流出（支出）及其净额的动态报表。这里所说的现金是指广义的现金，是指医院库存现金、可以随时用于支付的银行存款以及现金等价物。具体包括：

1. 库存现金

库存现金是指医院持有可随时用于支付的现金限额，即与会计核算中"现金"科目所包括的内容一致。

2. 银行存款

银行存款是指医院存放在金融机构随时可以用于支付的款项，即与会计核算中"银行存款"科目所包括的内容基本一致，区别在于：如果存在金融机构的款项有不能随时用于支付的款项，比如不能随时支取的定期存款，则不作为现金流量表中的现金，但提前通知金融机构便可支取的定期存款，应包括在现金流量表中的现金范围内。

3. 其他货币资金

其他货币资金是指医院存在金融机构有特定用途的资金。如外埠存款、银行汇票存款、银行本票存款、信用证保证金存款、信用卡存款等。

4. 现金等价物

凡具有持有期限很短、流动性强、易于转换为金额确定的、价值变动风险很小特征的投资，可视为现金等价物。从财政部的规定看，对现金等价物的范围的界定没有像前几项那样明确，只是指出"单位应当根据具体情况，确定现金等价物的范围，并且一贯性地保持其划分标准"。可见，现金等价物的范围的界定属于单位自身的会计政策。但在具体的操作中，现金等价物应该有一个明确的范围，并且相对稳定。美国财务会计准则（FASB）公告第95号对现金等价物提出了严格的标准：现金等价物是期限短、流动性强的投资，如货币市场基金、商业本票及短期政府债券，不包括有价证券。那么，非营利性医院中现金等价物应该包括那些具体的内容？从特征上来看，可以作为现金等价物的资产应该同时符合3个条件：一是持有的时间很短；二是流动性强，有随时能变现的市场；三是受市场影响的风险很小，未来变现的金额是可以知道的。一般认为，持有时间在3个月内为持有时间很短，世界上很多国家都这样划分。在我国《医院会计制度》规定，"对外投资"是指医院以货币资金、实物、无形资产等向其他单位或院办独立核算企、事业单位的投资和购买国家债券。因此，在医院同时符合以上3个条件的对外投资主要是医院购买的短期国家债券。因为债券可以通过证券市场随时变现，债券的票面利率是既定的，不会因为市场利率的改变而改变，风险较小，因而其转换为现金的金额是已知的。因此，3个月内的短期债券投资属于现金等价物。

综上所述，现金流量表中的现金包括：库存现金；非限制性银行存款；其他货币资金；3个月内到期的债券投资和应收票据。

前三部分在资产负债表中表现为"货币资金"项目，后一部分包含在"对外投资—短期投资"项目中。规定现金等价物的范围可以避免由于现金内容的弹性造成会计信息的不可比。

二、现金流量表的编制原理

现金流量表是资产负债表与收入支出表的有益补充，其编制也是以资产负债表、收入支出表所提供的会计信息为基础的。

现金流量表的平衡公式是：

| 经营活动、投资活动和筹资活动产生的现金流入量合计 – 经营活动、投资活动和筹资活动产生的现金流出量合计 | = | 现金及现金等价物期末余额 – 现金及现金等价物的期初余额 |

这个等式的左边动态反映现金增加、减少的原因和过程，沟通资产负债表和收入支出表，等式的右边反映这种变化后的结果。

医院会计恒等式为：

$$资产 = 负债 + 净资产$$

为了便于理解这个等式的内涵，我们将资产分为两类：①现金及现金等价物类（以下简称现金类）；②非现金类，包括除了现金以外的流动资产中的应收在院病人医药费、应收医疗款、药品、库存物资、在加工材料、对外投资（不含 3 个月内到期的债券投资）和固定资产、无形资产及其他资产类。根据上述的分类，等式可写为：

$$现金资产 + 非现金资产 = 负债 + 净资产$$
$$现金资产 = 负债 + 净资产 – 非现金资产$$

由于会计等式反映的是某一特定日期（期末、期初）的财务状况，所以上式又可写成以下两式：

期末现金资产 = 期末负债 + 期末净资产 – 期末非现金资产　　　　　　　　　①

期初现金资产 = 期初负债 + 期初净资产 – 期初非现金资产　　　　　　　　　②

① – ②得：

期末现金资产 – 期初现金资产 =（期末负债 – 期初负债）+（期末净资产 – 期初净资产）–（期末非现金资产 – 期初非现金资产）　　　　　　　　　　　　　③

因为，期末余额 – 期初余额 = 本期增加额 – 本期减少额，所以③又可写成：

本期现金增加额 – 本期现金减少额 =（本期负债增加额 – 本期负债减少额）+（本期净资产增加额 – 本期净资产减少额）–（本期非现金资产增加额 – 本期非现金资产减少额*）

上式也等同为：

本期现金增加额 – 本期现金减少额 =（本期负债增加额 – 本期负债减少额）+（本期净资产增加额 – 本期净资产减少额）+（本期非现金资产减少额 – 本期非现金资产增加额）　　　　　　　　　　　　　　　　　　　　　　　　　　　　　④

净资产由事业基金、专用基金、固定基金、财政专项补助结余和待分配结余组成。而事业基金、专用基金、固定基金的增减变化主要是其内部各基金之间的变动，并不引起现金流

---

* 此处不包括用非现金资产清偿债务所引起的减少额，下同。

量的改变，因此，该等式中主要考虑财政专项补助结余和待分配结余对现金流量的影响。待分配结余＋财政专项补助结余＝本年收支结余－应缴超收款－药品收支结余上缴款＋药品收支结余返还款－结余分配额＝（本年收入－本年支出－应缴超收款－药品收支结余上缴款＋药品收支结余返还款－结余分配额），因此④又可写成：

　　本期现金增加额－本期现金减少额＝（本期负债增加额－本期负债减少额）＋（本年收入－本年支出－应缴超收款－药品收支结余上缴款＋药品收支结余返还款结余分配额）＋（本期非现金资产减少额－本期非现金资产增加额）

　　从上述公式中可以看出，导致现金流入（增加）的因素可能有负债增加、非现金资产的减少、收入和收益的增加；导致现金流出（减少）的因素可能有负债的减少、非现金资产的增加等。但以上公式只是编制现金流量表的理论公式，还不能直接用于编制现金流量表，因为在这个公式中并未反映医院现金增减是由于发生了哪些业务引起的，而现金流量表要求按照影响现金流动的不同因素，将医院的现金流量分类加以编制，以充分揭示医院不同类别活动所引起的现金增减变化（即流入、流出）以及变化后的结果（即现金流量净额）。因此应在理论公式的基础上，对医院发生的各项业务分析其对现金流量的影响，然后再将各种业务按其性质进行分类，编制现金流量表。

三、现金流量表的编制方法

　　医院的现金流量中，经营活动产生的现金流量是最为主要的。医疗、药品收入带来相应的现金流入，医疗、药品支出产生相应的现金流出。但是，由于所有的收入与支出并不是按照收付实现制记录的，这样，收支结余与收付实现制下的数字就会产生一定的差异。因此，在编制现金流量表时，需要调整不影响现金的收入和支出项目，将权责发生制转换为收付实现制，这种转换方法即通常所称的现金流量表的编制方法。现金流量表中现金流量的活动主要有以下三种：经营活动、投资活动和筹资活动。这三种活动引起的现金的变化如图2-1所示：

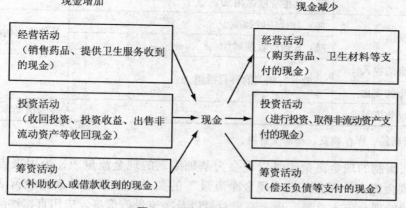

图2-1　现金流动示意图

　　这是编制现金流量表的基本思路。在编制现金流量表时，将医院的日常活动分为三种：经营、投资、筹资活动，并按照各自的活动性质记入相应分类中。而编制经营活动的现金流量又有两种方法：直接法和间接法。所谓直接与间接，其实是针对经营活动现金流量的计算和在现金流量表中的列示而言的。

（一）直接法

直接法，即直接分项目列示经营活动对现金流量的影响。换言之，这种方法是以同期收入支出总表、资产负债表以及有关账户的明细资料为依据，以收入支出总表中的各收入、支出项目为起算点，分别调整与经营活动有关的流动资产和流动负债的增减变动，将权责发生制确认的本期各项收支分析调整为以收付实现制为基础的经营活动现金流量，即以实际现金收支表达各项经营活动现金流量。至于不影响现金流量的收入与支出的项目不必调整。这一方法的调整过程如下表 2-7 所示。

表 2-7   直接法编制项目调整表

权责发生制	调整的项目	收付实现制
医疗、药品收入	加：应收医疗款、应收在院病人医药费减少 加：预收医疗款增加	销售药品、提供医疗服务收现
	减：应收医疗款、应收在院病人医药费增加 减：预收医疗款减少	
财政经常性补助收入		财政经常性补助收入
医疗、药品支出	加：应付账款减少 加：存货*、预付费用增加	购货付现
	减：应付账款增加 减：存货*、预付费用减少	
其他收入	加：其他应收款减少	其他收入收现
	减：其他应收款增加	
其他支出	加：其他应收款减少	其他支出付现
	减：其他应收款增加	
不涉及现金的收入	一般可与相关的科目抵消	
不涉及现金的支出		
本期经营活动收支结余		经营活动净现金流入

存货*，指药品、库存物资、在加工材料。

用直接法编制的现金流量表是以现金为基础编制的现金流量表，采用报告式的上下结构，根据"现金流入－现金流出＝现金净流量"的关系式分段揭示来自经营活动、投资活动和筹资活动的现金流入总量、现金流出总量以及净流量等信息。应用直接法编制现金流量表的优缺点：

1. 优点

（1）明确列示了引起经营活动现金流量变动的各分类信息，信息全面，使报表的使用者一目了然地看出现金的来源和去向，便于其使用报表。

（2）现金流入量与流出量的信息有助于预测医院未来经营活动产生的现金流量和正确评价医院的偿债能力和变现能力。

（3）直接将经营活动的现金流出量从经营活动的现金流入量中扣减，从而得到经营活动净现金流量，非常简明直观，易于理解。

2. 缺点

（1）不能揭示影响经营活动现金流量的各个要素的具体变化情况。

（2）不能说明资产负债表与收入支出表之间的关系。

（3）每一个现金收支项目均包含大量的计算，需要有专业知识的人员进行编制，计算过程复杂，而且与资产负债表之间有很强的钩稽关系，工作量较大。

（二）间接法

间接法，是以本期收支结余为起点，调整经营活动中不影响现金的收入、支出及与经营活动有关的流动资产和流动负债的增减变化，来确定经营活动所提供的净现金流量。

有些收入并没有增加现金，而有些项目也不减少现金。凡不增加现金的医疗收入、药品收入和其他收入应从本期收支结余中减去，如应收医疗款；凡不减少现金的医疗支出、药品支出和其他支出应加回到本期收支结余中，如提取的修购基金；此外，还要调整与经营活动有关的流动资产和流动负债的增减变动。当与经营活动有关的非现金流动资产增加，如药品、库存物资、在加工材料增加时，或当流动负债减少，如应付账款、其他应付款减少时，通常现金也减少。相反，当非现金流动资产减少或流动负债增加时，通常现金也增加。因而，按照间接法，非现金流动资产增加数或流动负债减少数应从本期收支结余中减去；反之，非现金流动资产减少数或流动负债增加数应加回到本期收支结余中去。其调整公式如图2-2所示。

加项		减项	
收支结余 ＋	提取修购基金 无形资产及开办费摊销 待摊费用减少 预提费用增加 投资损失 存货*减少 药品进销差价增加 资产处置损失 财务费用 经营性应收项目减少 经营性应付项目增加 计提的坏账准备或转销的坏账	－ 收回转销的坏账损失 待摊费用增加 预提费用减少 投资收益 存货*增加 药品进销差价减少 资产处置收益 经营性应收项目增加 经营性应付项目减少	＝经营活动 现金流量

存货*，指药品、库存物资、在加工材料。

图2-2 经营活动间接法调整项目

应用间接法编制现金流量表的优缺点：

1. 优点

（1）能够揭示按照权责发生制计算的收支结余与按照收付实现制计算的经营活动现金流量净额的差异，能够更好的评价收益的质量。

（2）采用这种方法，工作量较小，使用者也易于理解和掌握。

（3）给出了经营活动中各要素的变动情况，可以直观地看出各要素是如何引起经营活动现金流量增减变动的，有利于管理者针对不同的情况进行管理。

2. 缺点

（1）现金流量表无法提供经营活动现金的来源与去向。

（2）间接法编制的现金流量表只提供最终的经营活动产生的现金流量净额，不利于报表使用者利用报表的中间信息。

不管使用哪种方法，直接法和间接法所得的现金流量结果是相同的。但间接法不能提供具体项目的现金流动的情况，报表阅读较困难，因此，世界各国都在鼓励用直接法编制现金流量表。

采用直接法提供的信息有助于评价医院未来现金流量。国际会计准则鼓励企业采用直接法编制现金流量表。在我国，现金流量表也以直接法编制，但在现金流量表的补充资料中还单独按照间接法反映经营活动现金流量的情况。而在国外的非营利性医疗机构现金流量表的编制也有采用直接法与间接法相结合的，现金流量表分为基本部分和补充资料部分。基本部分采用导致现金流入、流出的经营活动、投资活动和筹资活动等组成的该部分经营活动现金流量，按直接法编制；补充资料部分采用间接法列报经营活动产生的现金流量。因此，在我国非营利性医院编制，现金流量表时，也可以借鉴企业和国外的编制方法，将整个现金流量表主体部分由直接法编制而补充资料由间接法编制，全面地反映医院现金流量的情况，便于不同报表使用者提取其所需要的信息。

四、医院现金流量表的编制示例

下面利用医院的实例来探讨工作底稿法下的现金流量表的具体编制步骤及方法，并设计具体报表。

（一）工作底稿法下的现金流量表编制过程研究

工作底稿法下的现金流量表编制过程及具体结果如表 2-8 所示：

表 2-8　　　　　　　　　　　　现金流量表工作底稿

编制单位：某医院　　　　　　　　　年度　　　　　　　　　单位：元

项目	期初数	调整分录		期末数
		借方	贷方	
一、资产负债表项目				
1. 借方项目				

（续 表）

项目	期初数	调整分录		期末数
		借方	贷方	
货币资金	329 626. 45	（21）207 376. 58		537 003. 03
应收在院病人医药费	38 630. 00	（1）5 686. 00		44 316. 00
应收医疗款	25 810. 00	（1）15 704. 00		41 514. 00
减：坏账准备			（7）3 000. 00	3 000. 00
其他应收款	46 630. 00	（2）1 120. 00		47 750. 00
药品	5 410. 00		（4）1 734. 00	3 676. 00
减：药品进销差价	2 570. 00	（4）1 000. 00		1 570. 00
库存物资	71 594. 00		（4）2 894. 00	68 700. 00
在加工材料	2 320. 00		（4）708. 00	1 612. 00
待摊费用	2 000. 00		（8）1 200. 00	800. 00
待处理流动资产净损失				
对外投资	104 000. 00	（12）7 200. 00		111 200. 00
固定资产	120 403. 00	（13）11 000. 00	（14）160. 00	131 243. 00
在建工程				
待处理固定资产净损失				
无形资产				
开办费				
借方项目合计	743 853. 45			983 244. 03
2. 贷方项目				
短期借款	6 341. 00	（16）3 000. 00		3 341. 00
应付账款	4 319. 00	（4）1 973. 50		2 345. 50
预收医疗款	8 643. 00	（1）3 500. 00		5 143. 00
应付工资			（5）19 798. 00	19 798. 00
应付社会保障费			（5）4 230. 00	4 230. 00
其他应付款				
应缴超收款				
预提费用				
长期借款		（17）10 000. 00	（17）50 000. 00	40 000. 00
长期应付款				
事业基金	399 360. 00	（10）10 600. 00	（10）10 600. 00	465 525. 65
		（12）7 200. 00	（12）7 200. 00	

（续　表）

项目	期初数	调整分录 借方	调整分录 贷方	期末数
			（20）66 165.65	
固定基金	120 403.00	（14）160.00	（13）11 000.00	131 243.00
专用基金	51 410.00	（13）11 000.00	（9）13 560.00	98 240.43
			（14）160.00	
			（20）44 110.43	
财政专项补助结余			（19）60 000.00	60 000.00
待分配结余	153 377.45			153 377.45
贷方项目合计	743 853.45			983 244.03
二、收入支出表项目				
财政补助收入			（3）100 000.00	160 000.00
			（11）60 000.00	
其中：专项补助			（11）60 000.00	60 000.00
上级补助收入			（15）10 000.00	10 000.00
医疗收入			（1）135 400.00	135 400.00
药品收入			（1）178 800.00	178 800.00
其他收入			（2）7 640.00	18 240.00
			（10）10 600.00	
医疗支出		（4）36 479.42		146 163.92
		（5）90 000.00		
		（5）4 772.50		
		（6）14 912.00		
药品支出		（4）69 472.08		139 719.08
		（5）56 000.00		
		（5）2 820.00		
		（6）11 427.00		
财政专项支出				
其他支出		（6）7 200.00		
收支结余				209 357.00
三、现金流量表项目				
1. 经营活动产生的现金流量				

（续　表）

项目	期初数	调整分录 借方	调整分录 贷方	期末数
销售药品、提供医疗服务收到的现金		(1) 289 310.00		289 310.00
收到的药品收支结余返还款				
收到的财政经常性补助收入的现金		(3) 100 000.00		100 000.00
收到的其他与经营活动有关的现金		(2) 6 520.00		6 520.00
现金流入小计				395 830.00
购买药品、卫生材料、制剂等支付的现金			(4) 103 589.00	103 589.00
支付给职工及为职工支付的以及对个人及家庭补助支出的现金			(5) 129 564.50	129 564.50
支付的应缴超收款				
支付的药品收支结余返还款			(18) 39 080.92	39 080.92
支付的其他与经营活动有关的现金		(7) 3 000.00	(6) 33 539.00	15 779.00
		(8) 1 200.00		
		(9) 13 560.00		
现金流出小计				288 013.42
经营活动产生的现金净流量				107 816.58
2. 投资活动产生的现金流量				
收回投资所收到的现金		(10) 10 000.00		10 000.00
取得投资收益所收到的现金		(11) 600.00		600.00
收到的财政专项补助收入的现金		(11) 60 000.00		60 000.00
处置固定资产、无形资产及其他长期资产而收到的现金净额		(14) 160.00		160.00
收到的其他与投资活动有关的现金				

（续　表）

项目	期初数	调整分录		期末数
		借方	贷方	
现金流入小计				70 760.00
购建固定资产、无形资产及其他长期资产所支付的现金			(13) 11 000.00	11 000.00
投资所支付的现金			(12) 7 200.00	7 200.00
支付的其他与投资活动有关的现金				
现金流出小计				18 200.00
投资活动产生的现金净流量				52 560.00
3. 筹资活动产生的现金流量				
收到上级补助收入的现金		(15) 10 000.00		10 000.00
借款收到的现金		(17) 50 000.00		50 000.00
收到的其他与筹资活动有关的现金				
现金流入小计				60 000.00
偿还债务所支付的现金			(16) 3 000.00	13 000.00
			(17) 10 000.00	
偿还利息所支付的现金				
支付的其他与筹资活动有关的现金				
现金流出小计				13 000.00
筹资活动产生的现金净流量				47 000.00
4. 现金及现金等价物净增加额			(21) 207 376.58	207 376.58
调整分录借贷合计		544 350.00	544 350.00	

（二）"T"形账户法下的现金流量表编制过程研究

"T"形账户法下的现金流量表编制过程及具体结果如表 2-9 所示：

表 2-9　　　　　　　　　　　　　　　"T"形账户法编制

编制单位：某医院　　　　　　　　　　　　年度　　　　　　　　　　　　　　　　　　单位：元

经营活动现金收入	395 830.00	经营活动现金支出	288 013.42
销售药品、提供医疗服务收到的现金	（1）289 310.00	购买药品、卫生材料、制剂等支付的现金	（4）103 589.00
收到的药品收支结余返还款		支付给职工及为职工支付的以及对个人及家庭补助支出的现金	（5）129 564.50
收到的财政经常性补助收入现金	（3）100 000.00	支付的应缴超收款	
收到的其他与经营活动有关现金	（2）6 520.00	支付的药品收支结余款	（18）39 080.92
		支付的其他与经营活动有关的现金	（7）-3 000.00
			（8）-1 200.00
			（9）-13 560.00
			（6）33 539.00
经营活动产生的现金净流量	107 816.58		
投资活动现金收入	70 760.00	投资活动现金流出	18 200.00
收回投资所收到的现金	（10）10 000.00	购建固定资产、无形资产及其他长期资产所支付的现金	（13）11 000.00
取得投资收益所收到的现金	（11）600.00	投资所支付的现金	（12）7 200.00
收到的财政专项补助收入的现金	（14）60 000.00	支付的其他与投资活动有关的现金	
处置固定资产、无形资产及其他长期资产而收到的现金	160.00		
收到的其他与投资活动有关的现金			
投资活动产生的现金净流量	52 560.00		
筹资活动现金流入	60 000.00	筹资活动现金流出	13 000.00
收到上级补助收入的现金	（15）10 000.00	偿还债务所支付的现金	（16）3 000.00
			（17）10 000.00
借款收到的现金	（17）50 000.00	偿还利息所支付的现金	
收到的其他与筹资活动有关的现金		支付的其他与筹资活动有关的现金	
筹资活动产生的现金净流量	47 000.00		
现金流入	526 590.00	现金流出	319 213.42
现金流入净额	207 376.58		

（三）非营利性医院现金流量表

由以上两种编制方法均可以得出非营利性医院的现金流量表如表2-10所示：

表 2-10　　　　　　　　　　　　　现金流量表

编制单位：某医院　　　　　　　　年度　　　　　　　　　　　　单位：元

项目	行次	金额
一、经营活动产生的现金流量		
销售药品、提供医疗服务收到的现金	1	289 310.00
收到的药品收支结余返还款	2	
收到的财政经常性补助收入的现金	3	100 000.00
收到的其他与经营活动有关的现金	4	6 520.00
现金流入小计	5	395 830.00
购买药品、卫生材料、制剂等支付的现金	6	103 589.00
支付给职工及为职工支付的以及对个人及家庭补助支出的现金	7	129 564.50
支付的应缴超收款	8	
支付的药品收支结余上缴款	9	39 080.92
支付的其他与经营活动有关的现金	10	15 779.00
现金流出小计	11	288 013.42
经营活动产生的现金净流量	12	107 816.58
二、投资活动产生的现金流量		
收回投资所收到的现金	13	10 000.00
取得投资收益所收到的现金	14	600.00
收到的财政专项补助收入的现金	15	60 000.00
处置固定资产、无形资产及其他长期资产而收到的现金净额	16	160.00
收到的其他与投资活动有关的现金	17	
现金流入小计	18	70 760.00
购建固定资产、无形资产及其他长期资产所支付的现金	19	11 000.00
投资所支付的现金	20	7 200.00
支付的其他与投资活动有关的现金	21	
现金流出小计	22	18 200.00
投资活动产生的现金净流量	23	52 560.00
三、筹资活动产生的现金流量		
收到上级补助收入的现金	24	10 000.00
借款收到的现金	24	50 000.00

（续　表）

项目	行次	金额
收到的其他与筹资活动有关的现金	25	
现金流入小计	26	60 000.00
偿还债务所支付的现金	27	13 000.00
偿还利息所支付的现金	28	
支付的其他与筹资活动有关的现金	29	
现金流出小计	30	13 000.00
筹资活动产生的现金净流量	31	47 000.00
四、现金及现金等价物净增加额	32	207 376.58

补充资料

	行次	金额
1. 将收支结余调节为经营活动现金流量		
收支结余	33	209 357.00
加：		
提取修购基金（固定资产折旧）	34	13 560.00
无形资产及开办费摊销	35	
待摊费用减少额（减：增加额）	36	1 200.00
预提费用增加额（减：减少额）	37	
药品的减少额（减：增加额）	38	1 734.00
进销差价增加额（减：减少额）	39	−1 000.00
库存物资减少额（减：增加额）	40	2 894.00
在加工材料减少额（减：增加额）	41	708.00
经营性应付项目的增加额（减：减少额）	42	−1 973.50
		−3 500.00
		19 798.00
		4 230.00
计提坏账准备	43	0.00
减：		
投资收益（加：损失）	44	10 600.00
财政专项补助的结余	45	60 000.00
上级补助收入	46	10 000.00
应缴超收款	47	

（续　表）

	行次	金额
药品收支结余上缴款	48	39 080.92
经营性应收项目的增加额（加：减少额）	49	5 686.00
		15 704.00
		−3 000.00
		1 120.00
其他	50	
经营活动产生的现金流量净额	51	107 816.58
2. 不涉及现金收支的投资和筹资活动		
债务转为资本	52	0.00
融资租入固定资产	53	0.00
3. 现金及现金等价物净增加情况		
现金的期末余额	54	537 003.03
减：现金的期初余额	55	329 626.45
加：现金等价物的期末余额	56	
减：现金等价物的期初余额	57	
现金及现金等价物净增加额	58	207 376.58

第六节　财务报告说明书

一、财务报告说明书

　　财务报告说明书是对医院一定会计期间内医疗经营、资金周转和结余实现及分配等情况的综合性说明，是财务报告的重要组成部分，是财务报告使用者了解和考核有关单位经营业绩的重要资料。

　　财务报告说明书虽没有固定的撰写模式，但内容应当包括医院业务开展情况、结余核算过程及其实现途径与分配的情况、业务收支预算执行结果、专项资金使用情况、资产变动及使用效率、重大对外投资事项及其进展和效益状况以及其他需要进一步说明的问题等，着重是对医院年度经营财务状况进行分析、综合评价，在肯定成绩时指出经营过程中存在的不足，提出今后改进的建议（或措施）。在写作要求上，讲求用词准确、遣句精练、叙述简洁、观点明确。一般来说，一份内容丰富、条理清晰、重点突出、概括得当的医院财务报告说明书，实际上既反映医院管理的综合水平，也反映出管理者自身的综合素质。

二、编写医院财务报告说明书的方法步骤

1. 拟出写作提纲，列出大体框架。为了使财务报告说明书编写规范化，可规划一定格式，拟出写作提纲，列出大体框架，有些数据还可以预先编制空白表格式样，等到会计报表数据出来再填写，加快编写过程。

2. 做好资料的收集、积累和整理工作。要写出一份好的医院财务报告说明书，财务数据分析是关键，如业务收入、支出计划数、历史数据、同行业、同病种等数据，这些资料需要平时注意收集、积累，然后整理归类，对重复的、过时的、相互矛盾的资料予以剔除，最后将资料分成数字和文字加以整理。

3. 做好影响医院重大事件的调查工作。对医院的重要会议、重大事件、影响医院经营活动的情况，要注意了解掌握，必要时到现场进行实地调查，记录在案，供编写说明书时采用。调查到的情况有时可以从会计报表的数据得到证实，会计报表上的数据又可以进一步扩大线索，调查核实，相互印证，使说明书既有数据又有实例，更具有说服力。

4. 对医疗行业政策尤其是近期医院大的方针政策有一个准确的把握，在吃透医疗政策的前提下，在分析中还应尽可能地立足当前，瞄准未来。

5. 集思广益，达成共识，编好说明书。大中型医院情况复杂，分工细致，可以按照业务分工分头编写，并安排好进度，最后由一人（总会计师、财务负责人或主管会计）执笔汇总修改编写，防止相互矛盾。由于人们认识上的差距和看问题的角度不同，同一数据有时会有不同的看法。所以，会计报表初稿出来后，应组织有关人员（总会计师、财务部门负责人、专职分析人员、有关业务人员）一起议论，集思广益，对当年医院财务状况和经营成果做出合理评价，最后成稿。

6. 审查上报。上报前，财务报告要向院长办公会汇报，经讨论通过后院长签字盖章才能报出。

第三章

医院财务分析

【导读】

财务分析是医院经营管理活动中最基本、最重要的实践活动。本章主要介绍了财务分析的目的、意义、种类、程序及各种分析方法。要求通过学习本章，了解财务分析的基本程序，掌握比率分析法、比较分析法、因素分析法、杜邦分析法等基本方法，并能运用这些方法对医院的偿债能力、营运能力、获利能力等进行分析。

第一节　财务分析概述

一、什么是财务分析

（一）财务分析的含义

财务分析是以经营单位财务报告等会计资料为基础，采用一定的技术和方法，对经营单位的财务状况和经营成果进行评价和剖析的一项财务活动，以反映经营单位在运营过程中的利弊得失、财务状况及发展趋势。财务分析以经营单位财务报告反映的财务指标为主要依据，为改进经营单位的管理工作和优化经济决策提供重要的财务信息。其目的是帮助医院管理者查找经营过程中的利弊，了解并掌握医院的财务状况及其发展趋势，进而将重要的财务信息应用到医院财务管理工作和经济决策过程中去。

财务分析是医院财务管理中的重要方法之一。财务分析的前提是正确理解和运用财务报表。通过财务分析，可掌握各项财务计划指标的完成情况，评价财务状况，改善财务预测、决策、计划和控制水平，提高管理水平。运用财务分析结果可以对经营单位的偿债能力、营运能力、盈利能力和发展能力作出评价或找出存在的问题。它既是已完成的财务活动的总结，又是财务预测的前提，在财务管理的环节中起到承上启下的作用。

（二）财务分析的意义

财务分析是指根据国家的政策法规和批准的事业计划，运用财务年报、统计数据和其他相关资料，对一定时期内单位财务活动和经济活动过程进行比较、分析和研究，并进行总结，作出正确评价的一种方法。财务分析的意义可以概括为以下几个方面：

1. 财务分析是评价财务状况、衡量经营业绩的重要依据

医院在持续经营过程中，经营业绩以及财务成果都将以不同的指标表达出来，要对这些业绩指标和成果指标进行评价就需对这些指标展开分析。通过对医院财务报表等核算资料进行分析，可以较为准确地了解与掌握医院所具备的偿债能力、营运能力、盈利能力和发展能力，便于经营管理者及其他报表使用者了解医院的财务状况和经营成果，并通过分析将影响财务状况和经营成果的主观因素与客观因素区分开来，以划清经济责任，从而对医院经营作出较为客观的综合评价。合理评价医院管理者的工作业绩，以促进医院管理者不断改进工作。

2. 财务分析有利于医院加强和改善内部管理

医院的会计报表只能概括地反映出医院过去的财务状况和经营成果。如果不将报表数据进一步加以剖析，就不能真正理解这些数字的经济意义，不能充分掌握数据所传输的信息。只有通过财务分析，才能正确评价医院的财务状况和经营成果，揭示医院在提供服务及其管理的过程中存在的问题，总结经验教训，为制定医院发展计划和财务决策提供重要依据，提高管理水平。

3. 财务分析是实现理财目标和经营目标的重要手段

财务指标的分析，既能揭示成绩也能揭示矛盾和问题，通过对财务指标的分析，医院管理者可以清晰地查明各项财务指标的优劣，从而找出经营管理和财务管理中的薄弱环节，并分析其原因，以便及时采取措施，重点改进。同时对于管理中的优势总结归纳，便于继续保持，引导和促进医院采用合理的融资活动，开展理财活动，提高资金的使用效率。

4. 财务分析有利于投资者和债权人作出正确的投资决策

投资者和债权人是医院经济资源的提供者，他们自然十分关心医院的财务经营状况。投资者为了保护自身的利益，需要了解医院资产的管理、使用、保值、增值情况。债权人出于自身债权安全的考虑，也需要了解医院的运营，医院资产的流动性、负债水平、偿债能力及风险等情况。通过财务分析，可以为投资者和债权人提供系统的、完整的财务分析资料，便于他们更加深入地了解医院的财务状况、经营成果和现金流量等情况，从而把握医院的收益水平和财务风险水平，帮助投资者在投资决策中有效地运用客观评价指标对投资项目的可行性进行论证，为进行投资、融资决策提供依据。

5. 开展财务分析有利于国家进行宏观经济管理和调控

在市场经济条件下，虽然市场在资源配置中发挥基础作用，但政府通过一定的宏观调控和管理措施对国民经济运行情况进行调节，对资源的合理配置仍然十分重要。国家通过对医院财务报表等会计信息进行汇总分析，可以了解和掌握国民经济整体运行情况，制定正确、合理、有效的管理方法和调控措施，促进国民经济协调有序地发展。同时可以促进医院认真贯彻执行党和国家的路线、方针和政策，保证卫生事业发展的正确方向。

6. 有利于加强管理，规范财务行为，提高资金使用效率

医院管理者通过对单位财务预算执行情况的分析，可以找出工作中的差距，总结预算执行中的经验教训，促进单位加强预算管理，保证单位预算的完成。通过对单位资源消耗的分析，促使单位充分挖掘内部潜力，积极增收节支，提高资金使用的社会效益和经济效益。通过对单位执行财经制度和财经纪律情况的分析，促进单位严格执行各项财经制度，自觉维护财经纪律。通过对单位内部财务规范性的分析，促进医院不断完善内部财务管理办法，规范财务行为。

二、财务分析的目的

从信息使用的角度来看，除医院经营管理者对财务分析具有需求之外，其他分析主体由于利益倾向不同，对财务分析存在着不同的使用目的。

1. 投资者（基金的提供者）

营利性医院和非政府举办的非营利性医院与一般经济单位一样，其所有者作为投资人，必然高度关心资本的保值和增值状况，即对经营单位投资的回报率极为关注。对于一般投资者来讲，更关心经济单位提高股息红利的发放。而对于拥有控制权的投资者来讲，考虑更多的是如何增强竞争实力，扩大市场占有率，降低财务风险和纳税的支出，追求长期利益的持续、稳定增长。所以对于投资者而言，其关注目标是资本的保值增值能力，投资回收能力，股息红利的发放能力等。政府举办的非营利性医院的基金提供者除关注投资所产生的经济效益外，还要关心投资的社会效益，即关心医院资金使用及其业务开展情况等。

2. 医院债权人

债权人因为不能参与医院剩余收益分享，决定了债权人必须首先考虑其投资的安全性。因此，债权人在进行财务分析时，最关注的目标是医院是否有足够的支付能力、偿还本息的可靠性与及时性以及破产财务的追债能力，以保证其债务本息能够及时、足额地得以偿还。

3. 院长（经营决策者）

为满足不同利益主体的需要，协调各方面的关系，医院管理者必须对经营单位理财的各个方面，包括营运能力、偿债能力、盈利能力以及对社会贡献能力的全部信息予以详尽的了解和掌握，以便及时发现问题，找出薄弱环节，采取对策，规划和调整市场定位、目标、策略，以进一步挖掘潜力，为经济效益的持续稳定增长奠定基础。可以说，医院管理者的财务分析是最全面的分析，几乎涵盖了其他需求者所关心的所有问题。

4. 供应商

为决定是否与医院建立长期合作关系，药品以及卫生材料的供应商需要分析医院的长期盈利能力和偿债能力；为决定是否为医院提供信用政策，还需要分析医院的短期偿债能力。

5. 政府

政府在考核不同类型医院的经营理财状况时，除关注投资所产生的社会效益外，还要关心投资的经济效益。在谋求资本保全的前提下，期望能够同时带来稳定增长的财政收入。因此，不仅需要了解其资金占用的使用效率，预测财政收入增加的情况，有效地组织和调整社会资金资源的配置，而且还要借助财务分析，掌握医院经济核算和财务收支状况，检查医院预算执行情况，考核医院对财经纪律、法规、制度的遵守情况，分析不同类型、不同地区、不同规模医院在经济运行中存在的问题。最后通过综合分析，对医院的发展潜力以及对社会的贡献程度进行分析考察。也就是说，政府的关注目标在于医院的收入能力、资产使用效率、社会贡献能力等。

三、医院财务分析的基本内容

尽管不同利益主体进行财务分析有着各自不同的侧重点，但综合各方面对信息的需求，就经营单位总体来看，财务分析主要包含三方面内容：

1. 偿债能力分析

医院偿债能力分析主要分析医院的短期及长期偿还债务的能力。短期债务能力主要分析医院流动资产的变现能力，即流动性的高低。长期偿债能力重点分析医院债权人的投资是否安全，长期债务是否能够到期偿还。

2. 营运能力分析

营运能力分析着重分析医院资产的管理水平及使用效率，旨在揭示资金周转情况，资源利用情况等。

3. 收益能力分析

收益能力分析主要是分析医院的收益能力和收益水平，可以将当期的收支结余与资产、净资产相对比，掌握医院的收益情况。

其中，偿债能力是财务目标实现的稳健保证，营运能力是财务目标实现的物质基础，收益能力是两者共同作用的结果，同时对前两者的增强起到推动作用。三者相互依存，相互作用，相辅相成，共同构成财务分析的基本内容。

四、财务分析的基本步骤

财务分析的过程一般按照以下几个步骤进行：

1. 明确分析目的

如何进行财务分析，首先取决于分析的目的是什么。如果要了解医院的盈利情况，就要开展盈利性分析。如果要了解医院的支付能力，据此制定现金管理政策，就要开展流动性分析。总之，开展什么分析，取决于财务报表分析使用者的需要和目的。

2. 收集有关的信息

一般来讲，财务报告是财务分析的主要信息来源，另一方面，根据不同的分析目的，还要收集其他信息。如本单位历年的经营状况、人员构成等。

3. 选择分析方法

分析方法服从于分析目的，应当根据不同的分析目的，采取不同的分析方法。对未来发展趋势的预测，往往需要用到回归分析法；对流动性的分析，需要用到比率分析法；对计划执行情况的分析，则要用到因素分析法等。

4. 进行分析计算

根据所掌握的数据资料和分析目的，采用一定的方法，特别是采用一定的指标进行计算。如分析医院流动性时，就应计算其流动比率、速动比率等指标；分析其盈利能力时，就要计算其净资产收益率、收入收益率等。

5. 撰写分析报告

对分析结果作出解释及总结，以提供对决策有帮助的信息。并在分析报告中，对分析过程所采用的分析方法、分析依据作出明确清晰的阐述，同时还应当对分析资料、分析方法的局限性作出说明。

五、财务分析的资料

财务分析指以医院的会计核算资料为基础，通过对会计所提供的核算资料进行整理和汇总，得出一系列科学的、系统的财务指标，以便进行比较、分析和评价。医院经营管理者在进行财务分析时应选取一定的资料进行分析。这些资料包括财务报告和日常核算资料。财务报告是财务分析的基础，日常核算资料是财务分析的辅助资料。

（一）财务分析的基本资料

财务报告是医院向投资者、债权人、国家宏观经济管理部门等提供的，总括反映医院一定时期财务状况和经营成果的书面报告文件。财务分析的基本资料包括财务报告的三张基本报表：资产负债表、收入支出表和现金流量表。对医院管理者而言，进行财务分析，这三张基本报表是基础。通过资产负债表，可以分析、检查资产、负债和净资产三者之间的结构比例是否合理，医院各项资产的配置是否合理，是否有较好的偿债能力和基金运行能力；通过分析收入支出表，可以了解医院的获利能力，结余分配情况；通过分析现金流量表，了解医院获取现金的能力，医院的现金变动情况，预测未来的现金流量；将几张财务报表综合分析，可以获得更多有价值的信息。

（二）财务分析的辅助资料

除了三张基本财务报表，医院经营管理者在进行财务分析时还需要利用一些辅助的日常核算资料。如"医疗收支明细表"、"药品收支明细表"、"管理费用明细表"、"基金变动情况表"等，如图3-1。在进行投资、筹资分析时，还要研究相关的政策性文件。

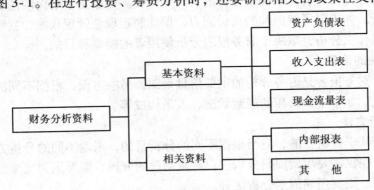

图3-1　财务分析资料示意图

总之，财务分析是一个过程，在这个过程中，单位负责人要善于利用一切可以利用的信息，并有效地将这些信息进行分类。抓住主要信息，辅以次要信息，最终做好财务分析工作，为医院的经营和发展提供有价值的信息。

第二节　医院财务分析的基本方法

财务分析是一项技术性很强的工作，其重点在于选择合适的方法进行计算与分析。医院财务分析中经常使用的方法主要包括比较分析法和因素分析法。

一、比较分析法

比较分析法是将两个或两个以上相关指标（可比指标）进行对比，测算出相互间的差异，从中进行分析比较，找出产生差异的主要原因的一种分析方法。比较分析法是实际工作中最常用的一种方法。

1. 比较分析按比较对象（和谁比）分

（1）与本期计划指标比较：用以说明本期计划的完成情况和完成进度情况，并为进一步分析产生差异的原因指明方向。

（2）与上期实际指标比较：用以了解指标的发展变化情况，预计发展变化的规律和趋势，评价本期与上期财务管理状况的优劣。

（3）与历史上最高水平进行比较：用以反映本期财务状况在历史上的地位，说明单位的财务发展业绩。

（4）与本地区的先进水平进行比较：用以说明单位的差距与不足，促进单位进一步提高财务管理水平。

（5）与其他地区同类机构的指标进行比较：以说明地域差异。

（6）与其他部门、科室之间的指标进行比较：目的是了解掌握单位内部各部门的管理情况，鼓励先进，鞭策落后。

2. 比较分析按比较内容（比什么）分

（1）比较会计要素的总量：总量是指报表项目的总金额，如比较总资产、净资产、净结余的变化等。总量比较主要用于时间序列分析，如研究医疗收支结余的逐年变化趋势，看其增长潜力。有时也用于同业对比，看医院的相对规模和竞争地位。

（2）比较财务比率：财务比率是各会计要素之间的数量关系，反映它们的内在联系。财务比率是相对数，排除了规模的影响，具有较好的可比性，是最重要的比较内容。财务比率的计算相对简单，而对它加以说明和解释却相当复杂和困难。下一节将对财务比率分析进行详细阐述。

（3）比较结构百分比：即通过分析某一类财务项目的数据在全部财务项目中所占的比重来认识局部与整体的关系和影响，是医院财务分析中较多采用的分析方法。具体分析中可将资产负债表、收入支出表、现金流量表转换成结构百分比报表。例如，以资产总额为100%，看资产负债表各项目的比重。结构百分比报表用于发现有显著问题的项目，揭示进一步分析的方向。

表 3-1　　　　　　　　　　　　　结构百分比资产负债表

资产	20×1	20×2	负债及净资产	20×1	20×2
流动资产			流动负债		
货币资金	11.34	15.06	短期借款	0.00	0.00
应收在院病人医药费	5.83	7.09	应付账款	0.00	0.00
应收医疗款	0.57	1.17	预收医疗款	2.76	2.12
减：坏账准备	0.38	0.42	应付工资	0.00	0.00
其他应收款	27.20	25.32	应付社会保障费	0.00	0.00
药品	1.90	2.27	其他应付款	5.66	8.35
减：药品进销差价	0.94	0.69	应交超收款	0.06	0.00
库存物资	0.39	0.36	预提费用	0.00	0.00
在加工材料	0.01	0.01	流动负债合计	8.47	10.46
待摊费用	0.00	0.00	长期负债		
待处理流动资产净损失	0.00	0.00	长期借款	0.06	0.05
流动资产合计	45.92	50.16	长期应付款	0.00	0.00
对外投资			长期负债合计	0.06	0.05
对外投资	0.08	0.07	负债合计	8.53	10.51
固定资产			净资产		
固定资产	54.00	49.77	事业基金	27.12	23.58
在建工程	0.00	0.00	固定基金	54.00	49.77
待处理固定资产净损失	0.00	0.00	专用基金	10.34	16.13
固定资产合计	54.00	49.77	财政专项补助结余	0.00	0.00
无形资产及开办费			待分配结余	0.00	0.00
无形资产	0.00	0.00	净资产合计	91.47	89.49
开办费	0.00	0.00			
无形资产及开办费合计	0.00	0.00			
资产总计	100.00	100.00	负债及净资产合计	100.00	100.00

　　从表 3-1 中可以看出，该医院流动资产在资产中的比重有上升的趋势，而非流动资产的比重则有下降的趋势；货币资金所占比重上升，而对外投资所占比重下降，该医院货币资金可能过多；负债在资金来源中的比重呈上升趋势，而净资产在资金来源的比重则有下降的趋势，这种趋势揭示了该医院资金结构的变化，虽然医院负债比重有所上升，但净资产的比重仍占将近 90%，因此该医院的财务风险并不大。

　　除此之外，还可以通过计算结构性比率并进行对比来发现问题。结构性比率分析的主要内容有：

（1）筹资结构：是指某类筹资形式或渠道所筹集的资金在所筹全部资金中所占的比重。筹资结构又可以细分为自有资金和借入资金。筹资结构的基本计算公式为：

$$某类（种）筹资形式（渠道）所占比重 = \frac{某类筹资形式所筹资金}{全部筹资总额} \times 100\%$$

（2）资产结构：是指单位某类资产在各类资产总额中所占的比重。分析资产占用的合理性和有效性。计算公式为：

$$某类（项）资产所占比重 = \frac{某类资产金额}{各类资产金额总额} \times 100\%$$

（3）负债结构：是指各种不同类型的负债占全部负债的比重。基本计算公式为：

$$某类负债所占比重 = \frac{某类负债金额}{负债总额} \times 100\%$$

（4）收入结构：是指各个不同项目的收入额占整个收入的比重。医院的收入一般分为业务收入和补助收入。业务收入又可分为医疗收入、药品收入、其他收入等；补助收入一般分为财政补助收入和上级补助收入。其基本计算公式为：

$$某类（项）收入所占比重 = \frac{某类收入金额}{收入总额} \times 100\%$$

（5）支出结构：是指各个不同项目（类别）的支出占全部支出的比重。医院的支出可分为医疗支出、药品支出、其他支出和财政专项支出。支出结构的基本计算公式为：

$$某类（项）支出所占比重 = \frac{某类支出金额}{支出总额} \times 100\%$$

采用比较分析法时，应注意指标的统一性和可比性。进行对比的各项指标，在经济内容、计算方法等方面，应具有可比的共同基础。如果相比较的指标之间存在不可比因素，应先按照统一的口径进行调整，然后再进行比较。

二、因素分析法

因素分析法是依据分析指标与其影响因素之间的关系，从数量上来确定几种相互联系的因素对分析对象影响程度的一种分析方法。采用比较分析法可以揭示实际数与比较数之间的差异，但不能揭示产生这种差异的原因及其各因素的影响程度。采用因素分析法可以取得各项制约因素变动对综合指标影响程度的数据，有助于了解原因，分清责任，评价医院的经营工作；同时，也可以通过因素分析，找出问题之所在，抓住主要矛盾，有的放矢地解决问题。

因素分析法有不同的计算方法，常见的有连环替代法（又称因素替代法）和差额分析法。

1. 连环替代法

连环替代法是将分析指标分解为各个可以计量的因素，并根据各个因素之间的依存关系，顺次用各因素的比较值（通常即实际值）替代基准值（通常为标准值或计划值），据以测定各因素对分析指标的影响。其一般计算步骤如下：

（1）比较分析财务指标的实际数和计划数，确定分析对象。

（2）确定影响分析对象变动的各项因素。

（3）对影响这项经济指标的各项因素进行分析，决定每一项因素的排列顺序。

（4）逐项进行连环替代，计算替代结果。

（5）比较各因素的替代结果，确定各因素对分析指标的影响程度。

（6）将各项因素影响程度进行验证，检验分析结果。

假定某一财务指标 S 受 a、b、c 三个因素的影响，且 $S = a \times b \times c$。其实际数指标与计划数指标分别为：

实际数：$S_n = a_1 \times b_1 \times c_1$

计划数：$S_0 = a_0 \times b_0 \times c_0$

实际数与计划数的总差异 S（$S_n - S_0$）同时受 a、b、c 三个因素的影响。

计划数指标	$S_0 = a_0 \times b_0 \times c_0$	①
第一次替代	$S_1 = a_1 \times b_0 \times c_0$	②
第二次替代	$S_2 = a_1 \times b_1 \times c_0$	③
第三次替代（即实际数）	$S_3 = a_1 \times b_1 \times c_1$	④

a 因素变动的影响：②式 - ①式：$S_1 - S_0 = (a_1 - a_0) \times b_0 \times c_0$

b 因素变动的影响：③式 - ②式：$S_2 - S_1 = a_1 \times (b_1 - b_0) \times c_0$

c 因素变动的影响：④式 - ③式：$S_3 - S_2 = a_1 \times b_1 \times (c_1 - c_0)$

将这三个因素各自的影响程度相加，即为实际与计划数的总差异 S（$S_n - S_0$）。

［例1］　某医疗机构"20×1"年某类药品销售资料如表 3-2 所示，对药品销售额情况进行因素分析。

表3-2　　　　　　　　　某医疗机构"20×1"年某类药品销售资料

指标	计划数	实际数	差异数（实际 - 计划）
药品数量（盒）	5 000	5 500	+500
销售价（元）	10.05	8.36	-1.69
药品销售额（元）	50 250	45 980	-4 270

药品销售额 = 药品数量 × 销售价

第一步，药品计划销售额 = $5\,000 \times 10.05 = 50\,250$（元）　　　　　　①

第二步，逐项替代。先替代销售数量（假定价格不变）：

$5\,500 \times 10.05 = 55\,275$（元）　　　　　　②

再替代销售价格数量（假定销售数量不变）：

$5\,500 \times 8.36 = 45\,980$（元）　　　　　　③

第三步，分析各因素对药品销售额的影响因素程度。

由于药品销售数量变动的影响（② - ①）：

$55\,275 - 50\,250 = 5\,025$（元）

由于销售价格变动的影响（③ - ②）：

45 980 – 55 275 = –9 295（元）

第四步，验证两个因素共同影响使药品销售额下降。

–9 295 + 5 025 = –4 270（元）

2. 差额分析法

差额分析法是因素分析法的一种简化形式，它是利用各个因素的实际数与计划数或目标值之间的差额来计算各因素对指标变动的影响程度。

如上例：

a 因素变动的影响 =（$a_1 - a_0$）× b_0 × c_0

b 因素变动的影响 = a_1 ×（$b_1 - b_0$）× c_0

c 因素变动的影响 = a_1 × b_1 ×（$c_1 - c_0$）

注意：差额分析法的公式，在计算某一个因素的影响时，必须把公式中的该因素替换为本年（实际）与上年（计划）之差。在括号前的因素为本年（实际）值，在括号后的因素为上年（计划）值。

仍以表 3-2 资料为例：

由于销售数量变动而影响药品销售额：

（5 500 – 5 000）× 10.05 = 5 025（元）

由于药品进价变动而影响药品销售额：

5 500 ×（8.36 – 10.05）= –9 295（元）

两个因素共同影响，使药品销售额发生的差异为：

5 025 – 9 295 = –4 270（元）

[例 2] 某医院甲项目的计划服务量为 100 人次，计划单位耗用卫生材料量 50 克，每克材料计划价格 8 元；该项目实际服务量 120 人次，实际单位耗用材料量 49 克，每克材料实际价格 7 元。要求采用因素分析法对材料费用差异进行分析。

材料费用 = 项目服务量 × 单位耗用量 × 材料单价

计划材料费用 = 100 × 50 × 8 = 40 000（元）　　　①

实际材料费用 = 120 × 49 × 7 = 41 160（元）

两者相差：41 160 – 40 000 = 1 160（元）

第一次替代：120 × 50 × 8 = 48 000（元）　　　②

第二次替代：120 × 49 × 8 = 47 040（元）　　　③

第三次替代：120 × 49 × 7 = 41 160（元）　　　④

② – ① = 48 000 – 40 000 = 8 000（元）

说明由于服务量增加，使材料费用增加了 8 000 元。

③ – ② = 47 040 – 48 000 = –960（元）

说明由于单位耗费下降，使材料费用减少了 960 元。

④ – ③ = 41 160 – 47 040 = –5 880（元）

说明由于单价下降，使材料费用减少了 5 880 元。

三个因素共同影响额为：

8 000 ＋（－960）＋（－5 880）＝ 1 160（元）

根据上例资料，运用差额分析法计算分析如下：

（1）由于服务量变动对材料费用的影响：（120 － 100）× 50 × 8 ＝ 48 000（元）

（2）由于单耗变动对材料费用的影响：120 ×（49 － 50）× 8 ＝ －960（元）

（3）由于单价变动对材料费用的影响：120 × 49 ×（7 － 8）＝ －5 880（元）

三个因素共同影响：

48 000 － 960 － 5 880 ＝ 1 160（元）

3. 因素分析中应注意的问题

因素分析法既可以全面分析各个因素对某项经济指标的影响，又可以单独分析某个因素对某一经济指标的影响，在财务分析中应用较为广泛。但在应用因素分析法中，应注意以下几个问题：

（1）因素的关联性：即被分解的各个因素必须与总体指标存在着因果关系，客观上构成指标差异的制约因素。

（2）计算结果的假定性：连环替代法计算的各因素变动的影响数，会因替代计算的顺序不同而有差别，即其计算结果只是在某种假定前提下的结果。为此，财务分析人员在具体运用此方法时，应注意力求使这种假定是合乎逻辑的假定，是具有实际经济意义的假定，这样，计算结果的假定性就不会妨碍分析的有效性。

（3）因素替代的顺序性：替代因素时，必须遵循各因素的主次依存关系，排列成一定的顺序并依存替代，不可加以颠倒，否则会得出不同的结果。确定各因素排列顺序的一般原则是：先数量因素后质量因素；先实物数量后价格数量因素；先主要因素后次要因素。

（4）顺序替代的连环性：因素分析法所确定的每一因素变动对总指标的影响，都是在前一次计算的基础上进行的，并采取连环比较的形式确定所有因素变化的影响结果。因为只有保持计算过程的连环性，才能使各个因素影响数之和等于分析指标变动的差异，以全面说明分析指标变动的原因。

第三节　基本的财务比率

财务比率分析，就是通过将两个相关的会计项目数据进行计算来得到各种财务比率，并用来揭示各相关会计项目之间逻辑关系的一种分析方法。比率是相对数，采用这种方法，能够把某些条件下的不可比指标变成可以比较的指标，以利于分析。适用于单位内部和单位之间的指标评价与比较。常用的比率分析指标如下：

一、偿债能力比率

偿债能力是指医院偿还各种到期债务的能力。偿债能力的大小，是衡量一个医院财务状况好坏的重要标志，医院只有在具备足够偿债能力的前提下，才能保证债务的及时偿还并具有持续经营的基础。

(一) 短期偿债能力

短期偿债能力指医院对一年以内债务的清偿能力。它是通过医院流动资产与流动负债的关系而确定的。这是因为流动资产在短期内可以产生现金用于偿还流动负债。短期偿债能力分析是对医院偿付流动负债能力的分析。一般用流动比率和速动比率等指标来分析评价。

1. 流动比率

流动比率是衡量医院短期偿债能力的一个重要财务指标。它表示每一元流动负债有多少流动资产作为偿还债务的保证。其计算公式为:

$$流动比率 = \frac{流动资产}{流动负债}$$

这个比率越高,说明医院偿还流动负债的能力越强。但是,流动比率过高,也可能意味着医院滞留在流动资产上的资金过多,未能有效地加以利用,可能会影响医院的获利能力。西方财务管理理论界认为,其值一般大于等于 2 时,说明医院偿还短期负债的能力较强。

计算出来的流动比率只有和同行业平均水平,或本医院历史水平进行比较,才能知道这个比率是高还是低。进一步找出过高或过低的原因,进而分析流动资产和流动负债的结构以及经营上的影响因素。

虽然流动比率越高,偿还短期债务的流动资产保证程度越强,但这并不说明医院已经有足够的现金用来偿债。流动比率高也可能是存货积压,应收账款增多且收账期延长,以及待摊费用和待处理财产损失增加所致,而真正可用来偿债的现金却严重短缺。所以,在分析流动比率的基础上,还应进一步对现金流量加以分析和考察。值得注意的是,流动比率指标计算所需要的报表数据的真实性和可靠性也是至关重要的。分析流动比率时应剔除虚假或不实的因素,以免得出错误的结论。

2. 速动比率

速动比率是医院速动资产与流动负债的比率。它表示每一元流动负债有多少速动资产作为偿还债务的保证。所谓速动资产,是指流动资产减去变现能力较差且不稳定的存货,待摊费用,待处理流动资产损失等后的余额。速动比率是流动比率的补充,流动比率只能反映流动资产与流动负债之间的关系,并没有揭示出流动资产构成的素质如何。而速动比率是在剔除了流动资产中变现能力最差的存货后,反映医院偿债能力的指标。因此,速动比率比流动比率能够更准确、可靠地评价医院资产的流动性及其偿还短期债务的能力。该指标越高,表明偿还债务的能力越强。理论界认为正常的速动比率以 1 为合适,表明既有好的债务偿还能力,又有合理的流动资产结构。其计算公式为:

$$速动比率 = \frac{速动资产}{流动负债} = \frac{流动资产 - 存货}{流动负债}$$

影响速动比率可信度的重要因素是应收账款的变现能力。账面上的应收账款不一定都能变成现金,实际坏账可能比计提的准备更多;季节性的变化,可能使报表的应收账款数额不能反映平均水平。这些情况,外部使用人不易了解,而财务人员却应作出估计。

3. 现金比率

现金比率是现金类流动资产与流动负债的比率。现金类资产包括医院所拥有的货币资金和所持有的易于变现的有价证券，现金比率是衡量医院即期偿还债务能力大小的比率。公式为：

$$现金比率 = \frac{货币资金 + 现金等价物}{流动负债}$$

现金比率越高，反映短期偿债能力越强。但是，如果这个比率太高，意味着医院保留了过多的现金类资产，医院所筹集的资金未能得到有效运用，存在着资金闲置的情况。

计算现金比率的原因在于，速动资产中的应收账款存在着发生坏账的可能性，某些到期的账款不一定能够及时收回，这势必影响到短缺偿债能力的准确判断，而现金是医院偿还债务的最终手段，如果医院现金缺乏，就可能会发生支付困难，将面临财务危机，而现金比率高，说明医院有较好的支付能力，对偿付债务是有保障的。因此，当分析者怀疑应收账款存在变现难度时，则希望以现金比率来说明问题。现金比率是债权人所关心的一个指标。

（二）长期偿债能力

长期偿债能力分析是对医院偿还期限在一年以上的长期负债能力大小的分析评价。常用的评价指标有资产负债率、利息保障倍数、基金比率等。

1. 资产负债率

资产负债率是医院负债总额与资产总额的比率，用来说明医院资产总额中有多少是通过举债而得到的。资产负债率是衡量医院负债水平及其风险程度的重要判断标准，一般而言，这个比率越高，医院的风险越高，偿还债务的能力越差；反之，则风险越低，偿还债务的能力越强。计算公式为：

$$资产负债率 = \frac{负债总额}{资产总额} \times 100\%$$

对于资产负债率，医院的债权人、所有者与经营者往往从不同的角度来评价。

（1）从债权人的立场看，他们最关心的是其贷出资金的安全性。因此，他们希望资产负债率越低越好，经营单位偿债有保证，贷款不会有太大的风险。

（2）从医院所有者的角度来看，尤其是营利性医院，股东所关心的主要是投资收益的高低。所以，当医院全部资产报酬率超过借入款项的利率时，股东可以通过举债经营获得杠杆利益，因此，此时股东希望负债比例越大越好，否则反之。

（3）从经营者的角度看，他们既要考虑医院的盈利，也要顾及医院所承担的财务风险。因此，医院经营管理者在确定医院负债比率时，一定要审时度势，结合医院内部各种因素和医院外部的市场环境，充分估计预期的经营风险和财务风险，在收益与风险之间权衡利弊得失，作出恰当的资金结构决策，维持医院恰当的负债比率，并以此指导医院的筹资决策，以保持财务管理的主动性。

2. 长期负债比率

长期负债比率是医院长期负债与资产总额的比率，用来反映医院长期负债占资产的比重。其计算公式为：

$$长期负债比率 = \frac{长期负债}{资产总额} \times 100\%$$

3. 利息保障倍数

利息保障倍数反映了单位一定时期经营服务所得支付债务利息的能力，同时也反映了债权人投资的风险程度。该比率太低，则说明单位难以用经营服务所得来按时支付债务利息，其值一般应大于1，其计算公式为：

$$利息保障倍数 = \frac{收支结余 + 利息费用}{利息费用} \quad （非营利性医院）$$

$$利息保障倍数 = \frac{息税前利润}{利息费用} \quad （营利性医院）$$

该指标反映医院实际偿付利息支出的能力。它既是医院举债经营的前提依据，也是衡量医院长期偿债能力大小的重要标志。该指标的倍数越大，说明医院承担利息的能力越强。如果倍数小于1，则表示医院的获利能力无法承担举债经营的利息支出。这个指标的判断标准，应根据往年经验，结合行业特点和历史水平来判断，一般按收支结余较低时的水平评价。由于目前我国医院借款数量较少，利息费用小，因此利息保障倍数一般很大。

4. 产权比率

产权比率是医院的负债总额与净资产总额的比率。这个比率实际上是负债比率的另一种表现形式，它反映了债权人所提供资金与股东所提供资金的对比关系。

$$产权比率 = \frac{负债总额}{净资产总额} \times 100\%$$

产权比率表明债权人投入的资本受到净资产保障的程度。该比率越低，债权人承担的风险越小；该比率越高，债权人承担的风险越大。因此，该比率的变动是医院债权人所关注的。

产权比率反映债权人所提供的资金与净资产的相对关系，反映医院基本财务结构是否稳定。从投资人来看，产权比率高，是高风险、高报酬的财务结构；产权比率低，是低风险、低报酬的财务结构。

产权比率与资产负债率对医院长期偿还债务能力描述的区别在于，产权比率侧重揭示财务结构的稳健程度以及主权资本对偿债风险的承受能力，而资产负债率则侧重于分析债务偿付安全性的物质保障程度。

5. 权益乘数

权益乘数是医院资产总额与净资产总额的比率，用来反映医院的负债程度。

$$权益乘数 = \frac{资产总额}{净资产总额} = \frac{1}{1 - 资产负债率}$$

权益乘数越高，说明医院有较高的负债程度，给医院带来了较多的杠杆利益，同时也给医院带来了较大的风险。这就要求医院应有合理的资本结构。

（三）影响医院偿债能力的其他因素

上述衡量偿债能力的财务比率是根据财务报表数据计算的，还有一些表外因素影响医院的偿债能力，必须引起足够的重视。

1. 长期租赁

当医院急需某种设备而又缺乏足够的资金时，可以通过租赁的方式解决。财产租赁的形式包括融资租赁和经营租赁，融资租赁形成的负债大多会反映于资产负债表，而经营租赁则没有反映于资产负债表。当医院的经营租赁量比较大、期限比较长或具有经常性时，就形成了一种长期性筹资，这种长期性筹资，到期时必须支付租金，会对医院的偿债能力产生影响。因此，如果医院经常发生经营租赁业务，应考虑租赁费用对偿债能力的影响。

2. 债务担保

如果医院为其他单位进行担保，则可能对医院未来形成一种潜在负债，倘若担保项目较多，时间长短不一，则有的涉及医院的长期负债，有的涉及医院的流动负债。在分析医院的偿债能力时，应根据有关资料判断担保责任带来的潜在长期负债问题。

3. 未决诉讼

未决诉讼一旦判决败诉，可能会导致医院大量的现金流出，便会影响医院的偿债能力，因此，在评价医院偿债能力时要考虑其潜在影响。

二、资产管理比率

资产管理比率是衡量医院资产管理效率的财务比率。对资产管理水平的分析，一般采用下列指标：

（一）流动资产周转速度指标

流动资产周转率是指一定时期内的业务收入与流动资产平均占用额的比率，是用来反映整个流动资产周转速度的指标。流动资产周转天数表示全部流动资产回收一次所需要的时间。这个指标的周转次数越多，周转天数越少，说明周转速度越快，利用效率越高。其计算公式为：

$$流动资产周转率（次数）= \frac{业务收入}{流动资产平均余额}$$

$$流动资产平均余额 = \frac{期初流动资产余额 + 期末流动资产余额}{2}$$

$$流动资产周转天数 = \frac{日历天数（360 天）}{流动资产周转率}$$

在这里，业务收入是指医院医疗、药品及其他收入的合计，此后公式中所涉及的业务收入、业务支出及业务收支结余均为医疗、药品和其他业务的合计。

（二）应收账款周转速度指标

包括应收账款周转率和周转天数。应收账款周转率是一定时期内业务收入与平均应收账款余额之比，反映单位在一定时期内应收账款的平均回收速度；应收账款周转天数是指一定时期内（一般为一年）应收账款回收的平均天数。其中，业务收入数据来自收入支出表。

$$应收账款周转率（次）= \frac{业务收入}{平均应收账款余额}$$

$$平均应收账款额 = \frac{（期初应收账款 + 期末应收账款）}{2}$$

$$应收账款周转天数（天）= \frac{日历天数（360 天）}{应收账款周转率}$$

一般来说，应收账款周转率越高越好，天数越短，它反映收回账款的速度快，资产流动性强，可以减少或避免坏账损失。反之，周转次数越少，天数越长，说明收回账款的速度越慢，产生坏账的可能性越大。

（三）存货周转速度指标

包括存货周转率和周转天数。存货周转率是营业成本与存货平均余额的比率，用来反映存货流转速度的快慢，同时反映医院对存货的管理水平，表明医院药品、库存物资的存货量是否与服务供应量相称。存货周转天数表示周转一次所需要的时间。

$$存货周转率 = \frac{营业成本}{存货平均余额}$$

$$存货平均余额 = \frac{（期初存货余额 + 期末存货余额）}{2}$$

$$存货周转天数 = \frac{日历天数（360）}{存货周转次数}$$

公式中，营业成本是指医院药品支出中药品费、库存物资实际支出数。一般来讲，存货周转速度越快，存货的占用水平越低，流动性越强，存货转换为现金或应收账款的速度越快，提高存货周转率可以提高医院的变现能力。而存货周转速度越慢，则存货上占用的流动资金就越多，机会成本就越大，且存货过多，也容易发生过期失效或产生储存费等额外成本。由于医院的存货中药品和医用材料占主要部分，且对医院经营活动的变化具有特殊的敏感性，因此，有必要单独计算药品周转率及医用材料周转率。

$$药品周转率 = \frac{药品支出}{药品平均金额}$$

$$卫生材料周转率 = \frac{卫生材料支出}{卫生材料平均库存金额}$$

有了应收账款周转天数和存货周转天数，就可以计算出医院的营业周期。营业周期的计算公式为：

$$营业周期 = 应收账款周转天数 + 存货周转天数$$

一般来讲，营业周期越短，说明资金周转速度越快；营业周期越长，说明资金周转速度越慢。

（四）固定资产周转率

指一定时期内业务收入与固定资产平均净值的比率，是用来反映固定资产的价值转移、回收速度和利用效果的指标。其计算公式为：

$$固定资产周转率 = \frac{业务收入}{固定资产平均净值}$$

$$固定资产平均净值 = \frac{期初固定资产净值 + 期末固定资产净值}{2}$$

固定资产周转率高，表明固定资产利用充分，同时也能说明固定资产投资得当，结构合理，能够发挥其应有的效率；相反，如果固定资产周转率不高，则揭示了固定资产运用效率不高，提供的财务成果不多，医院营运能力不强。

运用和计算固定资产周转率时应注意，固定资产的净值即原值减去累计折旧后的余额。在利用这一指标进行比较时，一般适宜自身纵向比较，如果与其他单位横向比较，则要注意两个医院的折旧方法是否一致。

（五）总资产周转率

指一定时期内的收入总额与总资产平均余额的比率，是用来反映总资产价值回收、转移与利用效果的指标。该指标综合反映了医院全部资产的营运能力和利用效果。该指标越高，表明总资产营运能力越强。计算公式为：

$$总资产周转率 = \frac{收入总额}{总资产平均余额}$$

总资产平均余额为期初资产总额与期末资产总额的平均数。

三、收益能力比率

收益能力是指医院获得经济收益的能力，是衡量医院经济效益高低的重要指标。常用的分析指标主要有：

1. 资产报酬率

资产报酬率是医院在一定时期内收支结余总额与资产平均总额的比率。该比率越大，说明医院获利能力越强，其计算公式为：

$$资产报酬率 = \frac{收支结余}{资产平均总额} \times 100\%$$

该项指标越高，说明医院资产利用效益越好，经营管理水平越高。医院收支节余的多少与医院的资产总额、资产结构乃至经营管理水平有关。该指标作为揭示医院资产综合利用效果的指标，无论对于医院所有者、债权人还是经营者都具有重要意义。

2. 净资产收益率

净资产收益率是指医院运用净资产所得的结余率。它是反映医院获得结余能力的重要指标，此指标可以表明医院利用净资产的效果。其计算公式为：

$$净资产收益率 = \frac{收支结余}{净资产平均余额} \times 100\%$$

3. 收入收益率

收入收益率是医院收支结余与收入总额之间的比率。该比率越大，说明获利能力越强，其计算公式为：

$$收入收益率 = \frac{收支结余}{收入总额} \times 100\%$$

4. 成本费用净利率

成本费用净利率是医院收支结余与支出总额的比率。该比率越大，说明获利能力越强，其计算公式为：

$$成本费用净利率 = \frac{收支结余}{支出总额} \times 100\%$$

第四节 医院财务状况的综合分析——杜邦分析法

第三节分别从偿债能力、资产管理能力、收益能力等方面介绍了主要的财务比率指标，每一个财务比率指标都是从某一特定的角度对医院的财务状况及经营成果进行的分析，但它们却无法揭示各种财务指标之间的内在关系，都不足以全面地评价医院总体的财务状况及经营成果。而只有将各种财务比率指标结合起来，进行系统、综合的分析，才能体现有关指标之间的内在联系，才能对医院的财务状况作出全面、合理的评价，这就是综合财务分析。综合财务分析的方法很多，本节重点讲述杜邦分析法。这种分析方法首先由美国杜邦公司创造，故又称为杜邦财务分析体系。医院在进行财务业绩分析时也可借鉴此方法体系。

由于财务业绩评价是医院财务管理的一个重要环节，也是投资人及医院管理者非常关心的问题。因此，在杜邦财务分析中，净资产收益率是该分析体系的核心比率。该比率不仅有很好的可比性，而且有很强的综合性。

$$净资产收益率 = \frac{收支结余}{净资产总额} \times 100\%$$

净资产收益率之所以被视为衡量财务业绩的指标，是因为它能够衡量一个医院或企业投资者提供的资金的使用效率，反映每一元权益资本所能产生的获利水平。对于营利性医院来说，投资人可从中知晓他们的投资能得到的相应回报率。对于非营利性医院而言，尽管从宏观管理目标看，并不要求其承担国有资产的增值任务及以营利为经营目的，但并不表示其不能获利和不需承担国有资产的保值责任。

简而言之，净资产收益率衡量每一元净资产的获利水平，它不仅适用于企业的财务分析，也适用于各类医院的财务业绩评价。从微观管理的目标看，无论是投资者还是医院经营者都希望得到较高的净资产收益率。

在医院经营管理中，除了可借鉴该指标来评价医院的财务业绩及医院管理者的业绩，更重要的是可以以该指标为核心展开综合的财务分析，将其层层分解至最基本的资产使用、成本构成及财务风险分析，从而使管理者能够方便快捷地在经营目标异动时及时寻找原因并加以修正。由于其具备上述特性，在财务分析中，净资产收益率又称为财务业绩杠杆。

净资产收益率的进一步分解如下：

$$净资产收益率 = \frac{收支结余}{净资产} \times 100\%$$

$$= \frac{收支结余}{资产平均总额} \times \frac{资产平均总额}{净资产} \times 100\%$$

$$= 资产报酬率 \times 权益乘数 \times 100\%$$

$$= \frac{收支结余}{收入总额} \times \frac{收入总额}{资产平均总额} \times \frac{资产平均总额}{净资产} \times 100\%$$

$$= 收入收益率 \times 总资产周转率 \times 权益乘数 \times 100\%$$

由此表明，医院管理者可以通过三个杠杆来调控净资产收益率：①每一元业务收入所能收获的结余，即收入收益率。医院管理者可通过拓宽收入渠道、控制成本水平等方面着手，以提高其收入收益率。②所动用每一元的资产能够产生的收入总额，即资产周转率。医院可通过有效的资产管理，提高医院资产利用水平，从而提高资产周转次数。③医院全部资产相当于全部净资产的倍数，即权益乘数。权益乘数反映的是医院负债程度的指标。权益乘数越高，医院的负债比例越大，所面临的财务风险也越大。医院可通过增加负债比率来提高权益乘数，但该指标并非越高越有利，管理者对于该指标的变动一般较为慎重。

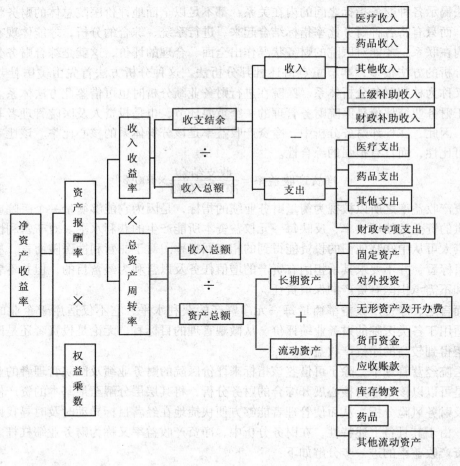

图 3-2　净资产收益率分解图

这些业绩调控杠杆与医院的财务报表是相互紧密对应的。收入收益率概括了医院收入支出表的经营成果，而资产周转率和权益乘数则分别反映了资产负债表的左边和右边的财务状况。这三个简单的指标抓住了医院财务业绩的最主要因素，因此，作为医院管理者应关注这些指标的变化，并从其变化中去寻找医院管理中的关键点。

这些指标之间的关系具体见图 3-2。

该图所反映的各比率之间关系如下：

一、净资产收益率与资产报酬率及权益乘数之间的关系

由图 3-2 可见，净资产收益率受资产报酬率和权益乘数的影响。资产报酬率是衡量一家医院对资源进行配置和管理的效益的基本指标，反映医院全部资产的总体获利能力。资产报酬率越高，净资产收益率越大。

影响净资产收益率的另一个因素是权益乘数，即医院负债的程度，也称之为财务杠杆。对资产报酬率而言，总是越高越好。而财务杠杆却不是必须予以最大化的指标，因为尽管医院高负债可以导致净资产收益率增长，但在实际经营中，由于高负债同时也伴随着高风险，所以权益乘数应适度，才可使医院财务风险与利益平衡。正确运用财务杠杆的难点就在于如何在收益与财务风险之间进行审慎的平衡。

二、资产报酬率与收入收益率及总资产周转率之间的关系

资产报酬率是反映医院全部资产收益能力的指标，它与净资产收益率的区别在于：净资产收益率反映仅由投资人投入的资金所产生的结余率，而资产报酬率则反映投资人与债权人共同提供的资金所产生的结余率。由图 3-2 可见，资产报酬率同时受收入收益率和资产周转率的影响。因此，资产报酬率是经营成果与资产管理水平的综合体现。单独提高某一方面的指标不见得获得高的资产报酬率，只有收入收益率和资产周转率的共同作用才可提高医院的资产报酬率，从而影响净资产收益率的高低。

三、收入收益率与收支结余及收入总额之间的关系

收入收益率是衡量每一元收入总额随着收入支出表从上往下递减而最终成为结余的数额。收入收益率体现了收入总额的收益水平，医院在增加收入的同时，必须降低各种成本费用，使收支结余的增长高于总收入的增长，才能提高收入收益率。医院管理者常常特别重视此比率，因为它反映了医院经营策略以及控制成本的能力，也是医院经营计划及成本核算工作的一个检验指标。

四、总资产周转率与收入总额及资产总额之间的关系

资产周转率是衡量管理业绩的第二根杠杆。该指标衡量每一元资产所带来的收入，反映医院运用资产取得收入的能力，说明资产的周转速度。资产周转率受服务总量和资产额两方面的影响。其中，资产又是由流动资产、长期资产所构成，各部分占用量是否合理，也影响着各资产组成部分的使用效率。这就要求医院要提高资产的使用效率，一方面要扩大服务范围，提高收入，另一方面要合理占用资金，加强对各种资产的管理，提高资产的使用效率。一些管理者认为，资产是好东西，越多越好。事实正好相反，医院的价值体现在它所产生的收益流量里，

而资产仅仅是达到这一目的的必要手段。资产多并不意味着报酬一定大，资产（尤其是固定资产）的盲目超量投入，往往导致资产利用效率低下，随之导致资产周转率低。

总之，从财务业绩评价体系即杜邦财务分析系统可以看出，医院的盈利能力涉及医院经营活动的各个方面，净资产收益率与医院的成本费用、资产管理、资本结构等密切相关，它们构成了一个系统。只有协调好系统内各个因素之间的关系，才能使净资产收益率达到最大，从而实现医院财务管理目标。本书自第七章起讲述如何进行医院收益管理、资产管理以及如何建立合理的资本结构等。

由于此方法体系是一种对财务比率分解的方法，它通过揭示几种主要的财务比率之间的关系以及有关项目的层层分解，全面、系统、直观地反映出医院的财务状况全貌，为下一步采取措施指明方向。所以，不同医院可以根据需要利用会计报表等有关数据资料，并对比历史数据或行业平均水平，对医院财务业绩进行综合分析与评价。

附 案 例

本案例仅就 A 医院 20×1 年、20×2 年自身的财务业绩进行对比分析，说明当期的财务状况与基期的差异之处，找出变动的原因和趋势，为采取改进措施提供依据。如在实际工作中，能结合本行业的先进水平进行对比，则更具现实意义。

已知：A 医院 20×0 年至 20×2 年连续三年的资产负债表、收入支出总表和补充资料如下，请根据上述财务报表分析 A 医院的财务状况。（表 3-3）

表 3-3　　　　　　　　　　　　　资产负债表

单位：万元

项　　　目	20×0 年		20×1 年末数	20×2 年末数
	年初数	年末数		
流动资产				
货币资金	1 468	1 963	7 260	11 430
应收在院病人医药费	1 673	2 435	3 734	5 381
应收医疗款	794	524	368	889
减：坏账准备	74	170	245	321
其他应收款	14 608	17 235	17 414	19 224
药品	888	856	1 217	1 724
减：药品进销差价	121	233	603	524
库存物资	252	269	251	272
在加工材料			6	4
待摊费用				

（续　表）

项　目	20×0年		20×1年末数	20×2年末数
	年初数	年末数		
待处理流动资产净损失	−190	−190		
流动资产合计	19 298	22 689	29 402	38 079
对外投资				
对外投资	50	50	50	50
固定资产				
固定资产	17 010	21 645	34 581	37 784
在建工程				
待处理固定资产净损失				
固定资产合计	17 010	21 645	34 581	37 784
无形资产及开办费				
无形资产				
开办费				
无形资产及开办费合计				
资产总计	36 358	44 384	64 033	75 913
流动负债				
短期借款				
应付账款				
预收医疗款	1 186	1 639	1 765	1 606
应付工资				
应付社会保障费				
其他应付款	3 315	3 135	3 623	6 336
应交超收款			36	
预提费用				
流动负债合计	4 501	4 774	5 424	7 942
长期负债				
长期借款	70	70	40	40
长期应付款				
长期负债合计	70	70	40	40
负债合计	4 571	4 844	5 464	7 982
净资产				
事业基金	12 281	13 304	17 366	17 901

（续　表）

项　　目	20×0年		20×1年末数	20×2年末数
	年初数	年末数		
固定基金	17 010	21 645	34 581	37 784
专用基金	2 496	4 591	6 622	12 246
财政专项补助结余				
待分配结余				
净资产合计	31 787	39 540	58 569	67 931

表 3-4 　　　　　　　　　　　收入支出总表

单位：万元

项　　目	20×0年	20×1年	20×2年
一、收入	31 430	31 650	38 363
财政补助收入	1 414	2 158	2 533
其中：财政专项补助	370	110	567
上级补助收入			
医疗收入	13 179	13 644	16 722
药品收入	15 682	15 027	17 803
其他收入	1 155	821	1 305
二、支出	25 775	25 712	31 421
医疗支出	11 489	11 310	12 840
药品支出	13 867	14 241	17 861
财政专项支出	370	110	567
其他支出	49	51	153
三、收支结余	5 655	5 938	6 942
减：财政专项补助结余			
减：应缴超收款			
四、结余分配	5 655	5 938	6 942
加：事业基金弥补亏损			
加：年初待分配结余			
减：提取职工福利	2 262	2 375	2 777
减：转入事业基金	3 393	3 563	4 165
期末待分配结余			

表 3-5 补 充 资 料

单位：万元

项　目	20×0 年	20×1 年	20×2 年	增长率%
利息费用	3.4	1.9	1.6	-15.77
药品支出中的药品费	7 962	8 136	11 513	41.51
库存物资实际支出数	2 435	4 495	5 648	25.65
营业成本	10 397	12 631	17 161	35.86
折旧	1 299	2 075	2 267	9.25
全年门诊量（人次）	925 062	889 281	990 603	11.39
人均门诊医药费（元）	160.4	153	169.2	10.59
其中：药品费	110.2	98.8	114.4	15.79
出院人次（人）	19 173	18 956	20 193	6.53
人均住院医药费（元）	7 313.8	7 947.2	8 797.3	10.70
其中：药品费	2 862.5	3 292.4	3 204.6	-2.67
平均住院日（日）	15.9	15	15.2	1.33
病床使用率（%）	96.7	94.1	97.8	3.93

注：20×0 年，年初折旧为 1021 万元。

表 3-6

单位：万元

财务指标	20×0 年	20×1 年	20×2 年
流动比率	4.75	5.42	4.79
速动比率	4.57	5.26	4.61
现金比率	0.41	1.34	1.44
资产负债率（%）	10.91	8.53	10.51
长期负债比率（%）	0.16	0.06	0.05
利息保障倍数	1 664.24	3 126.26	4 339.75
产权比率（%）	12.25	9.33	11.75
权益乘数	1.12	1.09	1.12
流动资产周转率（次数）	1.43	1.13	1.06
应收账款周转率（次）	11.06	8.35	6.91
应收账款周转天数（天）	32.55	43.11	52.10
存货周转率（次）	10.88	14.33	14.62
存货周转天数（天）	33.09	25.12	24.62
药品周转率	11.46	13.15	12.69

（续　表）

财务指标	20×0 年	20×1 年	20×2 年
医用材料周转率	9.35	17.29	21.60
营业周期	65.64	68.23	76.72
固定资产周转率（次）	1.65	1.12	1.05
总资产周转率（次）	0.78	0.58	0.55
资产报酬率（%）	14.01	10.95	9.92
净资产收益率（%）	15.86	12.10	10.98
收入收益率（%）	17.99	18.76	18.10

财务分析：

第一步，根据表 3-3、表 3-4、表 3-5 所提供的资料，先计算各项财务比率指标，见表 3-6。

其次，分别计算 A 医院 20×1 年、20×2 年杜邦财务分析体系中的各项指标，如图 3-3 所示（其中括号中的数据为 20×1 年）。

由于净资产收益率、资产报酬率、收入收益率和总资产周转率是时期指标，而权益乘数是时点指标，为了使这些指标具有可比性，图 3-3 中的权益乘数是采用 20×1 年、20×2 年的年初和年末平均值计算所得，与表 3-6 略有差异。

图 3-3 杜邦分析图显示，20×2 年的净资产收益率比 20×1 年的下降了 9.26%，查表 3-6，净资产收益率连续 3 年呈下降态势，累计降幅超过了 30.77%，至 20×2 年止，下降趋势仍未能得到有效遏止，经营状况不容乐观。根据已知的数据资料，拟结合因素分析法、财务比率分析法等方法对相关财务指标进行梳理，逐步找出问题的所在。

第二步，用连环替代法对 20×2 年净资产收益率进行分析。

净资产收益率 = 收入收益率 × 总资产周转率 × 权益乘数

已知，20×1 年度指标：18.76% × 58.38% × 1.1051 = 12.10%　　　　①

第一次替代：18.10% × 58.38% × 1.1051 = 11.68%　　　　②

第二次替代：18.10% × 54.82% × 1.1051 = 10.96%　　　　③

第三次替代：18.10% × 54.82% × 1.1063 = 10.98%　　　　④

② - ① = 11.68% - 12.10% = -0.42%　　　收入收益率下降的影响

③ - ② = 10.96% - 11.68% = -0.72%　　　总资产周转率下降的影响

④ - ③ = 10.98% - 10.96% = 0.02%　　　权益乘数上升的影响

经计算分析，20×2 年的净资产收益率仅为 10.98%，主要是受收入收益率和总资产周转率下降的影响所致。其中，收入收益率下降 3.52%，使净资产收益率下降了 0.42%；总资产周转率降低了 6.10%，又导致净资产收益率下降 0.72%；权益乘数作为另一个影响净资产收益率的指标，与 20×1 年相比，变化仅为 1.09‰，即使其对净资产收益率的贡献有 0.02%，但对医院整体资本结构的变化影响不大。收入收益率和总资产周转率出现下降，显示资产利用或成本控制等方面发生了问题，需进一步证实。权益乘数偏低、资产负债率为 10.51% 以及产权比率为 11.75%，都说明了目前医院的负债程度很低，资本结构以权益性

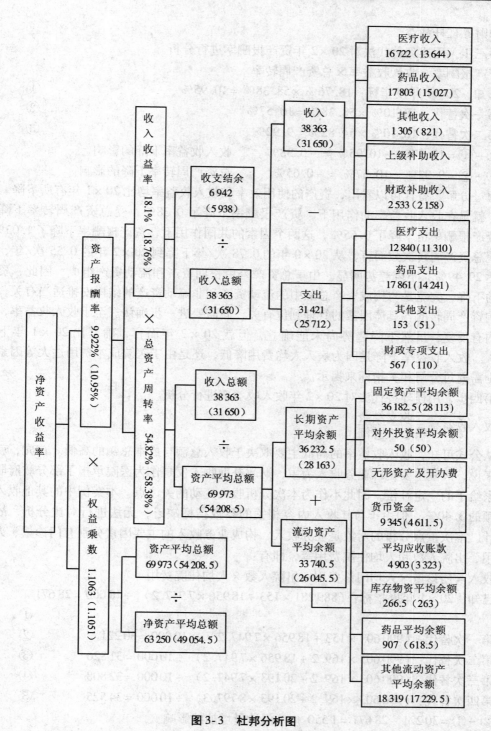

图 3-3 杜邦分析图

资本为主，属低报酬的财务结构，因而医院的偿债风险不高，但同时也表明不能为医院带来较大的财务杠杆利益。

第三步，用连环替代法对 20×2 年资产报酬率进行分析。

资产报酬率 = 收入收益率 × 总资产周转率

已知，20×1 年度指标：18.76% × 58.38% = 10.95%　　　　　　①

第一次替代：18.10% × 58.38% = 10.57%　　　　　　　　　　②

第二次替代：18.10% × 54.82% = 9.92%　　　　　　　　　　③

②－① = 10.57% － 10.95% = －0.38%　　　收入收益率下降的影响

③－② = 9.92% － 10.57% = －0.65%　　　总资产周转率下降的影响

通过分解、替代可以看出，资产的使用效率和收入收益率均比 20×1 年有所下降。具体来说，就是在收入收益率的作用下，资产报酬率下降了 0.38%，受总资产周转率下降的影响，资产报酬率也下降了 0.65%，这两个因素的共同作用下，资产报酬率下降了 1.03%。

就总资产周转次数而言，从 20×0 年的 0.78 次/年下降到 20×2 年的 0.55 次/年，累计降幅达 29.49%，下降趋势明显。由于总资产是由长期资产和流动资产组成，因此，资产周转率的下降，究竟是与构成资产总额中的流动资产和非流动资产的结构安排适当有关，还是与影响资产周转的各具体因素的管理到位有关，尚需要进一步确认。至于收入收益率，在这三年内有反复，虽然下降趋势尚未能确立，但就 20×2 年而言，确是比 20×1 年下降了 3.52%。收入收益率下降是因为病人人均费用降低，还是由于医院成本费用过大等因素造成的，则需通过分解相关指标来揭示。

第四步，用连环替代法对 20×2 年收入收益率进行分析。

$$收入收益率 = \frac{收支结余}{收入总额}$$

从公式可知，收入收益率的高低主要取决于收入总额与成本总额的高低。首先，就收入方面来说，医院主要是以业务收入为主，财政补助收入仅是作为医院承担了部分政府职能而由国家给予的一定补偿，因此不作为本次分析收入变动的关注点。本案例中的其他收入占收入总额的 3.40%，但由于与其收入内容相关的参数指标缺乏，无法进行对比分析，故也忽略不计。本次重点分析的对象是业务收入，构成业务收入的主要因素分别有门诊量、人均门诊费用、出院人数和人均住院费用等，即有：

收入 = 门诊量 × 人均门诊费用 + 出院人数 × 人均住院费用

已知，20×1 年度指标：(889 281 × 153 + 18 956 × 7 947.2) ÷ 10 000 = 28 671

　　　　　　　　　　　　　　　　　　　　　　　　　　　　　①

第一次替代：(990 603 × 153 + 18 956 × 7 947.2) ÷ 10 000 = 30 221　②

第二次替代：(990 603 × 169.2 + 18 956 × 7 947.2) ÷ 10 000 = 31 826　③

第三次替代：(990 603 × 169.2 + 20 193 × 7 947.2) ÷ 10 000 = 32 808　④

第四次替代：(990 603 × 169.2 + 20 193 × 8 797.3) ÷ 10 000 = 34 525　⑤

②－① = 30 221 － 28 671 = 1 550　　　门诊量增加的影响

③－② = 31 826 － 30 221 = 1 605　　　人均门诊费用增加的影响

④－③ = 32 808 － 31 826 = 982　　　出院人次增加的影响

⑤ - ④ = 34 525 - 32 808 = 1 717　　　人均住院费用增加的影响

从上述的计算结果可知,由于工作量和人均病人就医费用等四项因素同时增长,使得20×2 年的收入比 20×1 年增加了 5 854 万元。其中,门诊人次和出院人次的增长,使收入增加了 2 532 万元,占收入增长量的 43.25%;人均门诊费用和人均住院费用的增长,使收入增加了 3 322 万元,占收入增长量的 56.75%。20×2 年的门诊量、人均门诊费用、出院人次和人均住院费用与 20×1 年同期相比,分别增长了 11.39%、10.59%、6.53% 和10.70%,由此推断,收入总额的各组成因素对收入收益率的贡献值为正数,这说明了影响收入收益率下降的因素是成本。

收入是医院可持续发展的重要支撑条件之一,综观 20×2 年的收入构成,有以下几方面欠缺:

(1)从收入的等式中可知,工作量、就医费用是影响收入的关键因素,每一因素的变动,都影响着收入的变化。医院业务收入同比增长 21.49%,是收入要素不同程度增长的结果。但从患者的角度出发,就医费用的增长并不是一件喜闻乐见的事。因为人均病人就医费用的高低是病人选择医院的重要指标之一,病人就医费用高,往往会影响医院的服务半径。20×2 年的人均门诊费用和人均住院费用同比增长了 10.59% 和 10.70%,可能会在一定程度令部分病人止步。应对此作进一步的分析,查找费用增长的原因,严格控制费用增长幅度,同时要注意与同类型的医院进行横向比较,尽量避免出现病人流失、市场占有率下降的危机。

(2)从医院的整体收入结构来看,门诊收入的比重高达 46.78%,说明门诊某些科室有优势,可根据其贡献值的大小进行分类管理,在保持优势的前提下,充分挖掘潜力,开发新的经济增长点。住院收入方面,病床的使用率虽然比 20×1 年增长了 3.93%,但还没有达到满床,尚有潜力可挖掘;平均住院天数需要 15.2 天,比 20×1 年延长了 0.2 天,应对收治的病种作进一步的比对,查找延长的原因。但就 15 天的平均住院天数而言,与同类型的先进医院来说,仍是有较大的差距,有缩短的空间。

(3)从医院整体的医药结构比来看,药品收入仅比 20×1 年下降了 2.47%,但仍占业务收入的 49.69%。药品收入比例过高,预示医院的服务能力有限,在诊治、检验检查、手术等方面或有缺失,从另一方面也说明了医院缺乏核心竞争力。门诊药品收入占门诊收入的67.61%,简而言之,门诊就是以贩卖药品为主,其他相应的诊疗手段或有缺失。随着国家加大对门诊药房、药品价格等政策调控或大量平价药房的出现,将会对医院的门诊药房产生较大的冲击,一味依靠药品收入来弥补医院的经营运作,会使医院陷入困境。医院应在危机来临之前,提早调整医院战略,改善医药收入结构,并就接诊病种、检查阳性率、疾病治愈率、病人死亡率、手术台数、手术难易程度等与同类型或先进医院对比,找出差距,切实提高医院的软实力。

其次,影响收支结余的另一个重要因素是支出总额。从上面的计算已知,本例中造成收入收益率下降的因素是成本。医院的成本项目众多,其中,药品费、卫生材料费是构成成本总额的重要组成部分,而本例中的药品费、卫生材料费更是占当年成本费用支出总额的54.62%。根据已有的资料,不能从单价、用量的变化计算药品费、卫生材料费的变动对收支结余的影响,拟将耗用量、业务收入转换为经济指标,分别计算百元药品收入中药品的成本率和百元医疗收入中卫生材料的成本率，见表3-7。

表3-7

项 目	20×0年	20×1年	20×2年	增长率（%）
百元药品收入的成本率	50.77	54.14	64.67	19.45
百元医疗收入卫生材料成本率	18.48	32.94	33.77	2.52

如上表所示，建立收入－成本－结余模型，即结余＝收入×（1－成本率），用连环替代法分析药品收入、医疗收入以及各成本率的变动对支出总额、收支结余的影响。

已知，药品20×1年度指标：15 027×（1－54.14%）＝6 891　　　　　　①
第一次替代：17 803×（1－54.14%）＝8 164　　　　　　②
第二次替代：17 803×（1－64.67%）＝6 290　　　　　　③
②－①＝8 164－6 891＝1 273　　　药品收入增加对结余的影响
③－②＝6 290－8 164＝－1 874　　　药品成本率上升对结余的影响

药品成本率从20×0年的50.77%上升到20×2年的64.67%，累计增长率为27.38%，其中，20×2年更比20×1年同期增长将近20%，表明20×2年药品成本上涨速度过快，药品成本支出加大。通过因素替代指标分解，药品收入同比增长18.47%，为医院带来了1 273万元的药品结余；药品成本率上升19.45%，又使医院药品结余减少了1 874万元，二者共同作用，药品结余共减少了601万元。也就是说，综合考虑药品收入增加因素的前提下，药品支出相应增加了601万元，或收支结余减少了601万元。

从表3-7中可知，20×0年的药品加价率高达49.23%，即使20×2年也有35.33%，如非核算错误，这明显违反了发改委［2006］912号文关于"销售药品以实际购进价为基础，西药、中成药顺加不超过15%，中药饮片控制在25%以内的加价率作价，核定后的中标药品零售价格不得突破政府规定的药品最高零售价"的规定。该医院20×2年的收入收益率18.10%中，至少有超过5%的结余率是由于药品高额结余而形成的。从另一个侧面也进一步说明了该医院收入结构的不合理，特别是新医改将实行的药品零差价，对该医院更是一个巨大的冲击。众所周知，药品费开支主要与药品用量、采购单价、仓管费和药品损耗率有关。因此，单纯以药品收入或药品成本率计算药品费支出的影响，可能会掩盖管理过程的漏洞。应结合本院的用药习惯、治疗效果、药品招投标结果和药品管理环节等进行详细分析，查找药品加价率过高以及药品成本率上升速度过快等原因，进而强化药品成本控制，优化支出结构。

同理，卫生材料成本率的累计增长幅度高达82.74%，至20×2年增长速度放缓，已有迹象显示得到初步的控制。卫生材料费也是与用量、价格、仓管和损耗率有关，至于造成卫生材料成本率增长速度放缓的原因，尚需进一步确认。就20×2年的卫生材料费而言，尽管成本率略升，在考虑收入增长的前提下，仍为医院带来1 925万元的收益。

从收支总额来看，20×2年的收入总额比20×1年增长了21.49%，但数据也同时显示了支出总额同比增长幅度也达22.20%，收入、支出的增长幅度不匹配，令增收带来的经济收益不足以弥补支出增长所造成的损失，在收入、支出的共同变动下，收入收益率下降了3.52%。

对费用、成本的综合分析，有助于揭示医院的费用、成本结构是否合理，从而有利于医院建立健全内控机制，达到降低成本的目的。医院的支出除了直接用于医疗业务所消耗的药品费、卫生材料费外，还需负担人力成本、管理费用、修缮费以及营运过程中消耗的空调、水电费等费用。因此，在进行药品费、卫生材料费支出分析的同时，还应根据80/20原理，划分重点关注的范畴，排查造成支出增长的原因，及时做出应对措施。本案例由于缺少其他可量化的指标，致使人力成本、管理费用、修缮费等指标不能作进一步的探讨，故无法对医院的整体成本进行评述，也不对成本、费用结构的合理性予以评价。

第五步，对20×2年的总资产周转率进行分析。

$$总资产周转率 = \frac{收入总额}{资产平均总额} \times 100\%$$

从公式可知，影响总资产周转率的重要因素是总资产，它由流动资产和长期资产构成。

长期资产的构成方面，目前医院主要有固定资产和对外投资两大项。对外投资只有50万元，说明投资谨慎，或缺乏其他的投资渠道。对外投资仅占长期资产的1‰，长期资产结构的合理性有待进一步商榷。由于对外投资对总资产的结构变化没有意义，故只对固定资产进行分析。固定资产的周转率从1.55次下降到20×2年的0.99次，下降趋势明显，表明固定资产利用出现问题。由于固定资产周转率与业务收入和固定资产平均净值相关，故用连环替代法分析两者对周转率的影响。

已知，20×1年度指标：29 492÷28 163 = 1.05   ①
第一次替代：35 830÷28 163 = 1.27   ②
第二次替代：35 830÷36 232.5 = 0.99   ③
②－① = 1.27－1.05 = 0.22   业务收入增长的影响
③－② = 0.99－1.27 = －0.28   固定资产增加的影响

20×2年的业务收入同比增长了21.49%，使固定资产的周转率加快了0.22次；而固定资产当年新增3 203万元，使年末固定资产平均余额同比增长了28.70%，远高于业务收入的增长率，受固定资产高增长的影响，固定资产周转率却下降了0.28次，这表明了固定资产周转率下降的主要原因是固定资产增幅不当造成的。从另一方面来说，固定资产周转率减缓，说明固定资产未能充分利用。医院应根据业务的特点，合理配置长期资产。在固定资产管理方面，应充分利用和挖掘现有的固定资产，提高资产利用率，对于确需添置的固定资产，应予以充分的论证，减少重复购置、盲目购置等现象，确保固定资产的投资收益。

在流动资产方面，影响流动资产周转率的因素有货币资金、应收账款、库存物资、药品和其他流动资产。20×2年的流动比率、速动比率比20×1年同期下降了11.62%和12.36%，分别为4.79和4.61，相对于流动比率、速动比率的特性来说，这两个指标仍然偏高，可判断为医院的短期偿债能力很强。但由于过高的比率，表明了资金未能得到实质性的应用，或会造成流动资金结构不合理。具体从以下几方面分析说明：

首先，是货币资金的存量。货币资金从7 260万元增加到11 430万元，使得现金比率升至1.44，超过了经营业务的需要，出现了资金闲置的情况，造成现金资产获利不充分。

其次，在应收款项上，应收账款周转率逐年下降，累计降幅达37.52%，使应收账款周转天数累计增加了19.55天。应收账款周转率下降，有可能形成坏账损失，增大管理成本，继而影响收支结余。而应收账款周转天数的增加，降低了资金的周转次数，延长了资金的再循环周期，最终影响收益。

再次，关于存货的周转。医院的存货主要以库存物资和药品为主，从前面的资料已知，因应收账款周转率下降的原因，影响了药品的周转速度，但在库存物资周转率的带动下，存货总体周转率仍在逐年上升，到20×2年止，存货周转天数已累计加快8.47天。

也可用连环替代法分析上述因素对流动资产周转率的影响程度。

20×1年度指标：29 492÷（4 611.5+3 323+263+618.5+17 229.5）=1.13　　①

第一次替代：35 830÷（4 611.5+3 323+263+618.5+17 229.5）=1.38　　②

第二次替代：35 830÷（9 345+3 323+263+618.5+17 229.5）=1.16　　③

第三次替代：35 830÷（9 345+4 903+263+618.5+17 229.5）=1.11　　④

第四次替代：35 830÷（9 345+4 903+266.5+618.5+17 229.5）=1.11　　⑤

第五次替代：35 830÷（9 345+4 903+266.5+907+17 229.5）=1.10　　⑥

第六次替代：35 830÷（9 345+4 903+266.5+907+18 319）=1.06　　⑦

②－①=1.38－1.13=0.25　　业务收入增加的影响

③－②=1.16－1.38=－0.22　　货币资金增加的影响

④－③=1.11－1.16=－0.05　　应收账款周转率下降的影响

⑤－④=1.11－1.11=0　　库存物资周转率上升的影响

⑥－⑤=1.10－1.11=－0.01　　药品周转率下降的影响

⑦－⑥=1.06－1.10=－0.04　　其他流动资产增加的影响

业务收入增加21%的结果直接促使了流动资产周转率加快了0.25次，但是，由于货币存量、其他流动资产的增加，加上应收账款、存货周转率的下降，使得业务收入的高增长仍然无法拉动流动资产的快速周转，也就是说，流动资产未能充分发挥经济效益，在这几个因素的合力下，流动资产周转率仍下降了0.07次。在影响流动资产下降的因素中，引起重大变动的是货币资金，从另一角度再次明证了货币资金存量过大。

从资本结构方面看，流动资产与长期资产各占资产总值的50%左右。以医院目前的营运状况，流动资产配置50%已过度，关键的原因在于营运资金过量，这点可从流动比率、速动比率、现金比率和流动资金周转次数等指标中得到证实。营运资金积压过多，形成资金闲置，降低了流动资产的盈利能力；至于长期资产，可能缺乏投资渠道，即使有多余的资金，也不能予以资本化，以目前的资本结构而言，固定资产尚未得到充分的利用。不合理的资本结构是导致了20×2年总资产周转率下降6.10%的主要原因，而总资产盈利水平降低，是净资产收益下降的关键所在。

综上所述，净资产收益率持续下降趋势不变，主要的原因是：

（1）收入结构不合理，主要体现在药品结余率过高、药品收入占业务收入的比例过高等。

（2）支出增长速度过快。

（3）药品、应收账款周转速度下降，延长了经营周期，影响资金的循环周转。

（4）现金存量失当，形成资金闲置，现金资产获利不充分。

（5）资本结构不合理。由于缺乏投资渠道，流动资产配置过高，导致资产使用效率低。

针对上述问题，建议：①正确核算药品收入，药品作价严格按国家的有关规定执行；②控制医疗费用非理性增长，防止病人流失；③提高医疗诊治水平，打造医院软实力，形成核心竞争力；④健全各项内控机制，加快应收账款回收速度，降低形成坏账的风险；⑤优化支出结构，控制成本费用非理性增长；⑥改造资本结构，合理利用和使用资源，提高资产的盈利水平。

第四章

医院预算管理

【导读】

本章概括地介绍了医院全面预算管理体系以及预算的编制方法，通过学习本章，应了解医院预算的概念和内容；理解医院预算编制的原则；掌握医院预算的编制方法及流程；重点掌握现金预算的编制。

第一节　医院预算概述

一、医院预算的概念

1. 预算的概念

预算就是以货币作为计量手段，反映企业在未来某一特定期间内的有关现金收支、资金需求、资金融通、营业收入、成本及财务状况和经营成果等方面的详细计划。预算不仅是企业控制支出的有效工具，还是促使企业各种财务及非财务资源产生最佳效益的一种方法。

2. 医院预算的概念

依据《医院财务制度》，医院预算是指医院根据事业发展规划编制的年度财务收支计划，是对计划年度内医院财务收支规模、结构和资金渠道所作的预计，是计划年度内医院各项事业发展计划和工作任务在财务收支上的具体反映，是医院财务活动的基本依据。

二、医院预算的内容

根据医院性质的不同，在编制预算时所包含的内容也会有所不同。我国将医疗机构划分为营利性医院和非营利性医院，由于经营目的不同，预算的内容也有所不同。

（一）营利性医院预算的内容

营利性医院属于营利性组织，按企业化运作，以追求利润最大化为经营目标，它所编制的预算是经营性组织用于内部经营管理的全面预算。本章以介绍非营利性医院为主，涉及营利性医院的相关内容从简。

（二）非营利性医院预算的内容

非营利性医院不以营利为目的，但在市场经济条件下，非营利性医院也要参与医疗服务市场的竞争，在保持非营利性社会目标的同时提高经营效率和服务效率，通过合理增收节支，以尽可能少的消耗取得尽可能多的社会效益和经济效益。因此，从加强自身内部管理，提高经营效益出发，需要编制医院全面预算。医院全面预算以医疗服务收入预算为起点，扩展到材料采购、医疗成本、医疗服务费用、资金平衡等各方面，形成一个完整体系，包括了业务预算、财务预算和专门决策预算等。

医院业务预算包括医疗服务收入预算、医疗服务量预算、直接材料预算、直接人工预算、医疗服务费用预算、管理费用预算等。

医院财务预算包括现金预算、预计资产负债表、预计收支总表、预计现金流量表等。

政府举办的非营利性医院除了编制用于内部经营管理的医院全面预算外，作为执行国家事业计划、享有国家财政补助的事业单位，还需要按《预算法》等相关法律法规的规定，编制单位预算，纳入国家部门预算管理。这部分预算的重点是财政专项补助。医院应根据国家发展规划和资金投放方向，结合本单位的发展计划，编制部门预算上报主管部门，经预算审批程序批准后执行。预算控制数一旦下达，不得随意变更。如确需调整预算的，须上报政府相关职能部门审批。

三、医院预算的作用

医院预算是医院各级部门完成目标责任的具体表现，是对医疗服务全过程实行有效控制的依据和对各部门进行绩效考核的评价标准。其作用归纳起来主要有以下几方面：

（一）明确医院的经营目标

预算是通过明确各部门的目标和任务形成医院整体经营目标，是对下一年度医院经营目标的具体化。编制全面预算有助于员工了解医院、部门以及个人在实现医院整体经营目标过程中的地位、作用和责任，并通过预算指标的层层分解和落实，使每一位员工的工作与整个医院的目标结合起来，从而提升员工的工作士气和工作效率，完成医院的总体经营目标。

（二）协调相关部门的工作

预算围绕着医院的发展规划，全方位地组织、协调各部门开展工作，促使各级管理人员消除部门利益纷争，加强沟通，减少甚至消除可能出现的各种冲突和潜在的责任盲点，配合其他部门共同推动医院的发展，使之成为一个为完成总体经营目标而顺利运转的有机整体。

（三）加强医院的全面控制

预算是控制医院业务活动的依据和衡量其合理性的标准。以全面预算的指标为依据，可以及时发现部门、个人的实际工作业绩与预算所确定的目标之间的差异，通过统计、分析对比，找出影响预算完成的因素，及时采取必要措施，充分挖掘潜力，巩固成绩，纠正偏差，从而保证预算目标的顺利实现。

（四）评价医院的经营业绩

预算是对医院相关部门、个人的工作成绩进行考核评价的基本依据。通过考核预算指标的执行情况，分析正、负偏差形成的原因和对医院整体目标完成的影响，有助于修正经营计划、评价管理人员的工作业绩和实现医院总体目标。以预算为考核业绩的尺度，并结合一定的奖惩措施，也是激励员工的一种手段。

四、医院预算的编制原则

要想编制出既能体现医院追求的总体目标，又具有可操作性的高质量的医院预算，必须遵循一定的原则，主要有如下几点：

1. 明确体现医院的整体经营目标

医院的经营目标主要是指在计划期内医院的目标利润、社会产值或社会影响。没有明确的经营目标，预算也就无从谈起。因此，预算必须要清晰反映医院的经营理念和各级部门围绕这一主题要完成的总体目标。简而言之，总体目标是由各级部门的子目标构成，各级部门完成了各自的具体目标，医院的整体经营目标也得到了保障。

2. 预算编制力求全面完整

医院的目标是多重的，不能单纯地以数量指标形式来表达。在编制预算时，要全面完整，综合考虑，凡是能够影响到医院经营目标实现的因素，均应以货币或其他计量形式具体地反映，尽量避免因预算缺乏周密考虑而影响目标的实现。相关的预算指标之间要相互衔接，钩稽关系要明确，以保证单项预算与全面预算的综合平衡。

3. 预算既要积极可行，又要留有余地

预算既要反映医院在未来一定时期内业务经营活动的特定目标要求，力求实现积极稳定的增长，又要从医院现有的人力、物力和财力出发，充分考虑未来一定时期内医院内部、外部各种客观经济和社会环境。超出医院实际经营条件，超越医院现有主客观条件的预算是难以实现的。积极可行，就是要充分估计目标实现的可能性，不要把预算的指标定得过高或过低，保证预算指标在实际执行中经过努力可以实现。同时，由于预算是医院各级部门在未来经营期间内的行动指南，而未来的经营活动必然存在着不确定因素，这些不确定因素会对医院的经营业绩产生一定的影响，现实状况的复杂多变要求预算指标具有一定的灵活性，避免因发生意外情况而造成被动，影响原定目标的实现。因此，在编制医院预算时，要留有余地，预算指标要保持相应的弹性，以适应未来经营期间内可能出现的各种有利或不利的影响，为预算的完成提供保障。

五、编制医院预算的一般程序

编制医院预算是一项系统性和综合性都比较强的工作。在编制医院预算的时候，一定要按照预算的规律有序进行。一般按照以下基本程序来进行：

1. 明确预算目标

预算的编制要始终围绕预算目标进行。充分领会预算目标，理解编制预算的具体要求，明确应该采取的有效措施，了解部门预算在医院总体预算中的位置和作用，为正确编制预算做好充分的思想准备。

2. 分解预算指标

预算指标要进行层层分解，逐级下达，使相关职能部门、各科室以及每一位员工都能够及时明确各自的努力方向，充分调动一切积极因素，发挥主观能动性和创造性。医院全体员工的参与，是保证医院预算顺利编制及实施的重要条件。对总体目标进行分解的原则在于能够对其进行控制和管理，并落实到人，这也是预算编制的前提条件。

3. 拟定和下达预算编制方针

预算目标为预算的编制明确了方向，具体编制医院预算时还应根据实际情况和要求制定出编制基本标准和大纲，也就是预算编制的方针政策。它指明了编制医院预算时应该遵循的原则和方向、可以运用的编制方法、如何协调处理相关部门关系，以及在预算编制过程中需要注意的问题等。预算编制方针是对预算目标的进一步具体化，也是编制预算的基本指导思想。

4. 充分收集整理有关资料

充分占有资料，摸清事物发展的规律，减少盲目性，是成功的必要前提。由于预算立足于未来，存在大量不确定因素，更需要充分收集各种与预算编制有关的信息，围绕预算目标和内容，进行系统加工整理，找出蕴含的规律性，分清轻重缓急，理清主次顺序，对信息进行必要的筛选，为编制预算做好充分的资料准备。

5. 相关部门编制预算草案，并进行测试论证

编制预算是一项严肃复杂的综合性工作，对医院未来的经营有直接影响。在编制医院预算时，必须先拟定各种预算草案，并结合相关部门预算，进行反复测试和论证，测试各种变量产生变化时对预算目标的影响程度和可能出现的连锁反应，分析预算草案的可行程度，形成初步预算方案。

6. 对预算草案进行综合协调和平衡

预算草案是由相关部门分别编制的，在医院预算的编制过程中，由于所处的位置不同、关注目标的角度不同，有可能产生部门经济利益冲突。而预算是一个有机结合的整体，任何利益不均衡都会给预算的编制和执行带来困难。因此，在编制医院预算时，要从整体利益出发，对相关部门提交的预算草案，逐个审查，发现可能存在的矛盾和问题，找出合理的解决办法和协调措施，提出修正意见，反馈给相关部门进行修正，以保持总体平衡。

7. 综合汇总，审议评价

医院预算的编制要经过自上而下和自下而上的多次反复，才能使最终的预算符合医院整体利益，有利于各部门之间的互相协调和适合基层单位的具体情况，避免由于高层管理人员的主观决定造成脱离实际的结果。根据预算草案的修正要求，相关部门做出修订后进行综合汇总，从预算的整体要求出发，进行全面的指标审查和测试分析，经批准后形成正式预算并下达执行。

第二节 预算编制方法

预算编制方法多种多样，根据预算编制所依赖的业务量是否可变分类，有固定预算和弹性预算；根据预算编制的期间分类，有定期预算和滚动预算；根据预算编制的基础分类，有增量预算和零基预算；对不确定预算项目还有概率预算等。各种预算方法均有所长，亦有所短，应该根据自身的业务特点和需要，针对不同预算项目选择适宜的方法进行预算编制，尤其应该注意各种方法的综合应用。

一、固定预算

（一）固定预算的含义

固定预算又称静态预算，是根据预算期内正常的、可实现的某一业务量水平为基础来编制预算的方法，该方法不考虑预算期内生产经营活动的业务量变动，是一种传统的预算编制方法。

（二）固定预算的优缺点

固定预算的优点是编制较为简便。缺点主要有两点：第一，过于机械呆板。因为编制预算的业务量基础是事先假定的某个业务量。在此方法下，不论预算期内业务量水平可能发生哪些变动，都只按事先确定的某一个业务量水平作为编制的基础。第二，可比性差。当实际业务量与编制预算所根据的业务量发生较大差异时，有关预算指标的实际数与预算数就会因业务量基础不同而丧失了可比性。

（三）固定预算的适用范围

固定预算一般适用于经营业务稳定，能准确预测成本的固定费用或者数额比较稳定的预算项目。

（四）固定预算的编制

固定预算体现了预算编制的基本理论，是目前被广泛采用的一种方法。编制固定预算时要依据各项预算因素和自变量数值来测算出相应的各项预算数值。

［例1］　N医院20×8年2季度计划收治病人数为1300人，按固定预算方法编制的医疗成本预算如表4-1。

表4-1　　　　　　　　　　　**N医院医疗成本预算**

2008年2季度　　　　　　　　　　　　　　单位：元

成本项目	总成本	单位成本
直接材料	812 500	625
直接人工	887 900	683
医疗服务费用	1 146 600	882
合　　计	2 847 000	2 190

预算期实际收治病人数为1500人，实际发生的总成本为3 180 000元。其中，直接材料930 000元、直接人工1 024 500元、医疗服务成本1 225 500元。根据实际成本和预算成本编制二季度医疗成本业绩报告如表4-2。

表 4-2

N 医院住院医疗成本业绩报告

2008 年 2 季度

单位：元

成本项目	实际成本	预算成本		差 异	
		未按业务量调整	按业务量调整	未按业务量调整	按业务量调整
直接材料	930 000	812 500	937 500	+117 500	-7 500
直接人工	1 024 500	887 900	1 024 500	+136 600	0
医疗服务费用	1 225 500	1 146 600	1 323 000	+78 900	-97 500
合 计	3 180 000	2 847 000	3 285 000	333 000	-105 000

从表中可以看出，实际成本与未按业务量调整的预算成本相比，超支了 333 000 元；实际成本与按业务量调整的预算成本相比，节约了 105 000 元。

业务量从 1 300 人增加到 1 500 人，预算项目的基数发生了变化，如果不按变动数对预算进行调整，由此产生的差异则不具有可比性，无法评价成本超支合理与否。为了更准确地评价和考核预算执行情况，有必要编制弹性预算。

二、弹性预算

（一）弹性预算的含义

弹性预算是在不能准确预测业务量的情况下，根据本量利关系，以预算期可预见的各种业务量水平为基础编制的有伸缩性的预算。只要本量利关系不变，弹性预算就可以使用较长时间。

（二）弹性预算的优点

1. 弹性预算在可预见的业务量区间内确定多个业务量水平下的预算数，适应性强。

2. 根据实际业务量能很快找到或计算出相应的费用预算，从而对实际执行数的事前控制、事后分析考核都较为准确、合理，有较强的说服力。

3. 克服了固定预算中实际业务量与计划业务量发生差异时，费用的实际数与预算数缺乏可比性这一缺陷。

（三）弹性预算的适用范围

相对固定预算而言，弹性预算的使用范围更广、更有利于指标调整，能更好地发挥预算的控制作用。弹性预算方法从理论上讲适用于编制全面预算中所有与业务量有关的各种预算。但从实用角度看，主要用于编制弹性成本费用预算和弹性利润预算等。

（四）弹性预算的编制

编制弹性预算的基本步骤是：①选择业务量的计量单位；②确定适用的业务量区间；③研究各项成本与业务量之间的关系；④计算各项成本预计数，用一定的方式表达出来。

弹性预算可供选择的计量单位较多，如人工工时、机器工时、实物数量等，在编制预算时最好选用那些最能代表本部门经营活动的业务量作计量单位，这对于成本性态的掌握和实行预算控制关系甚大。

弹性预算业务量的区间视部门业务量变化情况而定,实际业务量只能在确定的区间内变动。一般来说,业务量区间可设定在正常水平的70%～120%之间,也可以历史上最高业务量和最低业务量为上下限。

弹性预算的表达方式主要有多水平法和公式法两种。

1. 多水平法

多水平法又称列示法,就是根据各个不同区间(如5%或10%)的业务量,分别估计所需的各项费用,汇总列示在一张表上。它的优点在于不管实际业务量是多少,不必经过计算就可以直接从表中找到与业务量相近的预算成本。间距大小可以根据具体情况来确定。间距大,可以简化编制工作,但太大又会失去弹性预算的优点;间距小,控制成本较为准确,但编制工作量大。在实际评价和考核成本时,往往还需要用插补法来计算实际业务量的预算成本。

[例2]　设M医院预计业务量范围在210 000～330 000之间变动,各项医疗服务成本按成本性态划分如表4-3所示。

表4-3　　　　　　　　　　　　　　　　　　　　　　　　　　　　　　　　　　　　单位:元

项　　目	单位变动医疗服务费用	固定医疗服务费用
水费	0.5	
电费	1.2	
气费	0.3	
其他变动费用	1	
维修费	2	1 000 000
折旧		2 000 000
其他固定费用		400 000
合计	5	3 400 000

根据已知条件,拟在210 000～330 000的业务量范围内,每增加30 000个单位,即划分一个区间,共划分出5个区间,分别计算不同水平下的预算成本,汇总编制在一张表格里,见表4-4。

表4-4　　　　　　　　　　　　M医院医疗服务费用弹性预算　　　　　　　　　　单位:元

项　　目	单位变动成本	业　务　量				
		210 000	240 000	270 000	300 000	330 000
变动部分						
水费	0.5	105 000	120 000	135 000	150 000	165 000
电费	1.2	252 000	288 000	324 000	360 000	396 000
气费	0.3	63 000	72 000	81 000	90 000	99 000

（续　表）

项　　目	单位变动成本	业　务　量				
		210 000	240 000	270 000	300 000	330 000
其他变动费用	1	210 000	240 000	270 000	300 000	330 000
维修费	2	420 000	480 000	540 000	600 000	660 000
小计	5	1 050 000	1 200 000	1 350 000	1 500 000	1 650 000
固定部分						
维修费		1 000 000	1 000 000	1 000 000	1 000 000	1 000 000
折旧		2 000 000	2 000 000	2 000 000	2 000 000	2 000 000
其他固定费用		400 000	400 000	400 000	400 000	400 000
小计		3 400 000	3 400 000	3 400 000	3 400 000	3 400 000
合计		4 450 000	4 600 000	4 750 000	4 900 000	5 050 000

2. 公式法

公式法就是将任何一项医疗服务成本，用公式 y（预算成本）= Fc（固定成本）+ Vc（单位变动成本）× Q（业务量）近似地表示。它的优点在于便于准确计算区间内任何业务量的预算成本。但阶梯成本和曲线成本只能经数学方法修正为直线后，才能用公式法表示。表4-4是用公式法编制的医疗服务费用预算，其数据和资料与前述的多水平法一样，只是表达方式不同。

三、增量预算和零基预算

（一）增量预算

1. 增量预算的含义

增量预算是指在基期成本费用水平的基础上，结合预算期业务量水平及有关降低成本的措施，通过调整原有成本费用项目的数额而编制预算的一种方法，是一种传统的预算编制方法。增量预算方法基于以下假定：

（1）现有的业务活动是医院所必需的。

（2）原有的各项开支都是合理的。

（3）未来预算期的费用变动是在现有的基础上调整的结果。

2. 增量预算的缺点

（1）受以往费用水平影响较大，容易掩盖不合理因素，导致业绩考核有偏差。

（2）成本费用难以控制，不利于医院的未来发展。

（二）零基预算

1. 零基预算的含义

零基预算，顾名思义是对预算收支以零作为基点，对预算期内各项支出的必要性、合理性或者各项收入的可行性以及预算数额的大小，逐项进行重新审议从而予以确定收支水平的预算方法。

通过对比零基预算与增量预算，零基预算具有以下特点：

（1）零基预算是以零为起点，根据预测的未来业务量水平、费用水平、收益率来确定预算数；增量预算以基期预算为基础，结合预算期具体情况做增减调整。

（2）零基预算要求对一切业务活动，均以零为基底，不考虑以往情况如何，从根本上研究、分析各预算项目是否有支出的必要和应支出数额的大小。这种预算不以历史资料为计算依据，而是在预算期初重新审查每项活动对实现整体预算目标的意义和效果，并在成本——效益分析的基础上，重新排出各项管理活动的优先次序，并据此决定资金和其他资源的分配；增量预算仅对新的、未进行过的业务活动进行成本效益分析，对已进行过的业务活动，不再做成本效益分析。

（3）零基预算在对各项目成本效益分析基础上，按项目的轻重缓急和财力可能，分配预算金额；增量预算仅限于预算金额的调整，而不是侧重于业务活动本身。

应该注意的是，简单地将零基预算理解为就是一切从零开始是不恰当的。零基预算的深层含义是一种建立在对预算期内欲实施事项进行严格审核、评估基础上编制预算的方法。

2. 零基预算的优缺点

零基预算与传统的预算方法相比，它不以承认现实的基本合理性为出发点，而是以"零"为起点，从而避免了原来不合理的费用开支对预算期预算费用的影响，因而具有能够充分合理、有效地配置资源，减少资金浪费的优点。但零基预算的方案评级和资源分配具有较大的主观性，容易引起部门间的矛盾。

3. 零基预算的适用范围

零基预算一般适用于较难分辨其产出的服务型部门或不经常发生的以及预算编制基础变化较大的预算项目。

4. 零基预算的编制

零基预算采用的是一种较典型的上下结合式，便于预算的贯彻和实施。这种方法打破了条条框框的束缚，充分体现了群策群力的精神，既能促使人们充分发挥其积极性、创造性，又能迫使人们精打细算，将有限的资源运用到最需要的地方。因此，建立在成本效益分析基础上的零基预算，更具合理性、科学性，更能发挥资源的最大效益。零基预算的编制一般来说有以下步骤：

（1）各部门根据各自的分目标列出预算期内可能发生的费用支出项目及目的，并对各费用项目列示出几套不同的经营活动方式下的费用开支方案，上报预算管理委员会。

（2）对各项费用开支方案进行汇总、排序。对刚性支出（必不可少的支出）在尽可能节约的前提下，列为第一层，对酌量性费用进行成本效益分析，按成本效益比的大小进行排序，列为第二层、第三层。

（3）根据可动用的财力资源，按费用层次和轻重缓急进行资金分配。

（4）汇总编制成费用预算。

现举例说明零基预算的运用。

［例3］　M医院管理部门的全体职工根据下年度医院总体战略目标和本部门的具体任务，经反复论证，确定预算年度内需开支以下项目和费用水平，如表4-5。

通过对这5个费用项目进行讨论分析，一致认为工资、办公费和保险费支出是必不可少的，是必须全额得以保证的，因此将这3项费用列为第一层次，共计13 800元。然后对剩下的广告费和培训费进行成本效益分析，假设对历史资料分析得到的结果是广告费的成本效益比是1：6，培训费的成本效益比是1：4。根据成本效益比，我们将广告费列为第二层次，将培训费列为第三层次。完成了对费用项目的排序后，我们就要根据可动用的财力进行资金分配，落实预算。假设管理部门可动用的资金为15 000元，在保证了第一层次需要后，还剩1 200元，然后将剩余资金在广告费和培训费之间按成本效益比进行分配。最终形成的管理费用预算如表4-6。

表4-5

项　　目	金　　额
1. 工资	10 000元
2. 办公费	2 300元
3. 广告费	3 000元
4. 保险费	1 500元
5. 培训费	1 200元
合　计	18 000元

表4-6

项　　目	预算金额
1. 工资	10 000元
2. 办公费	2 300元
3. 广告费	720元
4. 保险费	1 500元
5. 培训费	480元
合　计	15 000元

数据说明：广告费预算 = 1 200 × 6/(6 + 4) = 720元

培训费预算 = 1 200 × 4/(6 + 4) = 480元

四、滚动预算

（一）滚动预算的概念

滚动预算又称永续预算，是在预算有效期内随时间的推移和市场条件的变化而自行延伸并进行同步调整的预算。滚动预算能与医疗经营活动有机结合，保持预算本身的连续性和稳定性，使预算真正指导和控制医疗服务活动。

（二）滚动预算的优缺点

1. 滚动预算的优点

（1）以动态方式进行，真正做到长计划短安排，始终保持执行月份预算的先进性，使预算更贴近实际情况，也有利于对实际执行数的考核。

（2）经常处于预算的调整、修订、编制过程中，促使管理人员时刻关注内外条件变化，控制现在，把握未来。

（3）将编制工作分散在平时，减轻了年终前一次性编制下一年全年预算的工作量。

（4）由于始终保持了预算期的连续滚动，不留空白点，没有"无预算"期，保证了经营活动的正常秩序。

（5）滚动预算弥补了定期预算的不足：①定期预算一般要求在年初编制全年的预算，但编制时往往对于预算后期的生产经营活动难以把握，无法预见一些意想不到的情况，编制出的预算也较为笼统。②定期预算随着预算的执行，难以避免管理人员将目光停留在不断减少的预算剩余期，缺乏长远考虑。③编制定期预算，前一个预算期结束后，下一个预算期的预算往往不能及时出台，留有一定时段的空当，不利于这段时期的成本费用控制。

2. 滚动预算的缺点

由于经常要编制预算，会增加相关人员的工作量。

（三）滚动预算的编制

滚动预算的特点是始终保持预算期内（一般为一年）的连续滚动，每个月预算执行结束之前，对下一个月份预算进行调整修订，并在整个预算期后再增补一个月的新预算，因此是一个动态的编制过程，体现了生产经营活动的持续性。这种方法一般采取长计划短安排的方式，要求预算期内第一个季度有各月的明细预算数，后几个季度只需要较粗的季度预算数。随着时间的推移，第一个季度快结束时，要将后一个季度预算数按月分解，由粗变细，再增补一个较粗的季度预算，以此往复，不断滚动。图4-1直观地反映了这一过程。

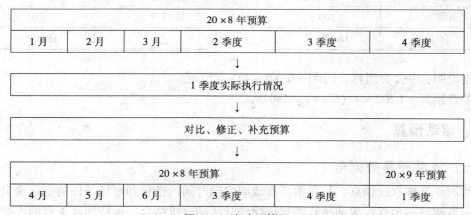

图4-1　滚动预算图

我们前面所介绍的各种预算编制方法采用的都是确定的数值，是基于这样一个假定：未来影响预算内容的各种因素已经确知或基本确知。固定预算、零基预算的数值都是定值；弹性预算虽然将各种变量尽可能多地予以列示，但也只是在相关范围内业务量的变动，而与业务量相对应的单价、费用分配率等其他因素仍然是定值，其结果为多水平下的定值；滚动预算对下期预算数在执行前进行修正，在一定程度上减少了盲目性和主观性，但也是数值最终确定时间的缩短，结果仍为定值。

五、概率预算

（一）概率预算的含义

概率预算是指根据客观条件对在预算期内不确定的各预算变量作出近似的估计，估计他们可能的变动范围以及出现在各个变动范围内的概率，再通过加权平均计算有关变量在预期内的期望值的一种编制方法。

（二）概率预算的优缺点

概率预算的优点在于将现代数学手段运用到预算管理中，减少了预算的盲目性，提高了准确性，并使可能出现的多种预算值都能在预算中科学地展示，被誉为世界上最科学的预算编制方法。但这种方法对编制人员的数学水平要求较高，工作量大。现代化管理水平较高的单位可采用此法用于某些重要项目或新项目的预算编制工作。

（三）概率预算的适用范围

概率预算属于不确定性预算，一般适用于难以准确预测变动趋势的全面预算项目。

（四）概率预算的编制

编制概率预算首先要预测各预算因素可能出现的具体数值，不论是变量还是常量都要以变动的观点来考虑，然后估计所列示的具体数值出现的可能性概率，再将各种预算因素出现的概率按与预算因素之间的关系进行组合，得出在不同条件下的联合概率，最后以各种联合概率来测算其相应的预算数值并汇总形成不同条件下的可能预算。

［例4］　某医院拟开展一项新的服务项目，经测算，业务量发生的概率如表4-7所示，请根据这些数据编制该项业务的收入预算。

表4-7

业务量（人次）	概率（%）	单价（元）	概率（%）
3 000	0.3	20	0.2
		25	0.3
		30	0.5
4 000	0.4	20	0.2
		25	0.5
		30	0.3
5 000	0.3	20	0.4
		25	0.4
		30	0.2

根据以上资料现编制医疗服务收入概率预算如表4-8。

表4-8　　　　　　　　　　　　　　**M 医院医疗服务收入预算**

业务量	概率	单价	概率	收入	联合概率	期望值	预算值
3 000	0.3	20	0.2	60 000	0.06	3 600	23 850
		25	0.3	75 000	0.09	6 750	
		30	0.5	90 000	0.15	13 500	
4 000	0.4	20	0.2	80 000	0.08	6 400	40 800
		25	0.5	100 000	0.20	20 000	
		30	0.3	120 000	0.12	14 400	
5 000	0.3	20	0.4	100 000	0.12	12 000	36 000
		25	0.4	125 000	0.12	15 000	
		30	0.2	150 000	0.06	9 000	

表内计算关系：收入＝业务量×单价；联合概率＝概率×概率；期望值＝收入×联合概率；预算值＝各业务量下期望值之和。

综合业务量、收费水平因素及各因素出现的概率，我们计算出了不同条件下的医疗服务收入预算。从中可以看出针对这项新的治疗方法的开展，以业务量为 4 000 人次，期望单价为 25.5 元（20×0.2＋25×0.5＋30×0.3）方案最佳，不仅可能性较其他方案大，而且取得的收入也较多。

第三节　医院全面预算体系

一、全面预算的内容

全面预算（Comprehensive Budget）反映的是医院未来某一特定期间的全面医疗服务、药品经营活动的财务计划。全面预算按其涉及的内容分为业务预算（包括经营预算、医疗服务预算、直接材料预算、直接人工预算、存货预算、管理费用预算等）、财务预算（包括现金收支预算、预计收益表、预计资产负债表）、专门决策预算（包括资本支出预算和一次性专门业务预算）；按其涉及的预算期分为长期预算（通常在一年以上）和短期预算（一般不超过一年）。

全面预算是由一系列预算构成的体系，各项预算之间相互联系，关系较复杂。编写程序是先进行业务预算、专门决策预算，然后再根据业务预算、专门决策预算，按照一般会计原则和方法编制财务预算，图4-2 大致反映了各预算之间的主要联系。

二、全面预算编制的准备工作

编制全面预算是医院预算管理的基础环节。为保证预算编制的科学、合理，需预先做好

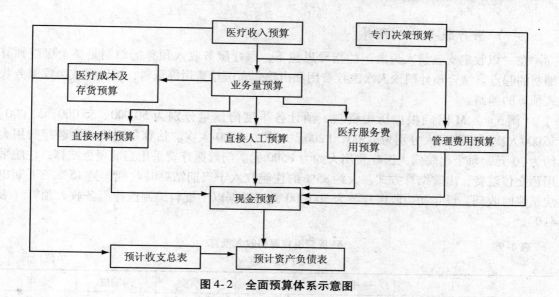

图 4-2 全面预算体系示意图

各项准备工作:

1. 对上年预算执行情况进行全面分析研究。通过分析研究,掌握财务收支和业务规律及有关资料的变化情况,科学预测预算年度的收支增减趋势,为编制新年度预算奠定基础。

2. 核实基本数字。核实基本数字是提高预算编制质量的前提,要核实如在岗和离退休职工人数、门急诊人次、出院病人数、实有床位数等有关基本数字。

3. 正确测算各种因素对医院收支的影响。一是分析测算计划年度内国家有关政策对医院收支的影响,如医疗保险制度改革、实施区域卫生规划、发展社区卫生等宏观政策的影响。二是分析医院自身发展计划对医院收支的要求,如新增病床、新进大型医疗设备、计划进行的大型修缮、改造等对资金的需要和对收入的影响。

三、现金预算的编制

现金预算的内容,包括现金收入、现金支出、现金多余或不足的计算,以及不足部分的筹措方案和多余部分的利用方案等。现金预算中的现金不仅包括狭义的库存现金,还包括银行存款、短期有价证券等,是广义上的现金。现金预算综合反映了医院在预算期内现金流动的预计情况,不仅决定了医院所需资金的总额,也决定了医院一定时期的筹资额和筹资时间,编制现金预算的目的在于合理地处理现金收支业务,正确调度资金,保证资金的正常流转,是医院全面预算管理体系的平衡点。它编制的主要依据是业务预算中涉及的现金收入和现金支出。

现金预算实际上是其他预算有关现金收支部分的汇总,以及收支差额平衡措施的具体计划。它的编制要以其他各项业务预算为基础,或者说其他预算在编制时要为现金预算做好数据准备。

（一）医疗服务收入预算

在"以收定支、量入为出"的指导思想下，医疗服务收入预算的编制是整个医院预算编制的起点。结合预计门诊人次医疗费用和出院病人医疗费用等资料，可以完成医疗服务收入预算的编制。

[例5]　M 医院根据历史资料，预计各季度门诊量分别为 50 000、55 000、57 000、56 000 人次，出院病人分别为 1 500、1 200、1 700、1 800 人次。估算每门诊人次医疗费用大约为 70 元，每个出院病人医疗费用大约为 1 500 元。门诊医疗费采用当期现金结算；住院采用预交住院费，出院结算方式。大约 85% 的住院收入于当期结算时收到，另 15% 于下期出院结账时收到。设年初应收医疗款为 300 000 元。根据以上资料编制医疗服务收入预算（表4-9）。

表4-9　　　　　　　　　　　**M 医院医疗服务收入预算**

20×3 年度　　　　　　　　　　　　　单位：元

项　　目		一季度	二季度	三季度	四季度	全年
一、预计门诊收入		3 500 000	3 850 000	3 990 000	3 920 000	15 260 000
预计门诊人次		50 000	55 000	57 000	56 000	218 000
预计门诊人次费用		70	70	70	70	70
二、预计住院收入		2 250 000	1 800 000	2 550 000	2 700 000	9 300 000
预计出院病人数		1 500	1 200	1 700	1 800	6 200
预计出院病人医疗费		1 500	1 500	1 500	1 500	1 500
收入合计		5 750 000	5 650 000	6 540 000	6 620 000	24 560 000
预计现金收入	期初应收医疗款	300 000				300 000
	第一季度	5 412 500	337 500			5 750 000
	第二季度		5 380 000	270 000		5 650 000
	第三季度			6 157 500	382 500	6 540 000
	第四季度				6 215 000	6 215 000
	现金收入合计	5 712 500	5 717 500	6 427 500	6 597 500	24 455 000

表内计算公式：

预计门诊收入 = 预计门诊人次 × 预计门诊人次费用

预计住院收入 = 预计出院病人数 × 预计出院病人费用

本季预计现金收入 = 本季门诊收入 + 本季住院收入 × 结算比例 + 上季住院收入 × （1 - 结算比例）

（二）医疗服务量预算

医院取得的医疗服务收入数额取决于医疗服务收费水平高低及提供的医疗服务量的多少，非营利性医院的医疗服务价格由政府定价，若要增加医院收入，仅靠提高医疗收费标准是不现实的。因此，医院应将工作重点放在增加医疗业务量上，通过努力提高技术水平、改善就医条件，以优质服务吸引更多病人。准确预计预算期的业务量是整个医院预算编制的关键点。

　　[例6]　　M 医院根据市场调查和预测，预计各季度末在院病人数为下季度出院病人的 20%，设年初、年末在院病人分别为 340 人和 320 人，结合例1 的有关资料编制医院医疗服务量预算见表 4- 10。

表 4- 10

M 医院服务量预算

20×3 年度

单位：人次

项　　目	一季度	二季度	三季度	四季度	全年
预计门急诊人次	50 000	55 000	57 000	56 000	218 000
预计期末在院人数	240	340	360	320	
加：预计出院病人数	1 500	1 200	1 700	1 800	6 200
减：预计期初在院病人数	340	240	340	360	
预计期内入院病人数	1 400	1 300	1 720	1 760	6 180

　　表内计算公式：

　　预计出院病人数 = 期初在院人数 + 预计入院人数 – 期末在院人数

　　期初在院病人数 = 上期期末在院病人数

　　预计期末在院病人数 = 下季出院病人×留院比例

（三）直接人工预算

　　直接人工预算是以医疗服务量预算为基础进行编制的。根据医疗服务量和单位服务量所需的工时，计算出各期预计直接工时需要数，再乘以单位小时工资费用，便得到预计的直接人工成本。这需要结合医院临床医技职工人数、有效服务时间、病人住院天数以及职工工资、福利等财务历史数据。

　　[例7]　　M 医院预计每门诊人次和每住院病人需分别耗用直接人工 0.4 小时和 30 小时，每小时的直接人工成本是 15 元。直接人工成本均为当期现金支付。根据以上资料编制直接人工预算（表 4- 11）。

　　表内计算公式：

　　门诊人次耗用工时 = 预计门诊人次×每门诊人次耗用直接工时

　　住院病人耗用直接工时 = 预计出院病人×每出院病人耗用直接工时

　　预计直接工时 = 门诊人次耗用工时 + 住院病人耗用直接工时

　　直接人工总额 = 预计直接工时×每工时平均工资费用

（四）直接材料预算

　　医院耗用的材料包括卫生材料、低值易耗品、其他材料及药品等，它的耗用量是决定采购量大小的主要因素，但同时要注意采购量、耗用量和库存量三者之间要保持一定的平衡，既要避免材料积压，占用资金，又要避免材料短缺，影响治病救人。

表4-11 　　　　　　　　　　**M 医院服务量预算**

20×3 年度 　　　　　　　　　　　　　　　　　　　　　　单位：元

项　目	一季度	二季度	三季度	四季度	全年
预计门诊人次	50 000	55 000	57 000	56 000	218 000
每门诊人次耗用直接工时	0.4	0.4	0.4	0.4	
门诊病人耗用直接工时	20 000	22 000	22 800	22 400	87 200
预计入院病人数	1 400	1 300	1 720	1 760	6 180
每住院病人耗用直接工时	30	30	30	30	
住院病人耗用直接工时	42 000	39 000	51 600	52 800	185 400
预计直接工时合计	62 000	61 000	74 400	75 200	272 600
每工时平均工资费用	15	15	15	15	
直接人工总额	930 000	915 000	1 116 000	1 128 000	4 089 000
预计现金支出　一季度支出	930 000				930 000
二季度支出		915 000			915 000
三季度支出			1 116 000		1 116 000
四季度支出				1 128 000	1 128 000
现金支出合计	930 000	915 000	1 116 000	1 128 000	4 089 000

[例8]　　M 医院某种材料消耗分别为每门诊病人 1 件和每住院病人 10 件，年初和年末存货量分别为 12 000 件、11 000 件，期末材料库存量为下期需用量的 10%。材料计划单价为 48 元，当期现金支付材料采购款的 80%，剩余 20% 于下期支付，设年初应付材料款 675 000 元。根据以上资料编制直接材料预算（表4-12）。

表内计算公式：

期初材料库存量 = 上期期末材料库存量

预计材料采购量 = 材料需用量 + 预计期末材料库存量 − 期初材料库存量

预计期末材料库存量 = 下期需用量 × 材料留存比例

门诊人次耗用直接材料 = 门诊人次 × 每门诊人次耗用量

住院病人耗用直接材料 = 住院病人数 × 每住院病人耗用量

材料需用量 = 门诊人次耗用直接材料 + 住院病人耗用直接材料

表 4-12

M 医院直接材料预算

20×3 年度

单位：元

项 目		一季度	二季度	三季度	四季度	全年
预计门诊人次		50 000	55 000	57 000	56 000	218 000
每门诊人次耗用直接材料（件）		1	1	1	1	
门诊病人耗用直接材料（件）		50 000	55 000	57 000	56 000	218 000
预计入院病人数		1 400	1 300	1 720	1 760	6 180
每住院病人耗用直接材料		10	10	10	10	
住院病人耗用直接材料		14 000	13 000	17 200	17 600	61 800
直接材料需用量合计		64 000	68 000	74 200	73 600	279 800
加：预计期末库存量		6 800	7 420	7 360	11 000	
减：预计期初库存量		12 000	6 800	7 420	7 360	
计划采购量		58 800	68 620	74 140	77 240	278 800
计划单价		48	48	48	48	
直接材料总额		2 822 400	3 293 760	3 558 720	3 707 520	13 382 400
预计现金支出	应付账款（年初数）	675 000				675 000
	一季度支出	2 257 920	564 480			2 822 400
	二季度支出		2 635 008	658 752		3 293 760
	三季度支出			2 846 976	711 744	3 558 720
	四季度支出				2 966 016	2 966 016
	现金支出合计	2 932 920	3 199 488	3 505 728	3 677 760	13 315 896

（五）医疗服务费用预算

医疗服务费用预算是除直接人工和直接材料以外的其他所有医疗成本费用的预算，主要包括水电气、维修、固定资产折旧、清洁消毒等其他费用。医疗服务费用须按成本性态分为固定费用和变动费用。固定费用中的折旧费是不需要支付现金的，应在现金支出部分予以扣除。

［例9］ M 医院每工时变动费用为 5 元，其构成内容水电气、维修费和其他变动费用分别是 2 元、2 元和 1 元，固定费用中每季度折旧 500 000 元、维修费 250 000 元、其他固定费用 135 950 元。根据以上资料编制医疗服务费用预算（表 4-13）。

表 4- 13   **M 医院医疗服务费用预算**

20×3 年度   单位：元

项　目	一季度	二季度	三季度	四季度	全年
预计直接工时	62 000	61 000	74 400	75 200	272 600
费用分配率	5	5	5	5	
变动服务费用总额	310 000	305 000	372 000	376 000	1 363 000
其中：水电气	124 000	122 000	148 800	150 400	545 200
维修费	124 000	122 000	148 800	150 400	545 200
其他变动费用	62 000	61 000	74 400	75 200	272 600
固定服务费用总额	885 950	885 950	885 950	885 950	3 543 800
其中：折旧	500 000	500 000	500 000	500 000	2 000 000
维修费	250 000	250 000	250 000	250 000	1 000 000
其他固定费用	135 950	135 950	135 950	135 950	543 800
医疗服务费用合计	1 195 950	1 190 950	1 257 950	1 261 950	4 906 800
减：折旧	500 000	500 000	500 000	500 000	2 000 000
预计现金支出	695 950	690 950	757 950	761 950	2 906 800

（六）医疗成本预算及期末存货预算

为确定预计收支总表中的医疗成本和预计资产负债表中的存货成本，根据前述有关资料编制医疗成本预算和在院病人消耗（视为企业的在产品）预算（表4- 14）。

表 4- 14   **M 医院医疗成本预算和期末在院病人消耗预算**

20×3 年度   单位：元

	项目	单位门诊人次医疗成本			单位入院病人医疗成本		
		单价	用量	成本	单价	用量	成本
医疗成本预算	单位变动成本			56			1 080
	直接材料	48 元/件	1	48	48 元/件	10	480
	直接人工	15 元/小时	0.4	6	15 元/件	30	450
	变动医疗服务费用	5 元/小时	0.4	2	5 元/小时	30	150
	单位固定成本	13 元/小时	0.4	5.2	13 元/小时	30	390
	单位医疗成本			61.2			1 470
在院病人消耗	期末在院病人	320					
	单位医疗成本	1 470					
	期末在院病人消耗	470 400					

注：单位固定医疗服务成本 = 预计固定服务费用/预计直接工时

（13 元/小时 = 3 543 800 元/272 600 工时）

（七）管理费用预算

管理费用是医院行政管理部门为履行一般管理业务发生的费用，大多为固定成本，包括管理人员工资及福利、离退休人员费用、办公费、广告费、固定资产折旧、坏账准备、医疗赔款等。折旧、坏账准备等计提费用同样也不需要支付现金。

[例 10] M 医院预计年度发生以下管理费：工资 400 000 元、办公费 200 000 元、广告费 120 000 元、离退休费用 300 000 元、折旧 80 000 元、维修费 260 000 元、坏账准备 15 000 元、医疗赔款 280 000 元和其他管理费 280 000 元。根据以上资料编制管理费用预算（表4-15）。

表 4-15

M 医院管理费用预算

20 × 3 年度

单位：元

项　　目		金　　额
工资		400 000
办公费		200 000
广告费		120 000
折旧		80 000
维修费		260 000
离退休人员费用		300 000
坏账准备		15 000
医疗赔款		280 000
其他管理费		280 000
管理费用合计		1 935 000
预计现金支出	减：折旧	80 000
	坏账准备	15 000
	现金支出合计	1 840 000
	每季度现金支出	460 000

（八）现金预算

现金预算由医院财务部门负责编制，用以反映医院预算期内现金流转情况，是在各业务部门分预算的基础上结合专门决策预算，将其中的现金收支部分汇总。现金预算一般包括以下 4 部分内容：

1. 现金收入

包括期初的现金结存数和预算期内发生的现金收入，如医疗服务收入（医药收入）、其他收入，政府举办的非营利性医院还包括财政补助收入等。

2. 现金支出

包括预算期内的各项现金支出，如前述直接材料预算、直接人工预算等业务预算中的现金支出部分，还有专门决策预算中购置设备以对外投资等现金支出部分，以及政府举办的非营利性医院的财政补助支出等资料。

3. 现金多余或不足

此为上述现金收入与现金支出的差额。差额为正，说明收入大于支出；反之，则说明支出大于收入。

4. 现金的筹集和运用

包括预算期内预计向银行借款的数额和偿还借款、支付利息等事项。

[例11] M 医院规定期末最低现金余额不低于 100 000 元，现根据前述预算中有关资料编制现金预算（表4-16）。

表 4-16　　　　　　　　　　　M 医院现金预算

20×3 年度　　　　　　　　　　　　　　　　单位：元

项　　目	一季度	二季度	三季度	四季度	全年
期初现金余额	360 000	258 630	730 692	236 514	360 000
加：医疗服务现金收入	5 712 500	5 717 500	6 427 500	6 597 500	24 455 000
其他现金收入	40 000	40 000	40 000	40 000	160 000
财政补助收入	150 000	100 000	100 000	250 000	600 000
可用现金收入	6 262 500	6 116 130	7 298 192	7 124 014	25 575 000
减：现金支出					
直接材料	2 932 920	3 199 488	3 505 728	3 677 760	13 315 896
直接人工	930 000	915 000	1 116 000	1 128 000	4 089 000
医疗服务费用	695 950	690 950	757 950	761 950	2 906 800
管理费用	460 000	460 000	460 000	460 000	1 840 000
设备购置	800 000	–	2 100 000	–	2 900 000
财政及其他现金支出	185 000	120 000	122 000	285 000	712 000
现金支出合计	6 003 870	5 385 438	8 061 678	6 312 710	25 763 696
现金多余或不足	258 630	730 692	– 763 486	811 304	– 188 696
资金的筹集或运用					
向银行借款			1 000 000		1 000 000
归还借款及利息				– 600 000	– 600 000
筹款合计			1 000 000	– 600 000	400 000
期末现金余额	258 630	730 692	236 514	211 304	211 304

(九) 预计收支总表

预计收支总表主要用于反映医院在预算期内的经营成果，根据表4-12至表4-19的有关数据，编制M医院收支总表 (表4-17)，收支结余按现行 "医院会计制度" 规定分别按60%和40%的比例分配计入事业基金和职工福利基金。

表4-17

M医院收支总表

20×3年度

单位：元

项　目	全　年
医疗服务收入（医药收入）	24 560 000
减：医疗成本	22 455 600
管理费用	1 935 000
医疗收支结余	169 400
加：财政补助收入	600 000
其他收入	160 000
减：财政补助支出	600 000
其他支出	112 000
收支结余	217 400
结余分配	217 400
减：提取职工福利	86 960
转入事业基金	130 440

表内数据说明：

医疗成本 = 医疗成本预算中单位门诊人次医疗成本 (61.2元/人次) × 门诊人次 (218 000人次) + 单位入院病人医疗成本 (1470元/人次) × 出院病人数 (6200人次)

(十) 预计资产负债表

预计资产负债表主要用于反映医院在预算期末的财务状况。资料来源于前述预算中有关数据，并结合年初资产负债表。

设M医院年初资产负债表如表4-18。

表4-18

M医院资产负债表

20×3年度

单位：元

资　产		负债及净资产	
流动资产	年初数	流动负债	年初数
现金	360 000	短期借款	
应收账款	300 000	应付账款	675 000

（续　表）

资　　产		负债及净资产	
减：坏账准备	50 000	长期借款	
库存材料	576 000	负债合计	675 000
在院病人消耗	499 800		
流动资产合计	1 685 800	事业基金及专用基金	1 010 800
固定资产	5 500 000	固定基金	5 500 000
		净资产合计	6 510 800
资产总计	7 185 800	负债及净资产合计	7 185 800

现编制预计年末资产负债表，见表4-19。

表4-19

M医院资产负债表

20×3年度

单位：元

资　　产	年末数	负债及净资产	年末数
流动资产		流动负债	
现金	211 304	短期借款	400 000
应收账款	405 000	应付账款	741 504
减：坏账准备	65 000	长期借款	
库存材料	528 000		
在院病人消耗	470 400		
流动资产合计	1 549 704	负债合计	1 141 504
固定资产	8 400 000	事业基金及专用基金	408 200
		固定基金	8 400 000
		净资产合计	8 808 200
资产总计	9 949 704	负债及净资产合计	9 949 704

表内数据说明：

现金余额211 304元 = "现金预算"中年末数

应收账款405 000元 = "医疗服务收入预算"中第四季度预计住院收入2 700 000元 ×（1－结算比例85%）

坏账准备65 000元 = 年初坏账准备50 000元 + "管理费用预算"中本年计提坏账准备15 000元

在院病人消耗470 400元 = "期末在院病人消耗预算"中的期末在院病人消耗

库存材料528 000元 = "直接材料预算"中期末库存量11 000件 × 48元/件

固定资产8 400 000元 = 固定资产年初数5 500 000元 + 现金预算中设备购置2 900 000元

短期借款 400 000 元 = "现金预算"中年末筹款合计

应付账款 741 504 元 = "直接材料预算"中第四季度计划采购额 3 707 520 元 × 下期支付比例 20%

固定基金 8 400 000 元 = 固定资产 8 400 000 元

事业基金及专用基金 408 200 元 = 年初事业基金 702 400 元 + 年初专用基金 308 400 元 + 医疗服务预算中计提折旧 2 000 000 元 + 管理费用预算中计提折旧 80 000 元 + 预计收支总表中收支结余 217 400 元 − 现金预算中设备购置 2 900 000 元（注：专用基金和事业基金都属于净资产类，为简化计算，将它们合并计算）。

第四节　医院预算管理

预算管理系统由目标管理体系、全面预算管理体系和绩效考核体系组成，其中目标管理体现的是战略规划的具体化，预算管理是对目标体系的支持，绩效考核则是对预算管理和目标实现情况的总结。医院预算管理是医院整体规划和动态控制的一种管理方法，指在医院战略目标指引下，通过预算编制、执行、控制、考评与激励等一系列活动，优化资源配置，全方位地调动医院各个层面员工的积极性，全面提高医院管理水平和经营效率，是确保医院预算管理到位的最终保障。

一、医院全面预算管理的组织机构

医院预算管理的组织机构是全面预算管理的基础和保证。它既是全面预算管理得以实施的载体，也是全面预算管理职能的执行主体。一般而言，医院应设立预算管理委员会，负责医院的预算管理工作。预算管理委员会是医院预算管理的最高职能机构，由医院各级管理人员及相关专家组成，下设领导小组及其常务机构等，负责全院预算的编制、控制和考核。

1. 领导小组

确定预算编制的原则和要求，审议、批准预算建议草案，预算执行中的调整方案及年度决算，监督、考核预算的执行等。

2. 常务机构

一般设在财务部门，主要职责是组织编制预算建议草案、提出预算调整计划、建立健全预算执行预警机制和进行预算分析、编制决算报告等。

二、医院预算考核指标的制定

预算考核指标体系是指对预算执行各个环节的效果性、经济性和效率性进行综合评价时所采用的由一系列相互关联、相互依存的指标构成的有机整体。由于预算在执行过程中容易产生两种倾向：一种是"刚性"过强，不管遇到任何情况一律不予调整，这样会影响部门的积极性，甚至影响到医院经营；另一种是随意调整，这样会降低了预算的权威性和严肃性，使预算流于形式。因此，在设置考核指标时，要在预算"刚性"与"灵活性"之间找到平衡点，制定适合本院的考核指标体系。

1. 预算考核指标的分类

（1）按考核的内容划分：可分为预算收入考核指标、预算支出考核指标、预算管理考核指标、预算执行效果考核指标，如收入预算完成率、支出预算完成率、应收账款回收率等。

（2）按考核的范围划分：可分为全面考核指标和重点考核指标，如收治病人完成率、市场占有率、库存物资利用率、资产利用率等。

（3）按指标的衡量方式划分：可以分为定性分析指标和定量分析指标，如成本差异率、病例组合差异率、病人满意度等。

（4）按考核的功能划分：可以分为阶段分析指标和趋势分析指标，如目标完成率、增长率、发展速度等。

2. 预算考核指标的制定原则

（1）合理性原则：既要遵循财务指标与非财务指标的结合、绩效管理与薪酬激励指标的结合、短期考核指标与长期考核指标的结合，又要充分考虑临床类、医技（医辅）类、管理类等岗位的特点来确定指标内容，目标的设置既非唾手可得，也非高不可攀。

（2）可控性原则：可控性具有一定的相对性，它与责任的发生在空间范围上、时间范围上都有关系。强调可控性有助于分清各部门（责任单位）或个人的职责，以利于正确评价与考核其业绩，提出切实有效的建议与措施，尽可能完成预定目标。但是，要准确地指出可控性因素并不容易，因为许多因素受多个部门共同影响，许多因素的状态受多个时期的决策影响，可以说，绝对可控的因素是几乎不存在的。因此，在考核时应适当引入条件可控的概念，使考核达到预期目的。

（3）全员性原则：全面预算管理是一项全员参与、全面覆盖和全程跟踪、控制的系统工程，要坚持"以人为本"的原则，做到适时评价，及时奖励，表彰创意和创新，指出缺点和不足，使经营者、员工与医院形成责、权、利相统一的责任共同体，最大限度地调动经营者、员工的积极性和创造性。

（4）社会性原则：医院特别是非营利性医院，属于执行公共卫生与保健职能的经济实体，带有显著的公益性质，因此，考核指标的设计不能仅限于以经济指标为中心，医疗质量、行风建设等也应作为重要的考核评价指标。

三、医院全面预算考核

预算是医院一定时期内经营管理的法规性文件，具有严肃性和权威性。为了体现预算管理的权威性，必须对预算执行结果进行评价，通常也称考核。预算考核从整体上看是医院调配资源适应市场变化能力的评价和检验，从局部上看是对医院各科室对实现医院整体目标的贡献的评价和检验，适当地选择考核指标和考核方法，能使预算考核成为正确引导和控制医院行为的有效工具。具体执行过程中，医院应建立年度全面预算柔性控制和月度全面预算刚性控制有机结合的全面预算控制与考核体系，并强调全面预算管理分级责任控制。

1. 全面预算考核的内容

预算考核的内容必须要与预算编制的内容相适应，以预算执行主体为考核主体，以预算目标为核心，着眼于综合评价，克服单纯考核财务指标的情况，尽量避免医院决策和经营行为短期化。预算考核指标一般可分为基本考核指标、辅助考核指标、修正指标和否决指标等。

（1）基本指标：既体现经营目标和发展战略，也体现预算的核心目标。如收支结余率、市场占有率、病人治愈率、死亡率等。

（2）辅助指标：延伸基本指标考核的内容，以囊括经营活动的全貌，也是其他预算目标的体现，如净现金流、业务量、成本费用率等。

（3）修正指标：指根据市场变化，在预算执行过程中按预算调整程序予以调整的项目，主要包括预算差异复核、预算编制准确性和预算反馈及时性三个方面。通过期末预算工作检查，由预算管理委员会评分确定修正系数。

（4）否决指标：是责任主体必须完成的，且对医院经营效益和长远发展有重大影响的特别责任事项，如未完成则对前述综合考核结果进行全部否决。

2. 预算考核的具体程序

（1）选择考核指标：预算考核主要侧重于对预算自身的考核，内容应该是各个责任部门能够控制的业务或因素，包括对预算执行情况的考核和对预算管理情况的考核。

（2）核实预算执行情况：根据预算目标与其他关键业绩指标共同构成的考核指标，通过与实际完成的业绩对比，采用加权平均法等计算方法，完成对各部门（责任中心）或责任人的考核。

（3）撰写预算分析报告：通过预算执行结果与预算目标的比较，确定预算差异分析的对象、差异重要性标准及差异分析方法，分析差异发生的原因，据以确定预算责任主体的经营业绩，结合奖惩制度对各预算主体及其责任人进行奖惩。

四、医院全面预算的控制

预算控制是管理学中应用最广泛的控制方法之一，它表明了计划与控制的关系。预算是计划的数量表现，预算编制是作为计划过程的一部分开始的，而预算本身又是计划过程的终点，是一种转化为控制标准的计划。预算控制目标的正确与否，很大程度上影响医院预算编制的合理性、预算执行的可控性和预算评价的准确性。因此，建立预算控制系统，实施预算的分析、审核和评价，能纠正预算执行偏差，规避预算的风险。

1. 建立预算执行跟踪控制系统

预算执行过程中的控制主要有外部控制和自我控制两种形式，外部控制是指预算执行过程中上级对下级的控制，自我控制是指每一责任单位对自身预算执行过程的控制。预算监管应以自我控制为主，对预算外的部分严格实行外部控制，对预算内的部分则实行外部控制与内部控制相结合。

2. 建立财务预警系统

从机制上进行系统设计，建立财务预警系统的实物基础与输入输出系统，实行监测、诊断、治疗等功能，使其形成良性的动态循环，预测有可能发生的危险并提早采取防范措施，将风险控制在一定的水平上。

3. 健全预算反馈系统

建立与医院具体组织结构和预算执行方式相适应的预算反馈机制，充分发挥预算控制系统应有的职能，及时、快速地启动应急措施，把风险降到最低。

4. 建立预算修正系统

因外部环境的变化或其他特殊原因，使预算在执行过程中产生偏差，并将引发预算的重大偏离，各部门（或责任单位）应及时分析原因，按程序向预算管理委员会提出预算修正申请。预算管理委员会按差异的重要性标准衡量实际发生的预算差异，并对其可控性及后续可能产生的影响作出判断，经审查确认的预算调整数作为部门（或责任中心）的业绩考核依据。

5. 财务预算执行分析

从定量、定性两个层面充分反映各部门（或责任中心）的现状、发展趋势及其存在的潜力。针对预算执行过程中出现的偏差，查找可能导致风险产生的因素，预测发生重大风险的概率，提出相应的解决措施或建议。

6. 定期组织预算审计

为了及时了解和监督预算的执行情况，应采取定期的内部预算审计，并对审计的情况形成预算责任评审报告，作为预算调整、改进内部经营管理、预算考核和业绩评价的重要依据。

7. 建立责任中心，实行归口管理

根据医院全面预算目标，结合各部门、各岗位的责、权、利，运用价值分解的原理和目标管理办法，自上而下，合理划分责任中心，把全面预算目标层层分解，设置关键业绩的具体指标，实行责任控制。

（1）职代会：职代会是全体员工的代表大会，其职责是听取年度财务工作及预算执行情况报告；审议通过预算目标、方案等发展战略规划；审议通过涉及职工切身利益的重大事项；监督检查预算的执行情况。

（2）预算管理委员会：根据医院发展战略、预算期内的工作计划以及上一年度的预算完成情况，确定下一年度的预算目标以及编制的方法；定期或不定期组织预算审计，监控预算的执行进度、查找执行差异的原因及其对全面预算目标的影响，提出改进的措施和建议。

（3）各责任中心：按照医院预算管理委员会下达的全面预算目标和方法，结合自身的特点以及业务开展的情况，提出详细的部门预算计划和预算执行的保障措施。

第五章
医院融资决策

【导读】

本章阐述了医院融资的概念、类型以及不同融资方式的特点和资本成本计算，并介绍了融资活动中的分析方法。通过学习本章，熟悉相关概念，了解不同融资方式的区别以及熟练运用资本结构分析、本利量分析、敏感性分析、杠杆分析等财务分析方法，掌握医院融资决策的内容、对象和方法。

第一节　医院融资概述

融资是医院筹集资金的行为或过程，是医院的一项重要财务活动。无论是营利性医院还是非营利性医院都需要进行融资活动，以满足医疗服务活动的需要。融资表现为医院资产数量的增加，以及负债或权益的增加。营利性医院和非营利性医院都要为债务性资金支付资本成本，营利性医院还要为权益性资金支付成本。在融资过程中，既要确定融资的规模，满足医院对资金的需要；更为重要的是，通过对融资渠道、方式或工具、时机的考虑和选择，合理确定各项资金来源在总资金中的比例——资本结构，力求降低融资风险和成本，实现医院财务管理的目标。在我国，政府举办的非营利性医院由于受到相关政策限制，融资方式非常有限，特别是目前还不能使用资本市场的融资功能；而其他类型的医院如非政府组织举办的非营利性医院和营利性医院在选择融资方式时限制要少些。

一、融资的分类

根据规模扩张或资本结构调整的需要，医院可以通过不同的渠道和方式获取资金。按照不同的标准，融资分为不同的种类。掌握不同类型融资的特点，有助于医院根据其融资成本和风险确定合理的融资决策。

（一）按照资金的使用期限分为短期资金和长期资金

1. 短期资金

一般是在一年内使用的资金，主要包括商业信用（应付账款、预收医疗款、应付票据）、短期融资债券、短期借款等等。短期资金满足医院临时资金使用的需要，一般金额不大，融资成本很低，有些应付账款甚至为零成本；但是由于资金的使用时间短，医院必须在短期内偿还，所以融资风险很大。

2. 长期资金

一般是在一年以上使用的资金，主要包括吸收直接投资、发行股票、长期债券、长期借款、融资租赁和医院内部利润留存等。由于长期资金使用时间长，融资额大，医院未来经营情况不确定，所以资金的供应人会要求较高的投资回报，弥补过高的投资风险，因此，长期资金的资本成本通常很高。有时也将 1～5 年期的融资作为中期资金，而 5 年期以上融资作为长期资金。

短期资金和长期资金共同构成资本结构中的期限结构，如何安排短期资金和长期资金的比例，使得企业融资的财务风险较小而综合资本成本较低，是融资决策中的一个重要问题。一般说来，长期资金由于使用时间较长，成本较高，因此可以满足医院购买固定资产、无形资产、对外投资等生产性资金的需要；而短期资金则主要用于应付医院临时性资金使用的需要，如购买卫生材料、支付办公费等。

（二）按照资金的权益性质分为债务性资金和权益性资金

1. 债务性资金

又称为借入资金、负债资金，是指债权人提供的资金，包括商业信用、债券、银行借款、融资租赁等。由于债务性资金是"暂时性资本"，需要到期归还本金和偿付利息，因此财务风险较大，但相对权益性资金而言，其资本成本较低。一般来说，负债资金的资本成本——利息率是固定的，现阶段医院使用负债资金获得的投资报酬率有可能超过贷款利息率，使负债经营发挥了财务杠杆的作用，使医院和投资人可以获取财务杠杆收益，但收益的同时也存在了相应的财务杠杆风险。

2. 权益性资金

又称为自有资金。营利性医院权益性资金是指股东对医院净资产的所有权，既包括投资人的直接投资和发行股票等外部融资，又包括在持续经营中所形成的积累，如资本公积金、盈余公积金和未分配利润等。政府举办的非营利性医院的权益性资金是指政府对医院投入的资金以及各项结余等。由于权益性资金是"永久性资本"，不需要归还，因此财务风险较小，但是，营利性医院向投资人支付的股利通常高于向债权人支付的利息，所以权益性资金的资本成本较高。

债务性资金和权益性资金共同构成资本结构中的属性结构，合理安排它们的比例，确定最佳资本结构，是资本结构决策的核心问题。（表 5-1）

表 5-1　　　　　　　　　　医院债务性资金与权益性资金的比较

类型 \ 项目	债务性资金	权益性资金
性质	暂时性资本，到期归还本金	永久性资本，不用归还
资本成本	按协议，定期支付利息，资本成本较低	视经营状况好坏支付股利，资本成本较高
股东权利	1. 无经营管理控制权 2. 剩余财产优先清偿权	1. 具有经营管理控制权 2. 剩余财产的最后清偿权
杠杆效应	财务杠杆	无杠杆效应
抵税作用*	利息可抵免所得税	股利不能抵税

*非营利性医院不纳所得税，无此项目。

（三）按资金来源的范围分为内部融资和外部融资

1. 内部融资

内部融资是指医院通过内部积累所形成的资本，如营利性医院的留存收益、累计折旧以及非营利性医院事业基金中来自于事业结余中的部分。内部融资一般不会发生融资费用，取得非常方便。

2. 外部融资

外部融资是指医院从外部筹集资金。外部融资的渠道和方式很多，如发行股票或债券、借款，不仅需要付出使用资金的代价，还会有筹集资金的成本。目前，由政府举办的非营利性医院不能采用股票融资和债券融资。

（四）按是否通过金融机构分为直接融资和间接融资

1. 直接融资

直接融资是指医院不通过银行等金融机构，直接向资金供应者融通资金的活动。如吸收直接资本、发行股票、发行债券和商业信用等。直接融资中的股票融资和债券融资是利用资本市场机制，最大限度地向市场筹集资金，有利于医院提高知名度；但是，利用股票市场或债券市场的融资代价大，相对融资效率较低。

2. 间接融资

间接融资是指医院借助银行等金融机构进行的融资活动。如银行借款、融资租赁等。间接融资过程简单、手续简便，融资费用较低。

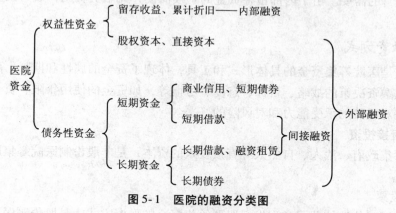

图 5-1 医院的融资分类图

二、融资渠道与融资方式

（一）融资渠道

融资渠道是医院筹集资金的来源方向与通道，体现着资金的源泉和流量。通过对各种融资渠道的了解和认识，有助于医院合理使用融资渠道，有效筹集资金，满足医疗服务活动的需要。

1. 国家财政资金

指有权代表国家投资的政府财政部门或其他部门以国有资产投入医院所形成的资金。国家财政资金是政府举办的非营利性医院筹集资金的主要方式，体现着国家对医疗卫生事业的经济扶持。

2. 银行信贷资金

由银行向医院提供的贷款资金，一般短期贷款资金满足日常经营活动需要，长期贷款资金则用于医院建设项目或大型设备的购置。

3. 非银行金融机构资金

非银行金融机构是除银行以外从事金融业务的机构，如保险公司、投资公司、财务公司、信用合作社等，他们也可以为医院提供一定量的资金来源。

4. 其他企业资金

医院在建或购买业务会形成大量的债权债务关系，这实际是医院对建设商或供货商资金的占用，形成一种商业信用资金渠道。

5. 民间资金

由于股票、债券等金融市场的存在，广大的个体投资者所持有的货币资本也形成了营利性医院的资金来源。

6. 医院自留资金

医院的收支结余不仅能对外投资，更重要的是为以后的医疗服务积蓄资金，满足医院扩大自身生产经营的需要。由于内部留存资金的手续简便，无融资费用，成为医院融资的首要渠道。

（二）融资方式

融资方式是医院筹集资金的具体形式和工具，体现了资金的属性和期限。融资方式的选择体现了医院融资决策的战略、目标、态度、习惯等，如资金的使用年限、资金成本、资本结构以及医院对风险的承受能力和对风险的好恶。

1. 吸收直接投资

指医院筹集政府、法人、自然人等直接投入的资本，是非股份制医院筹集股权资本的基本方式。

2. 发行股票

指股份制医院依法按公司章程发行股票筹集资金的融资方式，是股份制医院融资的主要方式。目前，我国的医院还没有在资本市场发行股票的先例。

3. 银行借款

指医院按照借款合同从银行等金融机构借入款项的融资方式。适合于各类医院筹集长期或短期资金，但一般对资金的使用有严格的限制条款。

4. 债券

指通过发行债券筹集资金的融资方式。在我国，只有股份有限公司、国有独资公司和有两个或两个以上国有投资主体的有限责任公司才能采用这种方式筹集资金。目前，我国医院尚不能使用这一融资方式。

5. 商业信用

指医院通过购买药品、材料或预收患者医疗费用所形成的筹集短期债权资金的方式。商业信用的取得比较简便，使用时间短，财务风险一般。

6. 融资租赁

指医院采用融资租赁的方式，集融资与融物于一体的特殊的融资方式。融资租赁一般通过租赁协议或合同约定双方的权利和义务。

（三）融资渠道和融资方式的联系

医院的融资渠道是医院资金的来源，而融资方式则体现了医院筹集资金的具体方式，因此两者之间有密切的联系。一定的融资方式可以适用于多种融资渠道，而同一融资渠道的资金可以由不同的融资方式取得。（表5-2）

表5-2 医院融资渠道和融资方式的联系

融资渠道 \ 融资方式	吸收直接投资	发行股票	银行借款	债券	商业信用	融资租赁
国家财政资金	○	√	√			
银行信贷资金			○ √			
非银行金融机构	√	√			○ √	○ √
其他企业资金	√	√			○ √	○ √
民间资本	√	√				
医院自留资金	○	√				

○表示政府举办的非营利性医院，√表示其他类型医院

三、权益性融资

（一）吸收直接融资

吸收直接投资是医院以协议方式吸收政府、法人、自然人等直接投入的资本，形成医院资本的一种融资方式。吸收直接投资无需公开发行证券融资，适合非股份制医院。出资者向医院交纳资本金后，成为医院的所有者，对医院的决策权、利润分配及剩余财产分配比例等权利义务由投资协议或合同约定。在我国营利性和非营利性医院均可以采用吸收直接投资。

1. 吸收投资的种类

按照形成的权益资金的类型，医院吸收直接投资可以分为以下三类：

（1）国有资本：国有资本是指代表国家的政府财政或其他部门以国有资产投入医院的所形成的资本，投资形式主要有国家财政拨款、上级拨款、土地使用权等。国有资本是政府举办的非营利性医院融资的重要方式，国有资本的使用权归医院所有，但产权归属于国家，国有资本的运用和处置受到国家严格的监督和控制，确保国有资产的保值、增值是国有医院的职责所在，也是当前政府整顿改组国有医院、建立现代企业经营机制中的一项重要任务。

（2）法人资本：法人资本是具有法人资格的其他医院或经济组织、单位以其依法可以支配的资产直接投资给医院所形成的资金。

（3）个人资本：个人资本是医院吸收其职工或社会个人的直接投资所形成的资金。个人资本实际是由民间资金所形成的资本，虽然个人出资者的投资额有限，但在与国有资本、法人资本享有同等的权利和义务。个人资本与法人资本主要适用于除政府举办的非营利性医院之外的其他类型的医院融资。

2. 吸收投资的出资方式

医院吸收直接投资时，出资人可以使用现金、机器设备、材料、专利权等多种资产投资，但总的说来是两种基本的出资形式，一是货币性资产投资，二是非货币性资产投资。

（1）货币性资产投资形式主要有银行存款、短期债券等变现能力极强的资金形式。由于货币性资产可以很容易地转化为其他资产形式，是医院进行生产经营必要的条件之一。

（2）非货币性资产投资形式有两类，一是吸收实物资产，即房屋、建筑物、设备等固定资产和材料、商品等流动资产；二是吸收无形资产，如专有技术、商标权、专利权、土地使用权和商誉等。非货币性资产可以直接投入到医疗服务活动中，有助于尽快提高医院的服务能力，提高投资效率。但是，非货币资产的作价直接关系着投资者与医院双方的权益，作价过高会损害医院的利益，作价过低则损害投资者的利益。因此，应以公允价值进行计量。公允价值是指在当前的非强迫或非清算的交易中，自愿双方之间进行资产的投资的价格。以客观公正的态度予以确定资产，特别是确定无形资产的价值时应该更谨慎，因为无形资产带来的经济利益具有不可预测性，我国对无形资产的出资限额有严格的限制。

3. 吸收投资的程序

非政府举办的医院在吸收直接投资时，一般遵循如下程序：

（1）确定需要资金的数量：医院需要资金的动机可以归纳为三点，一是扩大经营规模；二是调整资本结构；三是二者兼而有之的混合动机。非股份制医院筹集资金往往可以直接形成医疗服务能力，因此应基于实际的需要，确定合理的融资数量，提高融资的效果或效率。

（2）确定投资单位和形式：医院吸收直接投资，实际上是寻找投资伙伴，双方一旦形成合作意向后便应该本着信任、诚实的合作态度协商投资事宜，并且让对方了解医院真实的经营状况和财务情况。

吸收直接投资是以协议的方式规定合作双方的权利和义务，因此，双方在签署协议之前需要对合作的有关事项达成共识。协商的事项包括投资方出资的数量和方式、出资方在医院的持股比例、医院对投资者的利润回报责任等等。

（3）签署投资协议或合同：医院与投资者在初步协商后，将协商一致的内容写入协议或合同等书面文件，成为双方的合作依据，具有法律效力。同时，在协议中还要明确非货币资产投资的价值问题。

（4）按照协议实现融资：一旦双方签订投资协议，则投资者按照协议规定的时间、地点、程序将资产投入医院，而医院按照协议约定的投资价值确认为企业的资产价值。营利性医院投资者还可以按照协议的规定参与医院的经营管理和参与利润分配。

4. 吸收投资的优缺点

（1）吸收直接投资的优点：吸收直接投资属于权益资本，有利于增强医院的信誉和偿债能力。吸收直接投资既有货币资产，又有非货币资产，比如先进的设备或技术，能够很快地形成医院的医疗服务能力。由于权益性资本无须偿还，除政府举办的非营利性医院外，其他类型的医院也只需根据经营状况支付投资报酬，因此相对于负债性资本而言，财务风险较小。

（2）吸收直接投资的缺点：主要是指政府举办的非营利性医院外的其他类型医院，在吸收直接投资时资本成本通常较高，原因是投资者承担了更大的经营风险。医院在吸收直接投资时，须向新投资者出让一定比例的经营决策权，实际上是分散了原有投资者的控制权力。也就是说，投资协议对投资比例的约定，体现了投资者之间相互争夺医院经营管理控制权的态势。由于吸收直接投资没有以证券为媒介，在吸收资金时产权关系不太明确，容易产生产权纠纷；加上产权市场的交易能力较差，不便于产权交易。

（二）股票融资

在我国，由政府举办的非营利性医院是提供医疗服务、承担社会责任的非营利性组织，不能运用资本市场的融资功能。但是，在资本市场影响力日益增强的今天，股份制已经成为其他行业融资的重要方式，不妨为营利性医院借鉴。通过医疗卫生体制改革的进一步深化，鼓励和引导社会力量参与医疗卫生事业的发展，在宏观层面上形成政府举办的公立医院、民营医院、私立医院、股份制医院等多种所有制医院并存、公平有序竞争的医疗服务格局。

1. 股份制医院的类型

我国股份制医院有两种，即股份制医院和股份合作医院。按照投资主体划分，股份制医院又可以分为多个法人投资组建的股份制医院和由大中型国有医院转型形成的股份制医院。股份合作制医院多为转制后的城市小型国有或集体所有制医院以及农村乡镇卫生院。

（1）股份制医院：由法人投资组建的股份制医院是由多个医院法人和事业单位法人投资入股建立的，类似于有限责任公司。股份制医院完全自主经营、自负盈亏。最高权力机构是董事会，董事长由出资最多的股东担任，实行董事会下的院长负责制。院长除定期向董事会汇报重大问题和业务上接受卫生主管部门的指导外，全权处理医院的事务。

股份制医院的特点在收益分配，其纯收入扣除发展基金和院长基金后，其余作为红利分配给各个股东。具体做法包括：只分红不派息；既分红又派息；个人股分红、国家股派息，或提取折旧不分红。股息有的按高于1年期银行同期利息逐月发放，有的按3年期银行同期利息年末发放。

（2）股份合作制医院：主要形式有：①公有资产全部参股或有偿使用，并实行全员投股；②公有资产量化折股，按工龄、责任和贡献大小分派给职工，职工不需要投资入股；③公有资产部分参股或有偿使用，部分折股分派给职工，并实行全员投股；④医院同院外医疗卫生单位、持证个体或其他社会法人联合参股。股权设置的形式包括国家股、集体股、个人股和法人股。

股份合作制医院的分配制度与股份制医院不同，是以按劳取酬为主，按股分利为辅的原则。工资总额和医院的收入挂钩。有的实行基本工资、职务职称工资、效能工资等结构工资制。年纯收入扣除发展基金和院长基金后，其余按股分红。

2. 股票的含义与特点

由于我国医疗卫生行业的特殊性，股份制医院所占的比例还非常少，特别是在目前的资本市场上还没有以医疗服务行业为主营业务的上市公司。下面对股票融资内容进行简要介绍。

（1）含义：股票是融资主体依法发行的、用以证明股东身份和对公司享有权利并据以获得股利和红利的一种可转让的书面凭证。它是一种有价证券，是股份的表现形式。

（2）特点：股票代表一定的财产权利，包括股东具有公司的所有权、收益权和剩余财产的分配权利。股票具有风险性。股票是一种无期限的法律凭证，不能退还，但可以转让或抵押。股票的价格具有波动性。

3. 股票的种类

（1）按照股东权利和义务大小将股票划分为普通股和优先股，这是一种基本的划分方式。

（2）按照股票票面上是否注明股东姓名或名称分为记名股票和不记名股票。

（3）按照股票票面是否标明金额分为有面额股票和无面额股票。

（4）按照投资主体不同分为国家股、法人股、个人股和外资股。

（5）按照发行对象和上市地区，分为 A 股、B 股、N 股、H 股。

4. 股票融资的优缺点

（1）股票融资的优点：股权融资筹集的是自有资金，无到期日，不需归还。股票融资没有固定的股利负担，同时筹集的是永久性资金，因此财务风险小，有利于增强公司信誉，扩大公司的社会影响和增强医院的偿债能力，维护医院长期稳定的发展。

（2）股票融资的缺点：支付的股利一般高于债务利息，而且股利不能抵减所得税，因此资本成本比较高。发行股票分散了医院的控股权，可能会引起老股东的抵制，不利于经营管理。

四、债务性融资

债务资金是医院融资的重要来源，它和权益融资是性质上完全不同的两种融资方式。医院筹集的资金既不可能全部是债务资金，也不可能全部是权益资金，债务资金和权益资金之间的比例是融资决策的一个重要问题。与权益资金相比，债务资金的特点是：筹集的资金需要偿还本息，财务风险较高；资金成本相对较低；债权人在医院没有经营决策权，不会分散医院的管理控制权。

（一）银行借款

银行借款是医院向银行或其他金融机构借入资金的一种融资方式，是医院筹集资金的一种重要形式。

1. 银行借款的种类

银行借款按照不同的标准，划分为以下几类：

（1）按照资金使用的时间长短，可以分为短期借款和长期借款。①短期借款：一般是使用时间在一年（包含一年）以下的借款。短期借款可以缓解医院暂时的资金紧缺状况，但使用时间短，财务风险大。②长期借款：一般是使用时间在一年以上的借款。长期借款主要用于解决医院长期资金的需要，与短期借款相比，具有偿还本息压力和风险相对较小，但取得的资金成本较高的特点。

（2）按照借款有无担保，分为信用借款和担保借款。①信用借款：是医院以其自身信誉，而不是以抵押品作保证所获得的银行借款。②担保借款：又分为保证借款、抵押借款和质押借款。保证借款是按照《担保法》规定的保证方式及第三方承诺在贷款人不能偿还债务时承担的一般保证责任或连带保证责任而发放的贷款；抵押借款是医院或第三方用一定的抵押品而获得的银行借款，其中可以作抵押品的资产有股票、债券、建筑物、机器设备等；质押借款是以医院或第三方的动产或权利作为质押而发放的贷款。

（3）按照提供贷款的机构，可以分为政策性银行贷款和商业性银行贷款。

2. 银行借款的程序

（1）医院向银行提出借款申请。①从银行取得借款的医院必须具备一定的条件：实行独立核算、自负盈亏，具有法人资格；借款医院具有一定的物资和财产保证，有偿还贷款的能力；医院财务管理和经济核算制度健全，资金使用情况及医院经济效益良好，经营方向和业务范围符合国家政策，借款用途属于银行贷款办法规定的范围；在银行设有账户，办理结算；担保单位具有相应的经济实力。②银行等金融部门发放贷款的原则是：按计划发放、择优扶植、有物资保证、按期归还。③医院办理借款的手续。医院向银行提出贷款申请，陈诉借款用途、借款金额、用款时间和计划、偿还能力及还款方式。

（2）银行审批医院借款申请。①贷款银行根据有关规定对医院的财务状况、信用状况、盈利的稳定性、发展前景、借款投资项目的可行性进行审查。②银行依据审批权限，核准医院的借款金额和用款计划。

（3）银行与医院签订借款合同。银行审查同意向医院贷款后，需要同医院签订借款合同。借款合同是维护借贷双方合法权益，保证资金按时拨付和合理使用的书面约定，同时也是协调、解决借贷双方经济纠纷的法律依据。借款合同的内容主要包括：①基本条款。基本条款规定借贷双方的权利和义务，是借款合同的主要内容。基本条款的内容有：借款种类、借款用途、借款金额、借款利率、借款期限、还款期限、还款方式等。②保证条款。保证条款是保证银行能够顺利收回贷款的条款，通过规定医院自有资本的比例、限制作为贷款担保物资的使用、担保人的责任等来使银行的贷款获得足够的资金保证，维护银行作为债权人的利益。③违约条款。违约条款是对借贷双方不能履行义务所承担责任的规定，主要载明医院逾期不归还贷款的处理或银行不按合同发放贷款的处理等内容。④其他条款。其他条款是对以上条款未涉及相关事项的说明。

（4）银行发放贷款。借款合同生效过后，贷款银行按照合同按时、按期向医院拨付款项。

（5）医院偿还贷款。①医院应该按照借款合同的规定按期、按时偿还银行贷款的本金和利息。偿还的方式包括到期一次还本付息、分期付息到期还本、分期还本付息三种。每次偿还的金额依据借款合同的规定执行。②在贷款到期之间，医院要及时筹足资金按时偿还，避免违约。银行也会向医院送发还本付息通知单，短期借款一般在到期前一个星期通知，长期借款在到期前一个月通知。③医院由于暂时的资金周转困难，无法按期足额偿还银行借款，可以在到期之前向银行申请贷款展期，延长贷款期限。银行视医院财务状况和经营状况的好坏，决定是否批准医院的展期申请。

3. 银行借款的优缺点

（1）银行借款的优点：①融资速度快。相对于发行股票、债券等，办理银行借款的手续较为简单，筹集资金的时间相对较短，资金到位时间较快。②融资成本较低。银行借款属间接融资，借款利息费用既低于股票股利，也低于债券利息，融资费用较少。③借款的弹性大。借款过程中，医院与银行可以直接商定借款的时间、金额和利率等；在借款使用期间，如果医院的财务状况发生了变化，可与银行协商修改借款合同的部分条款；如医院不能按时归还借款本息，还可向银行申请贷款展期。这些特点使得医院利用银行借款融资时灵活性很大。④能降低成本开支。根据我国税法的规定，借款利息可以在税前列支，能有效地减少医院实际负担的成本。⑤有利于保守财务秘密。医院向银行借款，只需向银行提供真实、可靠的财务信息，而无须向社会公开披露财务信息，有利于保守医院的财务秘密。⑥可以发挥财务杠杆的作用。

（2）银行借款的缺点：①财务风险大。银行借款属于负债资金，必须按时足额偿还本金和利息，特别在医院经营状况不好的情况下，是一笔不小的财务负担。②限制条款多。银行为保证贷款的安全性，一般会在借款合同中对借款用途、抵押财产、流动资金的数量等作出严格规定，限制了医院对资金的运用和调配能力，不利于医院经营活动的进行。③融资数额有限。银行借款与股票、债券等直接融资相比，融资的数量有限。

（二）债券融资

债券是政府、金融机构或企业为筹集资金而发行的，约定在一定期限内还本付息的有价证券，又称为政府债券、金融债券或企业债券（公司债券）。发行债券是医院筹集资金的一种方式，特别是筹集长期资金的重要方式。根据我国《公司法》规定，只有股份有限公司、国有独资公司和两个以上的国有企业或者其他两个以上的国有投资主体投资设立的有限责任公司，才有发行公司债券的资格。目前，在我国无论是营利性医院还是非营利性医院都不允许发行债券，这里不做介绍。

（三）商业信用

商业信用是商品交易中因延期付款而形成的借贷关系，是医院与其他机构之间的直接信用关系。商业信用早在商品社会初期就出现了，它是由于商品交易中的钱货分离所形成的一种短期融资形式。在经济社会中，商业信用由于其取得简便、成本低、形式多样，因而占有重要的地位。

1. 医院商业信用的形式

商业信用是现代商品经济的一个特征，是交易的双方本着诚实守信的交易原则进行商品购销活动的产物。

（1）赊购商品：赊购商品是一种最典型、最常见的商业信用形式，也是大部分医院采用的方式。在这种形式下，双方在商品交易时，医院可与供应商约定延期付款时间，供应商为医院提供了实际到货时间与实际付款日之间的资金占用，形成了医院临时性的资金来源。

（2）预收医疗款：预收医疗款是医院预收住院病人的预交金和社会保障机构预拨付的医疗保险金。预交金制度，是降低病人欠费率的举措之一。医院在开展医疗服务活动时，根据住院病人的病情要求病人预先缴纳一定数量的预交金，出院时再根据住院期间实际发生的费用结账，多退少补。预收医疗款，实际上是由医院服务对象提供的一种商业信用，也是医院临时性融资的方式之一。

2. 商业信用的条件

信用条件是指销售方对付款时间和现金折扣所作的具体规定，比如"1/10，n/20"就是一种信用条件，含义是购买方应在 20 天内付款，但如果是在 10 天（含 10 天）内付款，可以获得货款总额 1% 的现金折扣，超过 10 天则没有现金折扣。其中 10 天是折扣期，20 天是信用期，1% 为现金折扣率。从总体上看，信用条件主要有以下几种：

（1）预收货款。预收货款是商品的销售方在交付商品之前向购买方收取部分或全部货款的做法。采用预收货款的原因可能是：①销售方对购买方的信誉度或财务状况不信任，可能要求购买方先行付款。②销售方销售的商品供不应求，即使付款条件苛刻也不会损害销售状况。③销售的商品生产周期长、售价高，销售方进行生产垫付资金的风险大，会要求购买方共同分担风险，提前垫付资金。

（2）延期付款，但无现金折扣。这种信用条件下，销售方允许购买方在收到商品后的一定时间内按发票金额支付货款。比如"net 60"表示在 60 天内付款。这种方式的付款期限一般是 30 ~ 60 天，但季节性生产企业可能会提供更长的信用期间。采用这种付款方式，付款期限越长表示销售方提供的付款条件越优惠，可能越能够吸引客户购买。

（3）延期付款，但用现金折扣鼓励提前付款。现金折扣就是销售方为了鼓励客户在一定期间内及早偿还货款，对销售价格给予一定比率的扣减。这种信用方式是将延期支付与现金折扣相结合，比如上面提到过的"1/10，n/20"就是这种信用条件。现金折扣广泛使用的目的是为了加快应收账款的回收，一般现金折扣的比率为发票金额的 1% ~ 5%。比如信用条件"1/10，n/20"表明，如果医院在第 10 天付款，既享受了现金折扣，同时又没有为延期支付付出资本成本，因此这时使用商业信用是免费的；假如医院超出了 10 天，在 20 天内付款，则意味着医院放弃了现金折扣，虽然可以延期付款，但放弃现金折扣所增加的机会成本可能是昂贵的，因此，医院需要计算放弃现金折扣的成本率。如果超过信用期付款，医院的损失可能就不仅仅是放弃现金折扣的机会成本，还可能是因医院信誉条件恶化招致将来苛刻的信用条件。

3. 放弃现金折扣成本的计算

$$放弃现金折扣的成本 = \frac{CD}{1-CD} \times \frac{360}{N} \times 100\%$$

其中：CD 是现金折扣百分比，N 是信用期扣除折扣期后的天数。

现在以例 1 说明企业是否使用现金折扣决策的方法。

[例 1]　A 医院向 B 公司购买一台设备，B 公司的信用条件是"2/10，1/20，n/40"，当时的市场利率是 10%，问：A 医院应该选择在什么时候还款？如果这时 A 医院有一个短期投资机会是投资回报率为 40%，又该如何决策？

（1）计算放弃现金折扣的成本。

$$放弃 2\% 的现金折扣成本 = \frac{2\%}{1-2\%} \times \frac{360}{40-10} \times 100\% = 24.49\%$$

$$放弃 1\% 的现金折扣成本 = \frac{1\%}{1-1\%} \times \frac{360}{40-20} \times 100\% = 18.18\%$$

当时市场利率为 10%，低于放弃现金折扣的成本，医院会选择借入资金来支付货款，享受现金折扣。医院会选择在第 10 天还款，因此，此时放弃现金折扣的成本更大。

（2）投资机会回报率为 40%，高于放弃现金折扣成本，因此医院宁愿放弃现金折扣，而将资金投入到该投资项目，去追求更大的收益。

4. 商业信用融资的特点

由于商业信用是在商品交易中自发形成，并伴随着商品交易同时进行的，属于自发性融资，没有什么限制条件，无须提供担保、保证或抵押，能够非常方便地取得。如果没有现金折扣，或医院不放弃现金折扣，则利用商业信用筹集资金没有实际的成本。商业信用筹集资金只能是短期使用，一旦放弃了现金折扣，所付出的资本成本的代价很高。

（四）融资租赁

租赁是出租人以收取租金为条件，在契约或合同规定的期限内，将资产租给承租人使用的一种经济行为。

1. 租赁的种类

（1）经营性租赁：经营租赁是出租人向承租人提供租赁物及维修、人员培训的租赁方式。从租赁的目的看，承租人租用资产仅仅是为了在短期内对资产的使用权或是使用出租人提供的专业服务，而不是为了筹集资金。因此，经营性租赁的时间一般都比较短，租赁的方式也多种多样，租赁关系的形成、修改和解除也较为灵活简便。所以，经营性租赁并不属于融资方式。

（2）融资性租赁：融资租赁是租赁公司按照承租医院的要求融资购买设备，并在租赁合约规定的较长期限内提供给承租医院使用的租赁业务。融资租赁与经营租赁的根本区别在于是否将租赁资产的风险和报酬转移给了承租人；如果一项租赁实质上转移了与资产所有权有关的全部风险和报酬，无论租赁合同采用什么形式，都将该项租赁判定为融资租赁。融资租赁是一种集融资与融物为一身的现代租赁形式，承租医院租赁的目的是为了融通资金，相当于医院借入长期资金，并且分期付款购买固定资产，其与医院负债购买固定资产的最主要区别在于医院可以利用使用固定资产所产生的利润来支付租赁租金。融资租赁在出租人与承租人之间不仅形成租赁关系，而且形成了借贷关系。

2. 融资租赁的特点

（1）设备租赁期限长。由于出租人融资购入设备，承担的风险很大，因此会要求承租方的租期接近设备的使用寿命，这样通过不断收取租金来回收出租人投资在设备上的资金。

（2）租赁契约稳定。租赁契约是保证融资租赁行为持续进行的书面文书，是双方真实意思的表达，租赁契约的签订往往都是双方战略性行为，无论哪一方提出终止或修改租赁契约都会对另一方的经营活动造成不利影响。因而终止或者是修改租赁契约都必须获得双方的同意，并且变更方要对另一方由于契约变更或终止所造成的损失做出赔偿。一般情况下，租赁契约签订的双方都不会对租赁合约提出变更。

（3）租赁期满后，双方按照租赁契约的约定处置资产，可以退还、续租或是留购。

（4）租赁成本高。融资租赁的租金中包含了租赁设备的价款，使得融资租赁的租金往往高于经营租赁租金。加上在租赁期内，承租方还需要负担设备的维修保养费用，因此租赁成本较高。但是，融资租入的设备可以列作自有固定资产管理，允许提取修购基金或累计折旧。

3. 融资租赁的形式

（1）直接租赁：它是融资租赁的主要形式，指出租方直接将自产设备或是购入设备出租给承租人，同时收取租金的一种方式。

（2）售后租回：指承租人将设备销售给出租方，然后再与出租方签订该设备的租赁合同，按合同支付租金的方式。采用这种租赁方式，承租人既可以通过设备出售获取大笔流动资金，又能通过分期支付租金来获取资产的使用权，这样能有效地减轻医院资金压力；对出租人来说则相当于投资了一项投资回报稳定的项目。

（3）杠杆租赁：杠杆租赁是国际上流行的一种租赁方式，它涉及出租人、承租人和贷款人三方。具体做法是：出租人向贷款人借款购入设备，再出租给承租人使用并收取租金。对于承租人而言，这种租赁方式和其他方式一样，租入设备需支付租金；但对于出租人而言，购入设备的资金大部分（通常为60%～80%）都是向贷款人借款，因此购入的设备实际上成为贷款的担保。如果出租人无法偿还贷款则要以租赁物偿还。这种租赁方式，出租方既是出租人又是债务人；既拥有融资物的所有权，又有偿还债务的义务，实际上获得了财务杠杆效应。

4. 租赁融资的程序

融资租赁过程是出租人与承租人共同参与、各自决策的过程，下面从承租方的角度介绍融资租赁过程。

（1）明确租赁资产，选择租赁公司。①如果医院由于资金困难暂时无法取得某项资产，准备通过租赁形式来获取资产，应该充分考虑医院未来的发展方向、经营前景、技术进步状况等因素，以及取得资产的技术含量、生产能力等情况，将融资租赁决策与医院未来的战略发展方针相结合，避免盲目扩产或投资失误。②医院做出融资租赁某种类型的资产后，应该着手选择合作的租赁公司作为出租方。在选择租赁公司时，要考虑各家租赁公司的经营范围、业务能力、经验及资信状况等，还要考虑租赁公司的融资条件和租赁率等。选择势力雄厚、信誉高的租赁公司，有利于医院融资租赁活动的进行。

（2）办理租赁委托，签订租赁契约。①向租赁公司提出正式的《租赁申请书》和资产负债表、利润表和现金流量表等，详细说明所需资产的具体要求，这是融资租赁的重要步骤，直接决定租赁公司购买的租赁物是否能够满足承租方的要求。②达成租赁意向后，双方须签订租赁合同。租赁合同是租赁业务的重要法律文件，一般包括一般条款和特殊条款。

一般条款：a. 合同说明：合同的性质、当事人身份、合同签订日期；b. 名词解释：解释合同中使用的重要名词，避免歧义；c. 租赁设备条款：设备名称、规格型号、数量、技术性能、交货地点和使用地点；d. 租赁设备交货、验收和税务、使用条款；e. 租赁期限及起租日期条款；f. 租金支付条款：规定租金的构成、支付方式和货币名称。

特殊条款：a. 购货协议与租赁合同的关系；b. 租赁设备的产权归属；c. 租期中不得退租；d. 对出租人和对承租人的保障；e. 承租人违约及对出租人的补偿；f. 设备的使用和保管、维修、保障责任；g. 保险条款；h. 租赁保证金和担保条款；i. 租赁期满时对设备的处理条款。

（3）验货、付款和保险。①验货与付款。承租医院按照购货协议收到租赁设备时，要进行验收，验收合格后签发交货及验收证书并交给租赁公司，租赁公司据此向设备厂商支付设备价款。②办理保险。设备租赁的保险分为两种：一种是承租医院直接向保险公司办理并支付保险；另一种是由租赁公司向保险公司申请办理，并代缴保费，日后计入租金内并向承租企业陆续回收，如果发生保险范围内的事故损失，由双方向保险公司索赔，而保险赔费归租赁公司所有，用以抵偿承租医院未交付的租金。

（4）支付租金。

（5）租赁期满的处理。

5. 租金的计算

融资租赁的租金支付方式、时间、金额直接关系到承租医院的财务状况和财务风险，在签订租赁契约时承租医院会极力争取对自身最为有利的租金支付形式。

（1）融资租赁租金的构成：①租赁资产的价款，主要包括设备买价、运杂费和途中保险费。②租赁手续费，是承租医院办理租赁业务的营业费用及通过租赁活动取得的盈利。③租赁融资利息，是承租医院为购买租赁设备融资所支付的利息。

（2）租金的支付方式：在融资租赁租金构成确定的情况下，影响租金大小的主要是租期的长短和租金的支付方式。租期越长，支付的次数越多，每次支付的数额越小。如果租期一定，支付的次数越少，每次支付的数额就越多。租金的支付方式主要有以下几种：①按支付间隔期的长短，分为年付、半年付、季付和月付。②按是否等额支付，分为不等额和等额（年金）。③按年金类型，分为先付年金和后付年金。

（3）租金的计算方法：我国的租赁业务一般采用后付年金支付租金方式，租金的计算一般采用平均分摊法和等额年金法。

平均分摊法：这种方法是按事先确定的利息率和手续费率计算租赁期间的利息和手续费总额，然后连同设备成本按支付次数进行平均。这种方法没有考虑时间价值，计算较简单。

每次支付租金 = ［（设备成本 - 预计残值）+ 租赁期内利息总和 + 租赁手续费］/租期数

等额年金法：这种方法是使用年金现值方法计算每年应付租金的方法，贴现率可以用资本成本率。

每次支付租金 = 等额租金现值总额/等额租金的现值系数

等额年金法考虑了货币的时间价值，特别在租期很长的时候，相对于平均分摊法计算出的每次支付的租金数额要精确些；但是，确定等额年金法的贴现率是一件很困难的工作。

6. 租赁融资的优缺点

融资租赁已经逐渐成为许多医院筹集资金的一种重要方式。采用融资租赁，从整个社会范围来说，可以弥补物资供应不足，缓解供需矛盾，节约社会资金，达到资源共享；就医院本身而言，可以利用融资租赁形式筹集医疗服务活动所需要的资金、设备，解决医院资金短缺问题，满足医院发展、扩大经营、提高经济效益的需要。（表5-3）

（1）融资租赁的优点：①能迅速获取所需资产。租赁设备比借款购置设备更灵活、更迅速。因为在融资租赁过程中，使融资过程和租赁设备过程同时进行，可以尽快形成医院的经营能力。②可以保存医院的偿债能力，降低财务风险。医院利用租赁设备生产经营，以实现的经营利润分期偿还资金，减轻了医院偿还债务的压力。同时租金作为费用，可以在税前扣除，实际上也降低了资本成本，起到积累资金、增强偿债能力的作用。③限制条件少。债券和长期借款往往都有很多限制条款，虽然类似的限制在租赁中也有，但少得多，而且限制力度有限。

（2）融资租赁的缺点：①资本成本高。租金中包含了设备的购置成本，比一般的利息高得多。②在医院出现财务困难时，固定支付的高额租金可能成为医院的沉重负担。③难于改良资金。未经出租人同意，承租人不能擅自对租赁资产进行改良。

表5-3　　　　　　　　　　　医院融资方式的特点

融资方式	资本成本	财务风险	资本类型
吸收直接投资	很高	很低	权益资金
发行股票	很高	很低	权益资金
银行借款	较低	较高	债务资金
债券	较低	较高	债务资金
商业信用	很低	一般	债务资金
融资租赁	高	一般	债务资金

第二节　资本成本及资本结构

政府举办的非营利性医院在融资方式上限制较多，融资决策受国家政策等因素的影响较大。事实上，医院独立自主的融资决策必须要考虑融资的规模、不同融资方式的资本成本和风险，还要考虑不同融资组合的成本和风险问题。因此，不论哪种类型的医院，财务管理的核心问题就是要确定资本结构，并通过控制资本结构实现对融资成本与风险的控制。

一、资本成本的概述

1. 资本成本的概念及构成

资本成本是医院筹集和使用资本所付出的代价，是筹集资金的价格。在商品经济条件下，资金的所有者向资金的使用者提供资金必然要求一定的回报，比如贷款银行要向债务人收取贷款利息，股东要向医院要求股利；除此之外，医院在融资的过程中还要支付手续费、印刷费、发行费等融资费用，这些都是医院为筹集和使用资金所付出的代价。因此，医院的资本成本主要包括以下两个方面：

（1）融资费用：指医院在筹集资金过程中支付的费用，比如银行借款的手续费、发行股票或债券的发行费等。这些费用往往是在筹集资金时一次性支付，在资金的使用过程中不会再发生。

（2）用资费用：指医院在生产经营过程中因使用资本而付出的费用，包括向银行支付的贷款利息、向股东支付的股息、向债券持有人支付的债券利息等。

2. 资本成本的性质

资本成本是一个重要的经济范畴，在市场条件下，是资金所有权和使用权分离后形成的一种财务概念。医院筹集到资金后，暂时取得了这些资金的使用权，而资金的所有者则暂时失去了这部分资金的使用权，为此医院需要向资金的所有者支付一定的经济补偿。相对医院而言，为筹集资金使用权而付出的代价，就形成了资本成本，所以资本成本是商品经济条件下资金所有权和使用权分离的结果。

3. 资本成本的作用

（1）资本成本是融资决策中的重要考虑因素。医院融资决策时，除了要考虑财务风险、资金期限、偿还方式、限制条件等外，首先要考虑资本成本，这直接关系到医院的经济效益。①资本成本是影响医院筹资总额的重要因素之一。随着筹资数量的增加，资本成本不断变化。当医院筹资数量很大，资金的边际成本超过医院承受能力时，医院便不能再增加筹资数额。因此，资本成本是限制医院筹资数量的重要因素。②资本成本是选择资金来源的依据。医院的资金可以从许多方面筹集，就长期借款而言，可以向政府申请借款，向商业银行借款，也可以向保险公司或其他金融机构借款。究竟选择什么借款人，首先要考虑的因素就是资本成本的高低。③资本成本是选择筹资方式的标准。医院可以利用的筹资方式是多种多样的，在选用筹资方式时，需要考虑的因素很多，但也必须考虑资本成本这一经济标准。④资本成本是确定最优资本结构所必须考虑的因素。不同的资本结构，会给医院带来不同的风险和成本。在确定最优资本结构时，考虑的因素主要有资本成本和财务风险。

（2）资本成本是评价投资项目的主要经济标准。一般而言，只有投资项目的投资回报率高于资本成本率，才具有投资价值。

（3）资本成本是评价医院经营成果的依据。融资活动是医院经营活动的起点，无论是哪一种类型的医院，都需要筹集资金，都需要向资金的所有者支付费用，这就要求医院在实现的利润中必须预留出这部分资金。如果医院实现的利润不够支付资本成本或是仅仅刚好足够支付资本成本，那就说明医院可能面临了经营危机，医院的管理者就必须采取有力措施扭转困境；如果医院的所有者不再信任管理层，那么管理层可能被撤换。因此，资本成本是医院管理者和股东考核医院经营业绩的经济标准。

二、资本成本的计算

在实际经济生活中，为了便于分析比较，资本成本通常会以相对数表示。在不考虑货币时间价值的前提下，医院使用的资金所负担的费用同筹集资金净额的比率，为资本成本率（亦称资本成本）。资本成本率与筹集资金总额、筹资费用、占用费用的关系，可以用以下公式表示：

$$资本成本率 = \frac{资金占用费}{筹集资金总额 - 资金筹集费} \quad 或 \quad K = \frac{D}{P(1-f)}$$

式中　K——资本成本率；

　　　D——资金占用费；

　　　P——筹集资金总额；

　　　f——资金筹集费率，即资金筹集费占筹集资金总额的比率。

（一）个别资本成本

个别资金成本是指单个融资方式产生的成本，这里主要介绍银行借款成本、股票成本和保留盈余成本。

1. 银行借款资本成本

银行借款成本是典型的负债资金成本，它的一个显著的特点在于银行借款利息可以在税前扣除，而且借款手续费相对较少，有时可以不计入资本成本。银行借款成本的计算公式如下：

$$K_1 = \frac{I(1-T)}{L(1-f)} = \frac{i \times L \times (1-T)}{L(1-f)}$$

式中　K_1——银行借款的成本；

　　　T——营利性医院所得税的税率，非营利性医院无此项；

　　　i——银行借款利息率；

　　　I——债务利息；

　　　L——银行借款总额；

　　　f——银行借款的手续费。

［例2］　营利性医院从某投资银行借入长期借款 1 000 万元，期限为 5 年，借款利率 6%，每年付息一次，到期还本付息。假定融资手续费用不计，所得税率为 25%，则银行借款成本为：

$$K_1 = \frac{1\,000 \times 6\%(1-25\%)}{1\,000} = 4.5\%$$

2. 股票资本成本

普通股成本是股东的投资期望收益率，计算普通股成本可以使用股利折现法和资本资产定价法。

（1）股利折现法：在股份制医院采用固定股利增长率的股利分配政策的前提下，将股东未来期望股利收益折算为现值，以此确定医院资本成本率的方法称为股利折现法。

$$K_2 = \frac{D_1}{P\ (1-f)} + g$$

式中　K_2——股票资本成本；

　　　D_1——预期下一年股利；

　　　g——普通股预计年增长率；

　　　P——普通股的市场价格或发行价格；

　　　f——发行费用率。

[例3]　某股份制医院2007年3月增资发行股票1 000万股，股票面值是1元，发行价格是5元；医院刚刚分派了上一年的股利，每股股利0.2元，融资费用率3%，预计以后股利按年5%的比例增长，计算普通股股票成本：

$$K_2 = \frac{0.2 \times (1+5\%)}{5\ (1-3\%)} + 5\% = 9.33\%$$

（2）资本资产定价法：采用无风险报酬率和风险报酬率之和作为普通股资本成本的方法。

$$K_2 = R_f + \beta\ (R_m - R_f)$$

式中　R_f——无风险报酬率，往往用国库券利率表示；

　　　β——公司股票投资的风险系数；

　　　R_m——市场的平均报酬率。

[例4]　某股份制医院发行普通股1 000万股，当时的市场平均报酬率是12%，无风险报酬率是6%，公司的风险市场系数是0.8，计算公司发行股票的资本成本：

$$K = 6\% + 0.8 \times (12\% - 6\%) = 10.8\%$$

3. 保留盈余资本成本

保留盈余是医院通过留存利润或结余的形式筹集资金的方式。由于这部分资金不是从医院外部筹集所得，而是通过留存利润或结余形成的，因此留存盈余往往也叫做内部融资。表面上，内部融资并不会花费多少的融资成本，被认为优先考虑的融资方式，但实际上却是相当于股东对医院的追加投资，需要向股东支付股利。

在股份制医院采用固定股利增长率的股利分配政策的前提下，保留盈余的资本成本可以通过以下公式计算：

$$K = \frac{D_1}{P} + g$$

如果是按照资本资产定价法，保留盈余与股票的资本成本没有差别。

（三）综合资本成本

采用不同的融资方式，支付的资本成本各不相同。医院融资除了要考虑个别资本成本，更要考虑综合资本成本。综合资本成本是以各种资金占资金总额的比重为权数，对个别资本成本进行加权平均计算，因此综合资本成本又叫做加权资本成本。计算加权资本成本可以使用以下公式：

$$K_w = \sum_{j=1}^{n} W_j K_j$$

式中 K_w——综合资本成本；

K_j——个别资本成本；

W_j——各种资金占资金总额的比重。

可见，综合资本成本的大小取决于资本权数和个别资本成本。资本权数实际代表了公司的资本结构。当资本结构固定时，个别资本成本越高，加权资本成本越高；反之，个别资本成本越低，加权资本成本越低。在个别资本成本率不变时，个别资本成本率高的资本权数提高，则加权资本成本越高；反之，越低。因此，在个别资本成本不变时，决定加权资本成本高低的是资本结构，而决定资本结构比例的是各项资本的价值。各项资本的价值可以选择账面价值、市场价值和目标价值。

［例5］ 某股份制医院资产的账面价值为5 000万元，其中长期借款2 000万元，普通股2 000万元，留存收益1 000万元，资本成本分别为4%、12%、10%，计算医院的综合资本成本：

首先，计算各项资产的权数。

长期借款 = 2 000 ÷ 5 000 = 40%

普通股 = 2 000 ÷ 5 000 = 40%

保留盈余 = 1 000 ÷ 5 000 = 20%

其次，计算医院的综合资本成本。

K = 40% × 4% + 40% × 12% + 20% × 10% = 8.4%

三、资本结构

（一）资本结构的概念

资本结构是财务管理中的核心概念，是指医院各种资金的构成及其比例关系。资本结构直接决定了医院融资成本的高低和融资风险的大小，关系到医院经济效益的好坏。资本结构有广义和狭义之分，广义的资本结构是医院全部资金的价值及其比例关系，既包括长期资金，又包括短期资金；狭义的资本结构仅包括长期资金，而短期资金作为营运资本管理。

在广义资本结构中，可以分为属性结构和期限结构。属性结构是由权益性资金和债务性资金的比例构成，期限结构是由长期资金和短期资金的比例构成。

（二）资本结构中负债的意义

医院总资产的来源不外乎就是权益性资金和负债性资金，因此，负债比例实际就是决定资本结构的关键因素。合理地安排负债比例，对于降低医院融资的资本成本，提高经济效益具有非常重要的影响。

1. 合理地安排负债比例能够降低医院综合资本成本。负债资金的资本成本一般比权益资金低，而且利息可以在税前扣除，所以在资本结构中，增加一定比例的负债资金可以降低综合资本成本率。

2. 使用负债资金可以获得财务杠杆效益。由于利息费用在相关范围内是固定不变的，当息税前结余增大时，每一元结余所负担的债务利息就相对下降，使所有者权益结余更大幅度的上升。因此，合理利用债务资本，使其发挥财务杠杆的正作用，就会给医院所有者带来更大的收益。

（三）最优资本结构

尽管负债资金具有资本成本低的特点，但同时也具有较大的财务风险，合理地规避风险就是要努力寻找到最优的资本结构。所谓最优资本结构，就是在适度的财务风险下，医院的综合资本成本最低，而医院价值最大的资本结构。判断最优资本结构的标准有：有利于最大限度地增加所有者财富，能使医院价值最大化；医院加权平均资本成本最低；资产保持适宜的流动，并使资本结构具有弹性。其中，加权资本成本最低是主要标准。

在财务管理实践中，常常将选择最佳负债点作为决策目标，常用方法有比较资本成本法和每股收益无差别点法。

1. 比较资本成本法

通过计算不同资本结构的综合资本成本，选择其中综合资本成本最低的资本结构作为最优资本结构。此种方法以资本成本高低作为确定最佳资本结构时的唯一标准，在理论上与股东或医院价值最大化相一致，在实践中表现为简单实用。决策过程包括：①确定各方案的资本结构。②确定各结构的加权平均资本成本。③进行比较，选择加权资本成本最低的结构为最优结构。

[例6] 某医院 2007 年初实施新的融资方案之前的资本结构如表 5-4 所示。2007 年底医院期望的股利为 1 元/股，预计以后每年增加股利 5%。该医院的所得税率为 25%。不考虑融资费用。

表 5-4　　　　　　　　　　　实施新的融资方案之前的资本结构

融资方式	金额（万元）
债务性融资（年利率 10%）	800
权益性融资（每股面值 1 元，价格 10 元）	800
合　计	1 600

现在医院拟增资 400 万元，有 3 个方案可选择，其资本结构和相对应个别资本成本如表 5-5。

表5-5 可供选择的融资方案

融资方式	方案 A		方案 B		方案 C	
	融资额	资本成本	融资额	资本成本	融资额	资本成本
长期借款	400	12%	200	10%		
普通股			200		400	
合计	400		400		400	
股利及股价	股利不变，但风险增大，股价降至 8 元/股		股利不变，股价为 10 元/股		股利不变，股价 11 元/股，发行 36.36 股	

为了确定哪个方案更好，采用比较资本成本法。

（1）分别确定各方案的资本结构。实施融资后，3 个方案的资本结构分别为：

选择方案 A 后资本结构为：$W_{Ab} = \dfrac{800 + 400}{2000} = 0.6$ $\qquad$ $W_{As} = \dfrac{800}{2000} = 0.4$

选择方案 B 后资本结构为：$W_{Bb} = \dfrac{800 + 200}{2000} = 0.5$ $\qquad$ $W_{Bs} = \dfrac{800 + 200}{2000} = 0.5$

选择方案 C 后资本结构为：$W_{Cb} = \dfrac{800}{2000} = 0.4$ $\qquad$ $W_{Cs} = \dfrac{800 + 400}{2000} = 0.6$

（2）确定各方案的个别资本成本及综合资本成本。

方案 A 的个别资本成本和综合资本成本为：

$K_{Ab} = \dfrac{(800 \times 10\% + 400 \times 12\%) \times (1 - 25\%)}{1200} = 8\%$ $\qquad$ $K_{As} = \dfrac{1}{8} + 5\% = 17.5\%$

$K_A = 0.6 \times 8\% + 0.4 \times 17.5\% = 11.8\%$

方案 B 的个别资本成本和综合资本成本为：

$K_{Bb} = \dfrac{(800 \times 10\% + 200 \times 10\%) \times (1 - 25\%)}{1200} = 7.5\%$ $\qquad$ $K_{Bs} = \dfrac{1}{10} + 5\% = 15\%$

$K_B = 0.5 \times 7.5\% + 0.5 \times 15\% = 11.25\%$

方案 C 的个别资本成本和综合资本成本为：

$K_{Cb} = \dfrac{(800 \times 10\%) \times (1 - 25\%)}{800} = 7.5\%$ $\qquad$ $K_{Bs} = \dfrac{1}{11} + 5\% = 14.1\%$

$K_C = 0.4 \times 7.5\% + 0.6 \times 14.1\% = 11.46\%$

（3）进行比较，选择加权资本成本最低的结构为最优结构。

进行计算与比较，选择方案 B 后医院的综合资本成本最低，因此，医院应该保持原来的资本结构，50% 的债务性资金，50% 的权益性资金。这种方法通俗易懂，计算过程不是十分复杂，是确定资本结构的一种常用方法。但由于所拟订的方案数量有限，且判断标准单一，选择的方案可能不是最终的最优方案。

2. 每股收益无差别点法

指利用每股收益无差别点的分析来选择和确定负债与权益间的比例或数量关系。负债的偿还能力是建立在未来盈利能力基础之上的，因此，在研究资本结构时，不能脱离医院的盈利能力，对于营利性医院的盈利能力可以用息税前利润（Earning Before Interest and Tax，EBIT）表示。另外，负债融资是通过杠杆作用来增加股东财富的，因此，研究资金结构时也要考虑对股东财富的影响，营利性医院的股东财富用每股利润（Earning Per Share，EPS）表示。将以上两方面联系起来，分析息税前利润与每股利润之间的关系，进而确定合理的资金结构的方法，叫息税前利润－每股利润分析法。由于要确定每股利润的无差异点，所以又叫每股利润无差别点法。

营利性医院每股收益（EPS）＝税后净利/普通股股数

$$EPS = \frac{(EBIT - I)(1 - T)}{N} = \frac{(S - V - F - I)(1 - T)}{N}$$

非营利性医院每股收益（EPS）＝收支结余/股数

$$EPS = \frac{EBIT - I}{N} = \frac{S - V - F - I}{N}$$

式中　T——所得税税率；

　　　S——营业额；

　　　V——变动成本；

　　　F——固定成本；

　　　I——债务利息；

　　　N——普通股数。

在每股收益无差别点上，无论采用何种筹资方式，其每股收益、息税前结余、业务量都是相等的。若假设债务性融资的每股收益为 EPS_B，权益性融资的每股收益为 EPS_S，即 $EPS_B = EPS_S$，有以下等式：

$$\frac{(EBIT_B - I)(1 - T)}{N_B} = \frac{(EBIT_S - I)(1 - T)}{N_S}$$

$$\frac{(S_B - V_{Bc} - F_{Bc} - I_B)(1 - T)}{N_B} = \frac{(S_S - V_{Sc} - F_{Sc} - I_S)(1 - T)}{N_S}$$

在每股收益无差别点上，$EBIT_B = EBIT_S$，$S_B = S_S$。

能够使上述条件成立的业务量和息税前结余即为每股收益无差别点的营业额和息税前结余。

［例7］　某营利性医院原有资本6 400万元，其中债务资本400万元（利率10%，利息40万），股本6 000万元，每股面值50元。由于医院规模扩张需要追加投资400万元，有两个方案：方案1，全部股权融资；方案2，全部债务融资，利率12%。医院的变动成本率为60%，固定成本300万，所得税税率25%。医院如何进行决策？

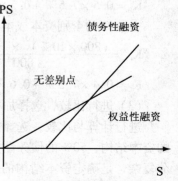

图5-2　每股收益无差别点示意图

将数据带入公式:

$$\frac{(S-0.6S-300-40)(1-25\%)}{120+8}=\frac{(S-0.6S-300-40-48)(1-25\%)}{120}$$

$S=2\,770$, $EBIT=808$, $EPS=4.5$

从图5-2分析,如医院预测其业务量将高于无差别点,则选择债务性融资更为有利;否则选择权益性融资。

第三节 杠杆原理

一、本量利分析

医院要维持和发展,就必须使所消耗的卫生资源得到应有的补偿,因此进行经济核算是十分必要的。在核算中,需要对影响价值补偿的经济因素进行预测和控制。在会计年度结束时,对于结余部分要进行合理的分配,一部分作为发展基金,一部分作为职工集体福利基金,还有一部分作为个人奖励基金。

在收费水平一定的情况下,影响"结余"因素有两个,即医疗服务的成本和医疗服务的数量。通过对医疗服务的成本、医疗业务量和"结余"之间关系的分析,即为本量利分析的运用,可以研究业务量、价格、成本和利润之间的关系,同时也是研究经营杠杆的方法。所谓本量利分析(Cost - Volume - Profit Analysis,CVP),是医院对成本、业务量、利润之间相互关系进行分析的方法的简称。

(一)成本按习性的分类

本量利分析的前提是进行成本习性的分类,它对于财务决策,特别是短期决策有着重要意义。所谓成本习性,也叫成本性态,是指成本总额与业务量之间的依存关系。按照成本习性分类,将成本分为变动成本、固定成本和混合成本。

1. 变动成本(Variable Cost)

在一定时期和一定业务量范围内,成本总额随着业务量成正比例变动,但单位产品的成本却固定不变的成本。比如医院门诊病人的药品费用、卫生材料、防疫机构的预防接种费、制剂科室的直接材料费用等。(图5-3)

2. 固定成本(Fixed Cost)

在一定时期和一定业务量范围内,成本总额不随业务量的变动而变动的成本。比如办公费、管理人员工资、财产保险费。固定成本的固定是对于成本总额而言,但是随着产量的增加(或减少),单位产品所负担的单位固定成本恰恰减少(或增加)。(图5-4)

3. 混合成本(Mixed Cost)

混合成本就是兼有变动成本和固定成本两种成本特性的成本。在现实生活中,完全严格符合固定成本或是变动成本特征的成本项目很少,大多数成本项目表现出来的特征是

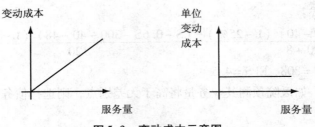

图 5-3　变动成本示意图

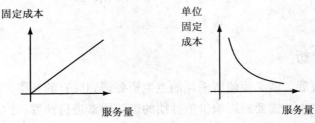

图 5-4　固定成本示意图

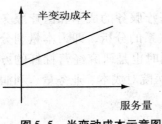

图 5-5　半变动成本示意图

其发生额的高低虽然直接受业务量大小的影响，但不存在严格的比例关系。这类成本称为混合成本。按照混合成本与业务量的关系可以分为半变动成本、半固定成本和延伸变动成本。

（1）半变动成本：这类成本有一个成本基数，相当于固定成本；超过成本基数后，成本随业务量变化而变化，呈现出变动成本的特性。比如电话费，每月的电话费都有一个月租费是固定的，在此基础上电话费总额随电话通话时间增加而增加，这就是典型的半变动成本类型。（图 5-5）

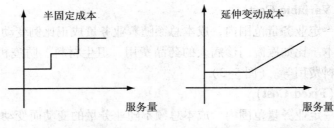

图 5-6　半固定成本示意图　　图 5-7　延伸变动成本示意图

（2）半固定成本：在一定业务量范围内，成本总额是固定的，体现固定成本的性态；超过一定业务量后，成本总额跳跃到一个新的水平，在这个业务量直至下一个业务量点中，成本总额又保持不变。这种成本的变化呈现阶梯性的变化，所以又被称为阶梯式变动成本。比如质检人员工资、受开工班次影响的设备动力费等。（图5-6）

（3）延伸变动成本：这类成本的特征是当业务量在某一产量以下是固定成本，超过这一产量后则表现为变动成本。（图5-7）

（二）总成本习性模型

成本按习性可以分为变动成本、固定成本和混合成本，而混合成本可以按照一定的方法再分为变动成本和固定成本，因此，变动成本和固定成本就构成了成本的两种最基本要素，总成本可以用一个一元线性模型表示。

总成本＝固定成本总额＋变动成本总额＝固定成本总额＋单位变动成本×服务量

或 $C = F + V_c \times Q$

式中　　C——总成本；

　　　　F——固定成本总额；

　　　　V_c——单位变动成本；

　　　　Q——服务量。

（三）本量利分析

本量利分析首先就是要通过对盈亏临界点的分析，找出医院达到不亏不盈（收入＝成本）时的成本与收入的关系，以便预测医院成本、业务量、收入和价格变动对结余（利润）的影响。所谓盈亏临界点，指医院在不亏不盈即利润为零时的业务量或业务额。通过对盈亏临界状态的测定，可以研究单位变动成本、固定成本、业务数量和医疗服务价格这四个因素变动对结余（利润）变动影响的弹性程度，对于医院的短期财务决策有重要意义。

结余（利润）＝业务收入－业务成本

　　　　　　＝业务量×医疗服务单价－变动成本－固定成本

　　　　　　＝业务量×（医疗服务单价－单位变动成本）－固定成本

　　　　　　＝边际贡献－固定成本

边际贡献也称为边际利润或贡献毛益，是每一单位业务量变化对结余（利润）的影响程度，是业务收入扣除变动成本后的余额。由于固定成本总额是不变的，医院只有创造足够大的边际贡献，扣除固定成本后才有余额，它是医院获利能力的重要标志。

边际贡献＝业务收入－变动成本

单位边际贡献＝医疗服务单价－单位变动成本

边际贡献率＝边际贡献÷业务收入

单位边际贡献率＝单位边际贡献÷医疗服务单价

变动成本率＝变动成本÷业务收入

单位变动成本率＝单位变动成本÷医疗服务单价

边际贡献率＋变动成本率＝1

当边际贡献等于固定成本时，结余等于零，此时医院处于保本状态（即盈亏临界状态），此时的业务量即为医院保本状态时的业务量，其数学表达式如下：

结余 = 业务量 × 医疗服务单价 − 业务量 × 单位变动成本 − 固定成本

＝ 边际贡献 − 固定成本 = 0

$$P = S_p \times Q - V_c \times Q - F = M - F = 0$$

式中　S_p——医疗服务单价；

P——结余（即息税前结余）；

Q——业务量；

V_c——单位变动成本；

F——固定成本总额；

M——边际贡献总额；

m——单位边际贡献。

$$保本业务量 = \frac{固定成本}{医疗服务单价 - 单位变动成本}$$

$$= \frac{固定成本}{单位边际贡献}$$

$$B（Q）= \frac{F}{S_p - V_c} = \frac{F}{m}$$

现有（或预计）业务量与保本业务量之间的差称为安全边际，安全边际越大，说明医院的经营越安全。

[例8]　假设某医院只提供一种医疗服务，单位服务价格为10元，单位变动成本为7元，全月固定成本总额为30000万元，预测月业务量为12000人次。计算保本点业务量、安全边际和预测结余。

（1）保本点业务量 = 固定成本/（医疗服务单价 − 单位变动成本）

＝ 30000/（10 − 7）

＝ 10000（人次）

（2）安全边际 = 现有业务量 − 保本业务量

＝ 12000 − 10000

＝ 2000（人次）

（3）结余 = 业务量 ×（医疗服务单价 − 单位变动成本）− 固定成本

＝ 12000（10 − 7）− 30000

＝ 6000（人次）

（四）本量利图

本量利图是在直角坐标系中反映成本、业务量和结余（利润）三者之间的关系，横轴X表示业务量，纵轴Y表示业务收入或医疗服务成本，收入线S与总成本线C的交点A为保本点。（图5-8）

由此可以看出，医院收支结余（利润）的高低取决于收入与总成本之间的对比，而业务收入的大小取决于业务量和单价两个因素，总成本的大小则取决于变动成本和固定成本的大小。从理论上说，当医院的贡献毛益刚好等于固定成本时，医院处于盈亏临界点，没有结余（利润）；如果超过了这一点，业务量越大，结余（利润）越大；如果小于这一点，单位产品负担的固定成本越大，亏损越多，即使是在医院没有进行服务时，固定成本仍然存在。当业务收入不变时，成本越高，盈亏临界点越高；当成本不变时，业务收入越高，盈亏临界点越低。

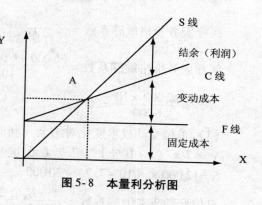

图 5-8　本量利分析图

（五）敏感分析

从本量利分析中可以看出，业务量、单价、单位变动成本、固定成本的变化都可以影响医院的结余（利润），但是并没有揭示出他们对于结余（利润）变化的影响程度，因此需要进一步进行敏感分析。所谓敏感分析（Sensitive Analysis），是指当业务量、单价、单位变动成本、固定成本中有三个因素是固定的，而另一个因素变动对结余（利润）变化的影响情况。如果这个因素所引起的利润变化程度大，则这个因素是敏感因素，否则是不敏感因素。反映敏感程度的指标称为敏感系数，计算公式如下：

$$敏感系数 = \frac{结合变动率}{各因素变动率}$$

其中，因素值变动百分比可以使用业务量、单价、单位变动成本、固定成本的变动百分比。

［例9］　同上例，计算各因素的敏感系数并进行敏感分析，假设各因素分别上升或下降10%。

（1）业务量变化对结余（利润）的影响，业务量下降10%。

$Q = 12\,000 \times (1 - 10\%) = 10\,800$（人次）

$S = 10\,800 \times (10 - 7) - 30\,000 = 2\,400$（元）

$$业务量的敏感系数 = \frac{结合变动率}{医疗服务量的变动率} = \frac{基期边际贡献}{基期结余}$$

$$业务量的敏感系数 = \frac{(6\,000 - 2\,400)\,/6\,000}{(12\,000 - 10\,800)\,/1\,200} = 6$$

$$或者 = \frac{12\,000 \times (10 - 7)}{6\,000} = 6$$

当业务量增长时，结余（利润）会以更大幅度进行增长，这是因为医院总成本中有一定比重的固定成本。对业务量进行敏感分析，就是后面的经营杠杆分析。

（2）医疗服务价格变动对结余（利润）的影响，医疗服务价格下降10%。

$S_p = 10 \times (1 - 10\%) = 9$

$S = 12\,000 \times (9 - 7) - 30\,000 = -6\,000$

$$医疗服务价格敏感系数 = \frac{结余变动率}{医疗服务产品单价变动率} = \frac{基期业务收入}{基期结余}$$

$$医疗服务价格敏感系数 = \frac{(6\,000 + 6\,000)\ /6\,000}{10\%} = 20$$

$$或者 = \frac{12\,000 \times 10}{6\,000} = 20$$

（3）单位变动成本变化对结余（利润）的影响，单位变动成本上升10%。

$$V_c = 7 \times (1 + 10\%) = 7.7（元/次）$$

$$S = 12\,000 \times (10 - 7.7) - 30\,000 = -2\,400$$

$$单位变动成本敏感系数 = \frac{结余变动率}{单位变动成本变动率} = \frac{基期变动成本}{基期结余}$$

$$单位变动成本敏感系数 = \frac{(6\,000 + 2\,400)\ /6\,000}{10\%} = 14$$

$$或者 = \frac{7 \times 12\,000}{6\,000} = 14$$

（4）固定成本变动对结余（利润）的影响，固定成本上升10%。

$$F = 30\,000 \times (1 + 10\%) = 33\,000（元）$$

$$S = 12\,000 \times (10 - 7) - 33\,000 = 3\,000$$

$$固定成本敏感系数 = \frac{结余变动率}{固定成本变动率} = \frac{基期固定成本}{基期结余}$$

$$固定成本敏感系数 = \frac{(6\,000 - 3\,000)\ /6\,000}{10\%} = 5$$

$$或者 = \frac{30\,000}{6\,000} = 5$$

综上所述，在影响该医院结余的诸多因素中，敏感性最强的是服务价格（敏感系数为20），其次是单位变动成本（敏感系数为14），再次是业务量（敏感系数是6），最后是固定成本（敏感系数是5）。敏感系数为正数表示该因素与利润为同向增减，负数表示为反向增减，反映敏感成本大小的是敏感系数的绝对值，绝对值大表示该因素越敏感，一般认为绝对值大于1，才是敏感因素；如果绝对值小于1，则是不敏感因素。

通过敏感性分析，有助于掌握各因素变化对结余的影响程度，更好地分清主次，有针对性的采取措施，以防止结余的下降或控制结余的上升。以上例来看，在现有价格、服务水平、医疗产品成本的条件下，价格是影响结余变化的最敏感因素，控制价格的波动，对控制结余的波动至关重要。

二、经营风险和经营杠杆

（一）经营风险

经营风险（Operating Risk）是医院因经营上的原因导致（结余）利润变动的风险，影响医院经营风险的因素有医疗服务需求、医疗服务价格、调节价格的能力、医疗服务的单位变动成本、医院固定成本的比重等等。这种因素是客观存在的，因此这种风险也是不可避免的，医院只能通过适当的经营决策尽可能降低风险，提高经济效益。

（二）经营杠杆及经营杠杆系数的计算

1. 经营杠杆（Operating Leverage）

所谓经营杠杆，指固定成本对息（税）前结余（利润）影响的杠杆效应。医院在经营中，固定成本比重对经营风险影响很大。我们在前面观察本量利图时发现，即使医院医疗服务总量很小，固定成本依然存在，单位医疗服务项目分摊的固定成本会随之增大，最后导致亏损。这是因为固定成本是先期的投入，比如房屋、设备、管理部门人员工资等，是经营的必须条件，与医院的实际经营状况没有关系。在其他条件不变，医院增加医疗服务量时，由于固定成本的总额是不变的，因此单位医疗服务项目分摊的固定成本就会降低，而医院的结余（利润）则会提高，并且利润提高的幅度远远大于业务量增加的幅度；反之，如果业务量减少，单位医疗服务项目分摊的固定成本就会增加，而医院的结余（利润）就会减少，并且结余（利润）减少的幅度远远大于业务量减少的幅度。从图5-8可以看出，在盈亏临界点两边的利润区和亏损区的是夹角度数小于90度的三角形。

［例10］ 假设某门诊部原来每日门诊量为100人，现提高为150人/日，通过表5-6比较经营杠杆对该门诊部息（税）前结余（利润）变化的影响。如表所示，业务量的增加幅度为50%，而结余增长却为200%，这就是经营杠杆的作用。

表5-6 经营杠杆对门诊部息（税）前结余（利润）的影响

指标	增加前	增加后	变动幅度
业务量	100人	150人	50%
收费水平	10人/元	10人/元	
单位变动成本	6元	6元	
固定成本总额	300元	300元	
业务收入	1 000元	1 500元	
变动成本总额	600元	900元	
固定成本总额	300元	300元	
结余（利润）	100元	300元	200%

2. 经营杠杆系数的计算

由经营杠杆而产生的经营收益为经营杠杆收益，产生的经营亏损为经营杠杆风险。经营杠杆的大小用经营杠杆系数表示。

经营杠杆系数是指医院的营业结余变动率相当于业务量变动率的倍数。

$$经营杠杆系数（DOL）= \frac{息税前结余变动率}{业务量变动率}$$

即 $DOL = \dfrac{\Delta EBIT / EBIT}{\Delta Q / Q}$

式中　DOL——经营杠杆系数；

　　　$\Delta EBIT$——营业利润变动额；

　　　　EBIT——营业利润，即息税前利润；

　　　　ΔQ——业务量变动额；

　　　　　Q——业务量。

经营杠杆系数相当于医院息税前结余（利润）的变动率相对于业务量变动率的倍数。经营杠杆系数越大，表明医院的经营风险越大，当医院位于盈亏临界点的时候，经营杠杆系数趋于无穷大，说明此时的经营风险最大。固定成本是经营杠杆效应产生的根本原因，因此经营杠杆系数还可以用以下公式表示：

$$经营杠杆系数 = \dfrac{基期贡献毛益}{基期息税前利润}$$

即 $DOL = \dfrac{S - V}{S - V - F}$

式中　S——业务收入；

　　　V——变动成本总额；

　　　F——固定成本总额。

［例11］　同上例，计算经营杠杆系数。

$$DOL = \dfrac{1\,000 - 600}{1\,000 - 600 - 300} = 4$$

因此，业务量的增加幅度为50%，而结余增长却为200%。

医院一般可以通过增加业务量，降低固定成本比重等措施，降低经营杠杆系数，以达到降低经营风险的目的。

三、财务风险和财务杠杆

（一）财务风险

财务风险（Financial Risk）是由于医院负债融资负担所导致的风险。债务资金的特点是医院必须到期偿还本金和利息。假如医院由于经营状况不好或面临暂时的资金周转困难，很有可能无法偿还到期债务，就会引发财务风险。但是，财务风险与经营风险有一点不同，从理论上说，财务风险是可以避免的，只要医院没有负债资金就可以了。

（二）财务杠杆及财务杠杆系数的计算

1. 财务杠杆（Financial Leverage）

虽然负债资金会给医院带来财务风险，但是医院还是愿意适当的使用负债资金，这是因为负债资金在带来风险的同时，也为医院带来了风险收益。由于负债的资本成本是固定不变的，因此，当医院业务量扩大引起息（税）前结余（利润）提高时，投资者相对获利就更多。这种由于负债资金存在而使得息（税）前结余（利润）变动所带来的息（税）后结余

（利润）变动的杠杆效应称为财务杠杆。

2. 财务杠杆系数的计算

由于财务杠杆存在而为投资者带来的额外收益，称为财务杠杆收益；反之，财务杠杆带来的损失称为财务杠杆风险。财务杠杆的大小用财务杠杆系数表示。财务杠杆系数是息（税）后盈余变动率相当于息（税）前盈余变动率的倍数。这里以营利性医院为例，非营利性医院在此基础上不考虑所得税税率。

$$财务杠杆系数 = \frac{息（税）后结余变动率}{息（税）前结余变动率}$$

$$= \frac{\Delta（EBIT - I）（1 - T）/（EBIT - I）（1 - T）}{\Delta EBIT / EBIT}$$

如果是股份制医院，则 $财务杠杆系数 = \dfrac{每股盈余变动率}{息税前盈余变动率}$

即 $DFL = \dfrac{\Delta EPS / EPS}{\Delta EBIT / EBIT}$

$$EPS = \frac{（EBIT - I）（1 - T）}{N}$$

式中　　DFL——财务杠杆系数；

　　　△EPS——每股收益变动额；

　　　　EPS——每股收益；

　　　　　I——利息费用；

　　　　　N——流通在外的普通股股数。

财务杠杆系数是每股收益变动相当于息税前利润变动的倍数。财务杠杆系数越大，说明医院的财务风险越大；当医院没有负债资金时，医院没有利息费用，财务杠杆系数为1，没有财务风险。利息费用是财务杠杆存在的根本原因，所以财务杠杆系数还可以用以下公式表示：

$$DFL = \frac{EBIT}{EBIT - I}$$

［例12］　某医院资产总额为1 000万元，自有资本的比例是50%，负债资金的综合借款利率是10%，当年实现的息税前利润为60万元，计算医院的财务杠杆系数。

医院的利息费用 = 1 000 × （1 - 50%）×10% = 50（万元）

$$财务杠杆系数 = \frac{60}{60 - 50} = 6$$

四、联合杠杆

（一）概念

在医院中，既存在经营杠杆以扩大业务量影响息（税）前结余（利润），又存在财务杠杆通过扩大息（税）前结余（利润）影响息（税）后结余（利润）。当这两种杠杆同时存在时，则综合了经营杠杆和财务杠杆共同的作用，这便是联合杠杆效应。联合杠杆的大小用联合杠杆系数表示，指息（税）后结余（利润）变动率相当于业务量变动率的倍数。

（二）联合杠杆的计量

联合杠杆系数 = 经营杠杆系数 × 财务杠杆系数

$$= \frac{息（税）前结余（利润）变动率}{业务量变动率} \times \frac{息（税）后结余（利润）变动率}{息（税）前结余（利润）变动率}$$

$$= \frac{息（税）后结余（利润）变动率}{业务量变动率}$$

即 $DTL = DOL \times DFL$

$$= \frac{\Delta EBIT / EBIT}{\Delta Q / Q} \times \frac{\Delta EPS / EPS}{\Delta EBIT / EBIT}$$

$$DTL_Q = \frac{Q (S_P - V_c)}{Q (S_P - V_c) - F - I}$$

$$DTL_S = \frac{S - V}{S - V - F - I}$$

式中　DTL——联合杠杆系数；

　　　S_p——医疗服务单价；

　　　V_c——单位变动成本。

［例13］　某医院的财务杠杆系数为2，经营杠杆系数为3，则该医院的联合杠杆系数为 $DTL = 2 \times 3 = 6$（倍）。

说明：当医院的业务量增加（或减少）1倍时，医院的息（税）前结余（利润）变动率增加（或减少）3倍，而息（税）后结余（利润）变动率增加（或减少）6倍。

第六章

医院投资决策

【导读】

本章主要讲授长期投资的有关问题，如内部长期投资的特点与程序、内部长期投资决策指标、主要投资决策举例、债券投资决策等问题。学习本章，要掌握现金流量和各种决策指标的计算方法，理解各种指标的概念、决策规则和优缺点，以及各种指标间的比较，并能熟练地在决策实例中加以应用。

第一节 医院投资管理理论概述

一、医院投资的意义

医院投资是指医院以货币资金、实物、无形资产等方式向其他单位或院办独立核算企、事业单位投资或购买股票、债券等。在社会主义市场经济条件下，为了缓解资金供需矛盾，促进卫生事业更快发展，国家在政策上支持和鼓励医院利用各种渠道筹集资金，采取多种形式发展事业。医院在不影响主营业务的情况下，可以利用自身优势，以自有资产向其他单位或院办企事业单位投资，发展横向经济联合，获取一定的经济利益。通过对外投资筹集一部分资金，这既符合医院自身的特点，也符合社会主义市场经济体制下卫生事业发展的需要。

医院的生存和发展在很大程度上取决于医院是否能将资金投放在风险小、收益高的投资项目上。因此，投资项目的判断和选择对医院尤为重要。一般会计核算中的投资是指对外投资，如有价证券投资，而财务管理中的投资既包括对外投资，也包括对内投资，如固定资产投资等。本章重点介绍对内投资。

（一）医院投资是实现财务管理目标的基本前提

财务管理的主要目标之一是收益最大化。要实现此目标，就要以最小的风险、最大的收益来进行投资。在社会主义市场经济体制下，医院的经济活动范围越来越广泛，按照市场经济的要求，并依照法律和国家有关规定，自主决定对内或对外投资，实现经济效益和社会效益的最大化。医院投资活动实质上是医院资产的流动和重新组合过程，这对于合理配置社会资源、推动和促进产业结构调整、发展横向经济联合和提高经济效益起着重要作用。

（二）医院投资是发展的必要手段

随着社会主义市场经济的发展，医院也在相应发展，以满足社会发展和人民生活的需要。医院无论是维持现有规模还是扩大规模，都必须进行一定投资。要维持现有医疗服务的正常进行，就必须及时对现有设备进行更新，不断提高医疗技术水平等；要扩大规模，就必须改扩建门诊、病房楼或增添大型医疗设备，吸引优秀人才，引进国内外先进技术等等。医院只有在国家允许并有保障的情况下，通过一系列的投资活动，才能不断发展壮大。

（三）医院投资是降低风险的重要方法

医院为了取得较大的额外收益，在符合国家规定、保证医疗服务业务正常开展并经慎重论证确有把握的情况下，可将资金投向医疗服务的关键环节或薄弱环节，可以使医院各种医疗服务能力配套、平衡，形成更大的综合实力，从而降低经营风险。

二、医院投资的分类

由于投资资金的来源和渠道的不同，投资有不同的分类标准。

1. 按投资与医院经营的关系分为直接投资和间接投资

直接投资，是指将资金投入医院内部经营服务所需的资产上，如固定资产投资等。

间接投资也叫有价证券投资，是指将资金投入医院内部经营服务以外，如有价证券投资等。

2. 按资金收回的时间长短分为长期投资与短期投资

长期投资，是指资金收回的时间在一年以上的投资，如固定资产投资、长期有价证券投资等。

短期投资，是指资金收回的时间在一年以内的投资，如现金、应收账款、存货、短期有价证券等。

3. 按投资的时间分为初创投资与后续投资

初创投资，是指投资项目开始时的资金投入。

后续投资，是指投资项目建设过程中追加的资金投入，也可称追加投资。

4. 按投资方向分为对内投资和对外投资

对内投资又称内部投资，是指把资金投在医院内部，购置各种经营用资产的投资。

对外投资，是指医院以现金、实物、无形资产等方式，或者以购买股票、债券等有价证券方式向其他单位的投资。

三、医院投资的评价方法

投资是指为了将来获得更多的现金流入而现在付出现金的行为。投资决策决定医院的前景，因此，恰当地选择投资评价方法尤为重要。项目投资评价的基本原理是指投资项目的收益超过资本成本时，医院的价值将增加，反之，医院的价值将减少。因此，进行医院投资评价时，通常使用的方法有两类：一类是静态指标，指的是没有考虑时间价值因素的指标，也称非贴现指标，主要有投资回收期、平均收益率等；一类是动态指标，即考虑了时间价值因素的指标，也称贴现指标，如净现值、现值指数、内含收益率等。

第二节 投资决策指标

一、现金流量分析

现金流量也称为现金流动量，是指一定会计期间按照现金收付实现制，通过一定经济活动（包括经营活动、投资活动、筹资活动和非经常性项目）而产生的现金流入、现金流出及其总量情况的总称，即医院一定时期的现金和现金等价物的流入和流出的数量。它是计算项目投资决策评价指标的主要根据和重要信息之一。项目投资决策所使用的现金概念，是广义的现金。它不仅包括各种货币资金，而且还包括了现金等价物，即医院持有的期限短、流动性强、容易转换为已知金额现金、价值变动风险很小的投资等。例如，一个项目需要使用原有的厂房、设备和材料等，则相关的现金流量是指它们的变现价值，而不是其账面成本。现金流量是评价投资方案是否可行时必须事先计算的一个基础性指标。

（一）现金流量的构成及现金流量图

现金流量包括现金流入量、现金流出量、现金净流量（也称净现金流量）。现金流入量是指能够使投资方案的现实货币资金增加的项目，简称现金流入。现金流出量是指能够使投资方案的现实货币资金减少或需要动用现金的项目，简称现金流出。现金流入与现金流出之差为现金净流量，现金净流量可正，也可为负。

我们将投资过程中的现金流量按照不同的时期进行划分：

1. 初始期现金流量

指在投资开始时期的现金流入量和现金流出量。包括：①固定资产原始投资额，包括固定资产的购入或建造成本、运输成本和安装成本等。②垫资营运资金，包括对卫生材料、低值易耗品等流动资产的投资。③其他，包括与长期投资有关的职工培训费、注册费用等。

2. 营业期间现金流量

指投资项目投产使用后，在其寿命周期内，因经营活动给医院带来的现金流入和现金流出的数量。营业期间现金流量一般按年度计算。

$$每年净现金流量 = 年现金流入 - 年现金流出$$

具体的方法有三种：

$$净现金流量 = 现金流入 - 付现成本 - 所得税$$

$$净现金流量 = 税后结余 + 折旧$$

$$净现金流量 = 税后收入 - 税后付现成本 + 折旧 \times 税率$$

这里的现金流入一般为营业现金收入，现金流出是指营业现金支出和交纳的所得税，付现成本是指用现金支付的营业成本（不包括折旧等的非付现成本）。

3. 终结期现金流量

终结期的现金流量是指固定资产投资结束或投资转移时的现金流入量和现金流出量。包括：①固定资产报废时的残值收入或固定资产的变现价值或固定资产的重置成本；②垫支营运资金的收回；③其他。

（二）现金流量的计算

[例1]　A投资方案的有关资料如下：医院固定资产需投资100万元，3年建成，价款分5年付给承包商。建成后，每年可获得业务收入200万元，年净利10万元。固定资产进行正常的经营活动后，因业务收入正常的付款期限为3个月，故需在应收账款上需垫资50万元，项目结束后收回。固定资产的使用年限为5年，采用直线法计提折旧，到期报废时无残值、无清理费用。由这一投资方案所形成的现金流量有：

（1）现金流入量：包括营业净收益、固定资产折旧、应收账款的回收等。

（2）现金流出量：包括固定资产投资和应收账额的垫付。

根据以上数据编制现金流量表6-1：

表6-1　　　　　　　　　　A投资方案现金流量表　　　　　　　　　　单位：万元

项　目	时　　期									合计
	0	1	2	3	4	5	6	7	8	
固定资产	−20	−20	−20	−20	−20					−100
折旧					20	20	20	20	20	100
营业净结余					10	10	10	10	10	50
应收账款				−50					50	0
现金净流量	−20	−20	−20	−70	10	30	30	30	80	50

注：表中带负号的数字表示现金流出量。

其现金流量图如图6-1所示，现金流量图以时间为横轴，以横轴下方的箭头表示现金流出，横轴上方箭头表示现金流入。形象、直观地显示现金的流动情况。

现金流量分析是投资决策分析计算的基础。

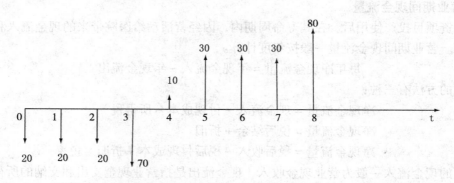

图6-1　A投资方案现金流量图

（三）投资决策中使用现金流量的原因

在投资决策中，我们利用现金流量对项目进行评价分析，而不采用结余进行评价分析，是因为现金流量指标在投资决策分析中更具科学性、客观性和合理性。

1. 在整个投资项目的有效期限内，现金净流量与结余总和相等（如例1所示，营业结余合计为50万元，现金净流量合计为50万元），从客观上使现金流量指标取代结余指标评价投资方案成为可能。

2. 现金流量是以收付实现制为基础计算投资期、经营期的现金流入与现金流出，其分布不受人为因素的影响，可以保证项目评价的客观性。结余是以权责发生制为基础计算各经营时期的收支状况，在进行核算时，由于折旧方法、存货计价方法、间接费用分配方法以及成本计算等方法的选择均可受人为因素的影响，有可能出现人为操控结余的情况，故结余指标缺乏严密的客观性和科学性。从这一方面来说，现金流量比结余更能如实地反映医院的经营状况。

3. 在某些特殊时期，医院的现金流量状况比盈利状况更为重要。维持医院正常经营活动的资金流是现金而不是结余，有结余的年份不一定能产生多余的现金。一个项目能否维持下去，不取决于一定期间是否盈利，而取决于有没有现金用于各种支出。付现能力是判断医院能否正常经营的一个重要标志。

二、非贴现的现金流量指标

非贴现的现金流量指标是指投资决策分析中把不同时间的货币收支看成是等效的，计算现金流入量和现金流出量时均不考虑货币的时间价值。这类指标容易理解，计算简单，一般仅对投资决策方案进行粗略的筛选，不能作为投资决策方案的最终指标。

（一）投资回收期（Payback Period，PP）

投资回收期是指投资项目经营净现金流量抵偿原始总投资所需要的全部时间，它代表收回全部投资额所需要的年限，一般以年为单位。投资回收期可以自项目建设开始年算起，也可以自项目投产年开始算起，但应予注明。投资回收期越短，方案越有利。由于投资所引起的现金流入量具有不同的状态，回收期的计算分为两种情况。

（1）当每年的现金流入量相等时，回收期指原始投资额是每年的现金流入量的倍数。其数学表达式如下：

$$投资回收期 = \frac{原始投资额}{每年的现金流入量} = \frac{\sum_{i=1}^{t} C_i}{NCF}$$

（2）当每年的现金流入量不等时，回收期的计算需要用累计的现金净流入量法。其数学表达式如下：

$$\sum 每年的现金流入量 = \sum 原始投资额$$

$$\sum_{i=1}^{n} NCF_i = \sum_{i=1}^{t} C_i$$

式中　NCF_i——每年的现金净流入量；

$\sum\limits_{i=1}^{t} C_i$——原始投资额。

［例2］　有A、B、C三个投资方案，其现金流量状况如表6-2所示：

表6-2　　　　　　　　　　　　　　现金流量状况表　　　　　　　　　　　　单位：万元

项　　目	时　　期（年）					
	0	1	2	3	4	5
A. 原始投资额	100 000					
净结余		5 000	10 000	15 000	20 000	25 000
年折旧		20 000	20 000	20 000	20 000	20 000
B. 原始投资额	100 000					
净结余		16 000	17 000	17 000		
年折旧		34 000	33 000	33 000		
C. 原始投资额	100 000					
净结余		25 000	20 000	15 000	10 000	5 000
年折旧		20 000	20 000	20 000	20 000	20 000

其现金流量图如图6-2所示：

A 方案

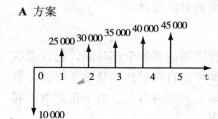

B 方案

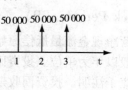

C 方案

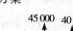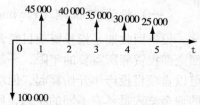

图6-2　各种方案的现金流量图

B方案的现金净流入量每年均为50 000元，其投资回收期为：

$$PP_b = \frac{100\,000}{50\,000} = 2\ （年）$$

A、C两方案的现金净流入量每年不相等，其投资回收期的计算需用累计的现金净流入量，见表6-3所示：

表 6-3　　　　　　　　　　　　　累计的现金流入量表　　　　　　　　　　　　单位：万元

时　　期	A. C_0	A. NCF_1	A. ΣNCF_i	C. C_0	C. NCF_1	C. ΣNCF_i
0	100 000			100 000		
1		25 000	25 000		45 000	45 000
2		30 000	55 000		40 000	85 000
3		35 000	90 000		35 000	120 000
4		40 000	130 000		30 000	
5		45 000			25 000	

A 方案的投资回收期应在三至四年间，需用插入法求得。

$$\frac{PP_a - 3}{4 - 3} = \frac{100\,000 - 90\,000}{130\,000 - 90\,000}$$

$$PP_a = 3.25 \ （年）$$

C 方案的投资回收期应在二至三年间，需用插入法求得。

$$\frac{PP_c - 2}{3 - 2} = \frac{100\,000 - 85\,000}{120\,000 - 85\,000}$$

$$PP_c = 2.43 \ （年）$$

从上述计算可知：方案 B 的回收期最短，其次是方案 C，最后是方案 A。

投资回收期法主要用来测定方案的流动性而非营利性。其主要优点是计算简单，通俗易懂，能直观地反映原始总投资的返本期限。由于投资回收期一定程度上显示了资本的周转速度，而回收期的长短是项目风险的标志之一，即资本周转速度愈快，回收期愈短，风险愈小，收益愈多。因此，应用投资回收期指标，在不同的投资方案之间进行比较，或与标准投资回收期相比较，可以在选择投资方案时起辅助作用。投资回收期法适用于技术更新迅速、资金短缺或未来的情况很难预测而医院又特别关心资金补偿的项目。投资回收期法的缺点是既没有考虑货币的时间价值，也没有考虑回收期以后的现金流量，只说明收回一项投资需要多少时间，而忽略了投资项目的使用年限和回收期满后的现金流动状态，不利于选择回收期相同而投资获利总量不同的方案。事实上，具有战略意义的长期投资项目往往早期收益较低，中后期收益较高；或者某些项目的回收期大于使用年限，该项投资永远不能收回等，用投资回收期法判断其优劣，显得有些片面。

（二）平均收益率（Average Rate of Return，ARR）

平均收益率法也称为会计收益率法，是会计结余与原始投资额之比，表示平均结余占总资产的百分比。会计收益率越高，说明投资方案的经济效益越好。其数学表达式如下：

$$平均收益率 = \frac{年平均净收益}{原始投资额}$$

[例3] 依据例1和例2资料所示，计算 A、B、C 三方案的平均收益率。

$$ARR_a = \frac{(5\,000 + 10\,000 + 15\,000 + 20\,000 + 250\,000)\div 5}{100\,000} = 15\%$$

$$ARR_b = \frac{(16\,000 + 17\,000 + 17\,000)\div 3}{100\,000} = 16.17\%$$

$$ARR_c = \frac{(25\,000 + 20\,000 + 15\,000 + 10\,000 + 5\,000)\div 5}{100\,000} = 15\%$$

从上述计算可知：方案 B 具有较高的会计收益率，方案 A、C 的会计收益率相等。

平均收益率法的主要优点是使用了会计学上的收益和成本概念，计算数据来源于会计报表，因而计算简单，容易理解和掌握，能够说明各种投资方案的盈利水平，在实际工作中被广泛采用。平均收益率法的缺点是既没有考虑货币的时间价值，也没有考虑投资项目的使用年限，不能正确反映建设期长短及投资方式不同和回收额的有无对投资项目的影响，同时也不能说明投资方案的获利总额，是"未调整的收益率"，不便于选择使用年限不同的投资方案。由于平均收益率法的分子、分母计算口径的可比性较差，因此无法直接利用净现金流量的信息进行经营管理。计算年平均净收益时，如使用不包括"建设期"的经营期年数，最终计算结果是"经营期平均收益率"。

平均收益率指标大于或等于基准平均收益率的投资项目才具有财务可行性。

三、贴现的现金流量指标

任何一项长期投资总希望未来能获得的报酬的总金额比原投资的金额更多一些，但未来得到的报酬和原投资额发生在不同时期，根据货币时间价值观念，这两项金额必须统一在同一时间的基础上才好对比，因此，必须把未来能获得报酬的总金额，按照资金成本折算成现值，然后再和该项投资的现值进行对比。贴现的现金流量指标就是对在投资过程中现金流入量和现金流出量的计算均考虑了货币的时间价值，计算较为复杂，但评价投资方案更加客观全面，是投资决策方案的最终选择依据。

（一）净现值（Net Present Value，NPV）

净现值是指投资方案的未来报酬总现值超过原投资额现值的金额，是反映项目在计算期内获利能力的动态评价指标，也是对投资项目进行动态评价的最重要指标之一。净现值是按行业基准收益率或其他设定折现率计算的各年净现金流量现值的代数和，它表明在计算期内项目投资对盈利的净贡献。其数学表达式如下：

净现值 = Σ 现金流入的现值 − Σ 现金流出的现值

$$NPV = \left[\frac{NCF_1}{(1+i)^1} + \frac{NCF_2}{(1+i)^2} + \frac{NCF_3}{(1+i)^3} + \cdots\cdots + \frac{NCF_n}{(1+i)^n}\right] - C_0$$

式中　　i——预计的贴现率；

NCF——净现金流量；

　　n——投资项目的预计使用年限。

净现值法的原理：假设预计的现金流入在年末肯定可以实现，并把原始投资看成按预定贴现率借入的，当净现值为正时，偿还本息后该项目仍有剩余的收益；当净现值为零时，偿还本息后一无所获；当净现值为负时，该项目收益不足以偿还本息。

净现值的经济意义是指投资方案贴现后的净收益。其中，预定贴现率可以根据资本成本或最低资金结余率（机会成本）来确定。根据净现值的经济含义可以总结出如下结论：

1. 净现值大于零，项目的投资收益率大于预定贴现率，投资方案可取。

2. 净现值等于零，项目的投资收益率等于预定的贴现率，投资方案保本。

3. 净现值小于零，项目的投资收益率小于预定的贴现率，投资方案不可取。

由于投资所引起的现金流入量具有不同的状态，净现值的计算分为两种情况。

（1）当每年的现金流入量相等时，表现为年金的形式，其数学表达式如下：

$$NPV = NCF \sum_{t=1}^{n} \frac{1}{(1+i)^t} - C_0$$

（2）当每年的现金流入量不等时，表现为复利现值和复利终值的形式，其数学表达式如下：

$$NPV = \frac{NCF_1}{(1+i)^1} + \frac{NCF_2}{(1+i)^2} + \frac{NCF_3}{(1+i)^3} + \cdots\cdots + \frac{NCF_n}{(1+i)^n} - C_0$$

〔例4〕 依据例2资料所示，假设预计的贴现率为10%，计算A、B、C三方案的净现值指标。

B方案的现金净流量每年相等，可用公式计算如下：

$$NPV_b = NCF \times (P/A, i, n) - C_0$$
$$= 50\,000 \times 2.487 - 100\,000$$
$$= 24\,350 （万元）$$

A、C两方案的现金净流量每年不相等，列表进行计算，详见表6-4、表6-5：

表6-4   A方案   单位：万元

时期	各年的 NCF a	复利现值系数 b (P/F, 10%, n)	现值 c = a × b
0	-100 000	1	-100 000
1	25 000	0.909	22 725
2	30 000	0.826	24 780
3	35 000	0.751	26 285
4	40 000	0.683	27 320
5	45 000	0.621	27 945
未来现金流入的现值之和			129 055
净现值（NPV）			29 055

表6-5   **C 方案**   单位：万元

时期	各年的 NCF a	复利现值系数 b (P/F, 10%, n)	现值 c = a × b
0	−100 000	1	−100 000
1	45 000	0.909	40 905
2	40 000	0.826	33 040
3	35 000	0.751	26 285
4	30 000	0.683	20 490
5	25 000	0.621	15 525
未来现金流入的现值之和			136 245
净现值（NPV）			36 245

由上述计算可知，C 方案的净现值最大，其次是 A 方案，最后是 B 方案。

净现值是投资评价方法最基本的指标，其优点是综合考虑了货币的时间价值、项目计算期内的全部净现金流量和投资风险，它是其他指标的基础。净现值指标的缺点是计算比较繁琐，无法从动态的角度直接反映投资项目的实际收益率水平，对于原始投资额不相同的各投资方案的选择，净现值指标的计算不一定完全合理；预定贴现率的选择会影响净现值的大小，从而导致对投资方案的选择产生误差；净现值指标不能判断出各投资方案实际收益率的大小。

净现值指标大于或等于零的投资项目才具有财务可行性。

（二）现值指数（Profitability Index，PI）

现值指数又称获利指数，是指未来现金流入的总现值是未来现金流出的倍数，即未来现金流入的现值与未来现金流出现值的比率。现值指数大于1，说明收益超过成本，即投资报酬率超过预定的贴现率。其数学表达式如下：

$$现值指数 = \frac{\sum 现金流入的现值}{\sum 现金流出的现值}$$

由于投资所引起的现金流入量具有不同的状态，现值指数的计算分为两种情况。

（1）当每年的现金流入量相等时，表现为年金的形式，其数学表达式如下：

$$PI = \left[NCF \sum_{t=1}^{n} \frac{1}{(1+i)^t} \right] / C_0$$

（2）当每年的现金流入量不等时，表现为复利现值和复利终值的形式，其数学表达式如下：

$$PI = \left[\frac{NCF_1}{(1+i)^1} + \frac{NCF_2}{(1+i)^2} + \frac{NCF_3}{(1+i)^3} + \cdots\cdots + \frac{NCF_n}{(1+i)^n} \right] / C_0$$

$$= \left[\sum_{t=1}^{n} \frac{NCF_t}{(1+i)^t} \right] / C_0$$

［例5］ 依据例2、例4、表6-4、表6-5 资料所示，A、B、C 三个方案现值指数分

别如下：

$$PIa = \frac{129\,055}{100\,000} = 1.29$$

$$PIb = \frac{124\,350}{100\,000} = 1.24$$

$$PIc = \frac{136\,245}{100\,000} = 1.36$$

从上述计算可知：方案 C 的现值指数最大，其次是方案 A，最后是方案 B。

现值指数的优点是可以从动态的角度反映项目投资的资金投入与总产出之间的关系，在各投资方案的原始投资额不相同时，用于比较各投资方案的优劣；也可以进行独立投资机会获利能力的比较。净现值指标反映的是投资的效益，现值指数指标反映的是投资的效率。其缺点是计算复杂，且无法直接反映投资项目的实际收益率。

现值指数指标大于或等于 1 的投资项目才具有财务可行性。

净现值和现值指数的计算都是在假定贴现率的基础上进行的，如何确定贴现率有一定的难度。选择不同的贴现率，会引起净现值和现值指数发生变化，有时甚至会影响到判断结果。

（三）内含收益率（Internal Rate of Return，IRR）

内含收益率，又称内部收益率，是指投资项目的净现值等于零时的贴现率（折现率），是每一个投资方案本身的收益能力，反映其内在的获利水平，因此可以理解为是投资方案本身所能够实际达到的投资收益率。内含收益率是通过使净现值为零时所用的预定贴现率确定的投资收益率，或者是指能够使未来现金流入的现值等于未来现金流出的现值的贴现率。

$$NPV = 0$$

$$\sum_{t=1}^{n} \frac{NCF}{(1+R)^{t}} - C_0 = 0$$

式中　R——内含收益率；

　　　n——项目年限。

由于投资所引起的现金流入量具有不同的状态，内含收益率的计算分为两种情况。

（1）当每年的现金流入量相等时，可以直接利用年金现值系数计算内含收益率的大小。

（2）当每年的现金流入量不等时，内含收益率的计算需要采用"逐次试算法"。首先，估计出试算所需的第一个贴现率，计算其净现值的大小；其次，根据第一步计算出的净现值的大小，估计出试算所需的第二个贴现率，尽量使其净现值趋于零（NPV>0）；第三步，根据第二步计算出净现值的大小，估计出试算所需的第三个贴现率，尽量使其净现值趋于零（NPV<0）；第四步，根据第二步和第三步的结果采用插入法计算出方案的内含收益率。

［例6］　依据例2、例4、例5资料所示，计算 A、B、C 三方案的内含收益率。

B 方案的每年现金净流量相等，表现为年金的形式，计算如下：

$$NPV = 0$$

$$50\,000\,(P/A，R，3) - 100\,000 = 0$$

$$（P/A，R，3）＝2$$
$$（P/A，20\%，3）＝2.1065$$
$$（P/A，24\%，3）＝1.9813$$

用"插入法"计算：

$$\frac{R-20\%}{24\%-20\%}=\frac{2-2.1065}{1.9813-2.1065}$$
$$R=20.34\%$$

A、C 两方案的现金净流量每年不相等，分别采用逐次试算法进行计算。下面我们对 A 方案进行计算。

第一步：先估计一个贴现率，可用静态的方法求得。

$$100\,000＝（25\,000＋30\,000＋35\,000＋40\,000＋45\,000）（P/F，i，5）$$

估计出 i＝12%，进行第一次试算（表6-6）。

表6-6

时期	各年的 NCF a	复利现值系数 b （P/F，12%，n）	现值 c＝a×b
0	－100 000	1	－100 000
1	25 000	0.893	22 325
2	30 000	0.797	23 910
3	35 000	0.712	24 920
4	40 000	0.636	25 440
5	45 000	0.567	25 515
未来现金流入的现值之和			122 035
净现值（NPV）			22 035

表6-7

时期	各年的 NCF a	复利现值系数 b （P/F，19%，n）	现值 c＝a×b
0	－100 000	1	－100 000
1	25 000	0.84	21 000
2	30 000	0.706	21 180
3	35 000	0.593	20 755
4	40 000	0.499	19 960
5	45 000	0.419	18 855
未来现金流入的现值之和			101 750
净现值（NPV）			1 750

第二步：第一步试算出的净现值大于1许多，说明该方案的内含收益率远远大于12%，因此估计第二次试算的收益率为19%，进行第二次试算（表6-7）。

第三步：第二步试算出的净现值仍大于1，说明该方案的内含收益率大于19%，因此估计第三次试算的收益率为20%，进行第三次试算（表6-8）。

表6-8

时期	各年的 NCF a	复利现值系数 b (P/F，20%，n)	现值 c = a×b
0	−100 000	1	−100 000
1	25 000	0.833	20 825
2	30 000	0.694	20 820
3	35 000	0.579	20 265
4	40 000	0.482	19 280
5	45 000	0.402	18 090
未来现金流入的现值之和			99 280
净现值（NPV）			−720

第四步：当贴现率为19%时，净现值为1750；当贴现率为20%，净现值为−720，A方案的内含收益率为19%至20%之间，采用插入法计算出A方案的内含收益率。

$$\frac{R_a - 19\%}{20\% - 19\%} = \frac{0 - 1750}{-720 - 1750}$$

$$R_a = 19.71\%$$

用同样的方法计算，可以确定C方案的内含收益率为25%。

由上述计算可知：C方案的内含收益率最大，其次是B方案，最后是A方案。

内含收益率优点是可以从动态的角度直接反映投资项目的实际收益水平，又不受基准收益率高低的影响，比较客观。同时，内含收益率能准确地计算出各方案的实际收益率，以百分率来表示各方案的经济效益，比较明白易懂，很受管理当局的欢迎。现在世界银行、货币基金组织等投资决策分析中都用内含收益率来进行决策。其缺点是计算比较麻烦，特别是"逐次试算法"，要经过多次试算才能得出结果。当经营期大量追加投资时，有可能导致多个内含收益率出现，或偏高或偏低，缺乏实际意义。

内含收益率大于或等于基准收益率或资本成本的投资项目才具有财务可行性。

四、投资决策指标的比较

（一）非贴现现金流量指标与贴现现金流量指标的比较

1. 非贴现指标把不同时间点上的现金收入和现金支出当作毫无差别的资金进行对比，忽略了货币的时间价值因素；而贴现指标则把不同时间点的现金按统一的贴现率折算到同一时点上，使不同时期的现金具有可比性，这样才能作出正确的投资决策。

2. 非贴现指标中的投资回收期法只能反映投资的回收速度，不能反映投资的主要目标——净现值的多少。同时，由于回收期法没有考虑货币时间价值因素，因而实际上夸大了投资的回收速度。

3. 非贴现指标中的平均报酬率等指标，由于没有考虑资金时间价值，因而，实际上是夸大了项目的盈利水平。而贴现指标中的内含收益率是以预计的现金流量为基础，考虑了资金的时间价值以后计算出的真实报酬率。

4. 在运用投资回收期这一指标时，标准回收期是方案取舍的依据。但标准回收期一般都是以经验或主观判断为基础来确定的，缺乏客观依据。而贴现指标中的净现值和内含收益率等指标都是以资本成本为取舍依据的，任何的资本成本都可以通过计算得到，较为客观。

目前在进行投资决策时，主要使用的是贴现指标，非贴现指标则作为辅助指标加以使用。

（二）贴现指标之间的比较

1. 净现值和内含收益率之间的比较

（1）对于常规的独立项目，净现值法和内含收益率法的结论是完全一致的，但对于互斥项目，有时会不一致。不一致的原因主要有两个：投资规模不同；现金流量发生的时间不同。

（2）净现值为绝对数，表示投资项目是医院实际财富额的增加的关系，应用净现值法，投资决策分析与医院财富最大化的经营目标保持一致；而内含收益率为相对数，与医院财富最大化之间的联系不如净现值明显，在互斥项目的决策中有可能得出与医院财富最大化的目标不一致的结论。因此，在无资本限量的条件下，当二者决策结果出现矛盾时，应以净现值为准。

（3）净现值法和内含收益率法采用了不同的再投资假设。净现值法以在计算中采用的资本成本为再投资报酬率，而内含收益率法以项目本身的报酬率作为再投资报酬率，一般认为净现值法更为科学。净现值法符合所有者的利益，内含收益率法侧重于风险控制，就目前而言，西方多采用内含收益率法，而我国偏向于净现值法。

2. 净现值和现值指数的比较

净现值和现值指数使用的是相同的信息，在评价投资项目的优劣时，它们常常是一致的，但当初始投资额不同时，二者的决策结果会产生差异。现值指数反映的是投资收益的相对值，是项目效率的高低，而净现值反映的是投资收益大小的绝对值。因此，在无资本限量情况下，净现值指标可以帮助医院找到收益最高的项目。

3. 贴现指标之间的关系

净现值 NPV、现值指数 PI 和内含报酬率 IRR 之间存在以下数量关系：

当 NPV > 0 时，PI > 1，IRR > i，投资方案可取；

当 NPV = 0 时，PI = 1，IRR = i，投资方案保本；

当 NPV < 0 时，PI < 1，IRR < i，投资方案不可取。

其中，i 为已知的贴现率。

总结：在无资本限量的情况下，利用净现值法在所有的投资评价中都能作出正确的决策，而利用内含收益率和现值指数在独立方案决策中能作出正确的决策，但在互斥选择决策中有时或会作出错误的判断。因而，在这三种评价方法中，净现值是最优的评价方法。

第三节 投资决策指标的应用

一、固定资产更新决策

固定资产更新是对技术上或经济上不宜继续使用的旧资产，用新资产更换或用先进的技术对原设备进行局部改造。固定资产更新决策主要研究两个问题：一是决定是否进行更新，即继续使用旧资产还是更换新资产；二是决定选择什么样的资产来更新。实际上，这两个问题是结合在一起考虑的。如果市场上没有合适的设备可替换现有的设备，可以通过修理继续使用旧设备。更新决策是继续使用旧设备与购置新设备的选择。

（一）继续使用旧资产还是更新的问题

当固定资产使用一定年限后，其运行成本随资产的陈旧而逐年递增，而其经济效益逐年下降，设备的更新问题便呈现出来。新设备虽然运行成本较低，但固定资产原始投资额却较高。因此，需要对继续使用旧资产还是更新资产的问题进行分析。固定资产修理和更新决策是在假设维持现有生产能力水平不变的情况下，选择使用旧设备，还是将其淘汰后选择性能更优异、运行成本更低的新设备的决策。由于假设新旧设备生产能力相同，对医院而言，现金流入量未发生变化，但现金流出量却发生了变化。

〔例7〕 某医院目前正在使用的 X 光机是 5 年前购买的，购价 12 万元，可用 15 年，按直线法计提折旧，预计期末没有残值。制造商现有型号更新的产品，售价 26.5 万元，可用 10 年，按直线法计提折旧，预计期末没有残值。开始使用时，需支付安装费 5 000 元。制造商同意以旧机换新机、另补差价的办法售卖设备，旧设备作价 7 万元。预计用新设备取代旧设备后，每年可节约使用费 5 万元。由于使用新设备，检查结果较前更准确，设备使用率有较大的提高，医院为此每年增加业务收入 35 000 元。假设该医院为营利性医院，所得税税率为 33%，最低的投资收益率为 10%。请分析是继续使用旧设备还是更新设备？

将上述资料整理如表 6-9 所示。

解：第一步：计算新设备每年增加的税后结余。

（1）使用新设备每年增加的业务收入 = 35 000（元）

（2）使用新设备每年节约的成本 = 50 000（元）

（3）使用新设备每年增加的折旧 = 27 000 − 8 000 = 19 000（元）

（4）使用新设备每年增加的税前结余 = 35 000 + 50 000 − 19 000 = 66 000（元）

（5）使用新设备每年增加的税后结余 = 66 000 × （1 − 33%） = 44 220（元）

表6-9   单位：元

	现有设备	新设备
a. 固定资产购价	120 000	265 000
b. 固定资产安装费	0	5 000
c. 固定资产期末残值	0	0
d. 应记作折旧的金额（a＋b）	120 000	270 000
e. 使用年限（年）	15	10
f. 已使用年限（年）	5	0
g. 年折旧额（d－c）/e	8 000	27 000
h. 固定资产账面价值（d－g×f）	80 000	270 000
i. 固定资产变现价值	70 000	270 000
j. 使用新设备每年可减少费用	－	50 000
k. 使用新设备每年可增加收入	－	35 000

第二步：计算新设备投资收益率是否能够达到10%。

（1）10 年中增加的现金净流量的现值

$\quad\quad$＝（税后结余＋折旧）（P/A，10%，10）

$\quad\quad$＝（44 220＋19 000）×6.145

$\quad\quad$＝388 486.9（元）

或者＝（税后收入－税后付现成本＋折旧×税率）（P/A，10%，10）

$\quad\quad$＝［35 000（1－33%）－（－50 000）（1－33%）＋19 000×33%］×6.145

$\quad\quad$＝388 486.9（元）

（2）计算新设备的净现值。

净现值＝增加的现金净流量的现值－增加投资的现值

$\quad\quad$＝388 486.9－（270 000－70 000）

$\quad\quad$＝188 486.9（元）

因用旧机器同新机器相交换，只能作价 70 000 元，低于其账面价值 10 000 元（80 000－70 000），列作固定资产出售损失，可使纳税前净收益减少 10 000 元，按税率 33%计算，可使医院少纳税 3 300 元，其现金流出减少 3 300 元，即增加收入 3 300 元。

$\quad\quad$净现值＝388 486.9－｛270 000－［70 000＋（80 000－70 000）×33%］｝

$\quad\quad$＝191 786.9（元）

由计算结果可知，选择更新设备的方案对医院更有利。

［例8］　假设某医院现有车辆中，有一辆救护车已不能正常运行，需要送修配厂翻新，价款 15 000 元，翻新后使用 5 年还要大修 1 次，预计大修费为 8 000 元。这样，可以继续使用 5 年，期满后可收回残值 1 000 元。每年运输成本 15 000 元（不包括折旧）。另外有一个方案是：出售旧车，购买一辆新车，新车购入成本 35 000 元，旧车出售可得价款 6 000 元。

新车可使用 10 年，购买 5 年后也需要大修 1 次，预计大修费为 5 000 元，期满可回收残值 3 000元，每年运输成本降到 12 000 元（不包括折旧）。假设该医院最低投资收益率为 15%。现在要在这两个方案中选择一个比较合算的方案。

将上述资料整理如表 6-10 所示：

表 6-10

单位：元

	翻新方案	以旧换新方案
a. 设备购价	15 000	35 000
b. 设备变现价值	6 000	35 000
c. 设备使用年限（年）	10	10
d. 5 年后的大修费	8 000	5 000
e. 设备期末的残值	1 000	3 000
f. 年运输成本	15 000	12 000

解：第一步：计算更新车辆新增投资额的现值。

（1）投资额的增加数 = 35 000 - 6 000 - 15 000 = 14 000（元）

（2）收回残值增加的现值 =（3 000 - 1 000）(P/F, 15%, 10)

$$= 2 000 \times 0.247$$
$$= 494（元）$$

（3）新增投资额的净现值 = 14 000 - 494 = 13 506（元）

第二步：计算更新车辆新增现金净流量的现值。

（1）运输成本节约而每年增加的现金净流量的现值

$$=（15 000 - 12 000）(P/A, 15\%, 10)$$
$$= 3 000 \times 5.019$$
$$= 15 057（元）$$

（2）大修费用节约而增加的现金净流量现值

$$=（8 000 - 5 000）(P/F, 15\%, 5)$$
$$= 3 000 \times 0.497$$
$$= 1 491（元）$$

（3）增加的现金净流量的现值

$$= 15 057 + 1 491$$
$$= 16 548（元）$$

第三步：更新车辆方案的净现值

$$=增加的现金净流量的现值 - 增加的投资额的净现值$$
$$= 16 548 - 13 506$$
$$= 3 042（元）$$

通过计算可知：更新车辆的方案比旧车翻新更可取。

（二）固定资产的年平均成本与经济寿命

通过上述例题我们发现，虽然各方案的现金流量有所不同，但是其可使用年限却均是相同的。在现实中有可能会出现各方案的使用年限也不相同的情况，此时，需要用固定资产的年平均成本法来进行分析。年平均成本法是把继续使用旧设备和购置新设备看成是两个互斥的方案，而不是一个更换设备的特定方案，其假设前提是将来设备再更新时，可以按原来的年平均成本找到可替代的产品。

[例9] 某医院有一旧设备，技术人员从技术上提出更新要求。资料见表6-11所示：

表6-11 单位：元

	旧机器	新机器
a. 固定资产原值	2 700	2 500
b. 固定资产期末残值	100	200
c. 固定资产变现价值	800	2 500
d. 固定资产已使用年限（年）	4	0
e. 固定资产尚可使用年限（年）	6	10
f. 年运行成本	600	400

假设该医院的最低收益率为15%。

解：假设不考虑货币时间价值。

$$旧机器的年平均成本 = \frac{800 + 600 \times 6 - 100}{6} = 716.67 （万元）$$

$$新设备的年平均成本 = \frac{2\,500 + 400 \times 10 - 200}{10} = 630 （万元）$$

通过计算可知，若不考虑货币时间价值，新设备的年平均成本较旧设备的低，因此选择新设备。

考虑货币时间价值方法有三：

方法1：计算现金流量的总现值，然后分摊给各年。

$$
\begin{aligned}
旧设备年平均成本 &= \frac{800 + 600（P/A, 15\%, 6）- 100（P/F, 15\%, 6）}{（P/A, 15\%, 6）} \\
&= \frac{800 + 600 \times 3.784 - 100 \times 0.432}{3.784} \\
&= 800 （万元）
\end{aligned}
$$

$$
\begin{aligned}
新设备年平均成本 &= \frac{2\,500 + 400 \times（P/A, 15\%, 10）- 200 \times（P/F, 15\%, 10）}{（P/A, 15\%, 10）} \\
&= \frac{2\,500 + 400 \times 5.019 - 200 \times 0.247}{5.019} \\
&= 888.26 （万元）
\end{aligned}
$$

通过计算可知，若考虑货币时间价值，旧设备的年平均成本较新设备的低，因此选择旧设备。

方法2：由于每年已有相等的运行成本，只要将原始投资（变现价值）和期末残值摊销到每年，然后求和，也可以求出每年平均的现金流出量。

即：年平均成本 = 投资摊销 + 运行成本 − 残值摊销

$$旧设备年平均成本 = \frac{800}{(P/A，15\%，6)} + 600 - \frac{100}{(F/A，15\%，6)}$$

$$= \frac{800}{3.784} + 600 - \frac{100}{8.753}$$

$$= 800（元）$$

$$新设备年平均成本 = \frac{2500}{(P/A，15\%，10)} + 400 - \frac{200}{(F/A，15\%，10)}$$

$$= \frac{2500}{5.19} + 400 - \frac{200}{20.303}$$

$$= 888.26（元）$$

结果与方法一相同。

方法3：将残值从原投资（或变现价值）中扣除，视同每年承担相应的利息，然后与净投资摊销及年运行成本总计，求出每年平均成本。

$$旧设备年平均成本 = \frac{800 - 100}{(P/A，15\%，6)} + 100 \times 15\% + 600$$

$$= \frac{700}{3.784} + 15 + 600$$

$$= 800（元）$$

$$新设备年平均成本 = \frac{2500 - 200}{(P/A，15\%，10)} + 200 \times 15\% + 400$$

$$= \frac{2300}{5.019} + 30 + 400$$

$$= 888.26（元）$$

结果与方法一相同。

固定资产的年平均成本法除了可以对使用年限不同的固定资产进行决策分析外，还可以用来判断一项固定资产的经济寿命。

固定资产的经济寿命是指可使它的年平均成本达到最低的时间间隔。资产的经济寿命也可以称为最低成本期或最优更新期。我们发现固定资产的使用初期运行费用比较低，但随着固定资产使用时间的增加，固定资产逐渐陈旧，各种维护修理等费用逐渐增加。而与此同时，固定资产的价值却逐渐减少，资产占用资金的机会成本也会逐渐减少。因此，随时间的推移，运行成本和持有成本呈反方向变化，两者之和呈现抛物状，这样就形成一个最经济的使用年限。（图6-3）

[例10]　某医院的设备A的有关数据是：购价3 000万元，可使用4年，各年末的残

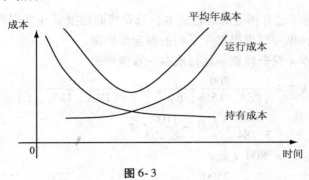

图 6- 3

值分别为 1 500 万元、1 000 万元、500 万元、0；运行成本第一年为 1 000 万元，以后每年增加 700 万元，假设该医院的最低收益率为 12%，计算机器 A 的经济寿命。

解：第一年现金流量见图 6- 4。

$$年平均成本 = \frac{3\,000 - 1\,500}{(P/A,\ 12\%,\ 1)} + 1\,500 \times 12\% + 1\,000$$

$$= \frac{1\,500}{0.893} + 1\,500 \times 12\% + 1\,000$$

$$= 2\,860\ （万元）$$

第二年现金流量见图 6- 5。

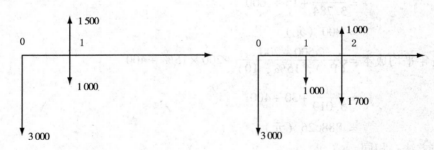

图 6- 4　第一年的现金流量图　　　　图 6- 5　第二年的现金流量图

$$年平均成本 = \frac{3\,000 - 1\,000}{(P/A,\ 12\%,\ 2)} + 1\,000 \times 12\% + 1\,000 + 700 \times \frac{(P/F,\ 12\%,\ 2)}{(P/A,\ 12\%,\ 2)}$$

$$= \frac{2\,000}{1.690} + 1\,000 \times 12\% + 1\,000 + 700 \times \frac{0.797}{1.690}$$

$$= 2\,633\ （万元）$$

第三年现金流量见图 6- 6。

$$年平均成本 = \frac{3\,000 - 500}{(P/A,\ 12\%,\ 3)} + 500 \times 12\% + 1\,000$$

$$+700 \times \frac{(P/F,12\%,2)+2\times(P/F,12\%,3)}{(P/A,12\%,3)}$$

$$=\frac{2\,500}{2.402}+500\times12\%+1\,000+700\times0.797+2\times\frac{0.797+2\times0.712}{2.402}$$

$$=2\,748\,(万元)$$

第四年现金流量见图6-7。

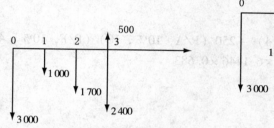

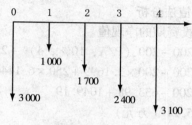

图6-6　第三年的现金流量图　　　　图6-7　第四年的现金流量图

$$年平均成本=\frac{3\,000-0}{(P/A,12\%,4)}+0\times12\%+1\,000+700$$

$$\times\frac{(P/F,12\%,2)+2\times(P/F,12\%,3)+3\times(P/F,12\%,4)}{(P/A,12\%,4)}$$

$$=\frac{3\,000-0}{3.37}+0+1\,000+700\times\frac{0.797+2\times0.712+3\times0.636}{3.037}$$

$$=2\,936\,(万元)$$

由于第二年的年平均成本最小，因此机器A的经济寿命为2年。

二、投资期决策

一个投资项目从资金投入开始到项目建成投产为止，所需的时间称为投资期（或称投资周期）。在外部环境一定的情况下，若要缩短投资期，就需要投入更多的人力、物力和财力，当然，投资项目也可以尽快投产，产生效益。是否应该缩短投资期，就应该进行认真的分析和比较。

[例11]　某医院进行一项投资，正常投资期为5年，每年投资200万元，5年共需投资1 000万元。第5～14年每年现金净流量为250万元。若投资期缩短为3年，每年需投资400万元，3年共投资1 200万元，项目投产后的使用寿命和每年的现金净流量相等。最低投资报酬率为10%。假设寿命终结时无残值，不用垫支营运资金。请分析判断是否应缩短投资期。

现将两方案的现金流量状况列表，见表6-12。

表 6-12

项　目	0	1	2	3	4	5	……	12	13	14
正常投资期	-200	-200	-200	-200	-200	250	250	250	250	250
缩短投资期	-400	-400	-400	250	250	250	250	250		
差量现金流量	200	200	200	-450	-450	0	0	0	250	250

1. 用净现值法分析

（1）正常投资期的净现值。

$$NPV = -200 - 200（P/A，10\%，4）+250（P/A，10\%，10）（P/F，10\%，4）$$
$$= -200 - 200 \times 3.1699 + 250 \times 6.1446 \times 0.683$$
$$= -200 - 633.98 + 1049.19$$
$$= 215.21（万元）$$

（2）缩短投资期的净现值。

$$NPV = -400 - 400（P/A，10\%，2）+250（P/A，10\%，10）（P/F，10\%，2）$$
$$= -400 - 400 \times 1.7355 + 250 \times 6.1446 \times 0.8264$$
$$= -400 - 694.2 + 1269.47$$
$$= 175.27（万元）$$

通过计算可知：正常投资期的方案较好。

2. 用差量分析法

$$\Delta NPV = 200 + 200（P/A，10\%，2）-450（P/A，10\%，2）（P/F，10\%，2）$$
$$+250（P/A，10\%，2）（P/F，10\%，12）$$
$$= 200 + 200 \times 1.7355 - 450 \times 1.7355 \times 0.8264 + 250 \times 1.7355 \times 0.3186$$
$$= 200 + 347.2 - 645.58 + 138.27$$
$$= 39.89（万元）$$

通过计算可知：正常投资期的方案较好。

附　案　例

A 集团有两个投资机会，甲项目是投资医疗行业设立医院，医疗市场前景看好但竞争激烈，乙项目是扩大 A 集团原有产品的生产能力，但该领域已相对饱和。假定未来投资项目仅受经济环境一项因素影响，预计可能收益率情况如表 6-13，试比较投资项目的风险大小，从中选择可行项目，并对拟选择的项目进行投资可行性分析。

解答：依题要，比较投资项目的风险，分别计算甲、乙项目的预期收益率和标准差、标准离差率，得：

甲项目预期收益率 $= 0.3 \times 70\% + 0.4 \times 20\% + 0.3 \times（-30\%）= 20\%$

乙项目预期收益率 $= 0.3 \times 40\% + 0.4 \times 20\% + 0.3 \times（-35\%）= 9.5\%$

表 6-13 投资项目预期收益率

经济环境	发生概率	甲项目收益率%	乙项目收益率%
好	0.3	70	40
一般	0.4	20	20
差	0.3	−30	−35
合 计	1.0		

甲项目标准差

$$= \sqrt{(70\% - 20\%)^2 \times 0.3 + (20\% - 20\%)^2 \times 0.4 + (-30\% - 20\%)^2 \times 0.3} \times 100\%$$
$$= 38.73\%$$

乙项目标准差

$$= \sqrt{(40\% - 9.5\%)^2 \times 0.3 + (20\% - 9.5\%)^2 \times 0.4 + (-35\% - 9.5\%)^2 \times 0.3} \times 100\%$$
$$= 30.29\%$$

$$甲项目标准离差率 = \frac{38.73\%}{20\%} = 1.94$$

$$乙项目标准离差率 = \frac{30.9\%}{9.5\%} = 3.19$$

由上述计算结果可知，甲项目的预期收益率比乙项目的大，而它的标准离差率又比乙项目少，故甲项目每单位收益所承担的风险小于乙项目。因此，拟选择甲项目作为集团新的投资项目。

A 集团初步选取的甲项目是投资新建一所 400 床的非营利性综合医院，但甲项目是否具备投资价值，仍须通过投资可行性分析进一步予以确定。

据初步匡算，在某地开设一所规模为 400 床的非营利性综合医院，需投入资金 15 000 万元，其中征地款 2 000 万元、基本建设 7 800 万元、医疗设备 4 400 万元、其他配套设备 500 万元、流动资金 300 万元。A 集团现有的流动资金不足，最多只能出资 2 000 万元，可选择银行贷款或寻求其他企业合作以解决资金的不足；B 企业有合作意向，愿意以技术和出资 6 000 万元现金占组建医院股权的 49%。已知开设医院所需的技术人才可从市场获得，A 集团的利润率为 12%、银行短期贷款利率 6%、银行长期贷款利率 8%、贴现率为 8%，A 集团拟向银行贷款的期限为：流动资金贷款期限 1 年，长期贷款期限 5 年，预计新设 C 医院的经营期限为 20 年。

根据上述资料，拟从投资回收期、净现值率、内部收益率等对甲项目进行分析，为下一步的投资经营决策提供依据。

第一步，判断可供融资方案

根据已知条件，可供融资的方案有 4 个：①A 集团出资 2 000 万元，向银行贷款 13 000 万元；②A 集团向银行贷款 15 000 万元；③A 集团出资 2 000 万元，向银行贷款 7 000 万元，B 企业出资 6 000 万元；④A 集团向银行贷款 9 000 万元，B 企业出资 6 000 万元。

第二步，确定投资建设期

根据 C 医院的建筑特点和要求，基本建设拟在 1 年内完成，第 2 年年初开业。资金拟一次性投入，贷款利息每年年末结算 1 次。

第三步，确定预测期

根据竞争均衡理论，拟将预测期暂定为 7 年，并根据实际情况随时调整，但最长不超过10 年。

第四步，预测业务收入

医院的业务收入取决于门诊量、人均门诊费用、住院人数和人均住院费用四大因素。由于 C 医院为新设立，缺少相应的历史参考数据，拟以同行业、同地区、同规模的医院作为参照物进行收入预测。受知名度影响，预计前 3 年门诊量和住院率不饱和，通过广告等多种宣传手法，可逐年递增，第 4 年后基本达到设计要求。

门诊是按日均接诊量 2 000 人次进行设计，预计每门诊人次费用为 130 元/人，其中药品费约占门诊费用的 60%；已知病床数为 400 张，即可开放的床日数为 144 000 床日（即 400床×360 天），预计平均住院床日为 14 天，参照本行业、本地区的住院费用标准，日均住院费暂按 630 元/天计算，药品费约占住院费的 37% 左右。（表 6- 14）

表 6- 14　　　　　　　　　　　　C 医院业务收入测算表　　　　　　　　金额单位：万元

年　　份	20×2	20×3	20×4	20×5	20×6	20×7	20×8
门诊量（万人次）	22	36	58	72	72	72	72
人均门诊费用（元）	130	132	133	134	134	134	134
其中：药品费	78	79	80	81	81	81	81
门诊收入	2 860	4 752	7 714	9 648	9 648	9 648	9 648
出院人数（人次）	3 600	6 686	8 229	10 286	10 389	10 491	10 596
人均住院费用（元）	8 820	8 910	9 000	9 090	9 090	9 090	9 090
其中：药品费	3 260	3 297	3 330	3 363	3 363	3 363	3 363
住院收入	3 175	5 957	7 406	9 350	9 443	9 537	9 632
收入合计	6 035	10 709	15 120	18 998	19 091	19 185	19 280

注：（1）门诊量：开业第 1 年门诊量为预设数的 30% 左右，第 2 年、第 3 年分别为预设数的 50% 和 80%，第 4 年后达到预设数。

（2）住院人数：第 1 年为预设数的 35%，随着知名度的增加，住院病人逐年递增，第 2 年、第 3 年分别为预设数的 65% 和 80% 左右，到第 4 年达到预设数，因缩短平均住院床日，预计第 5 年、第 6 年分别增长 1% 和 2%，第 7 年进入平稳期。

（3）医疗费用：考虑物价增长因素，每年约 1% 的增长幅度，到第 5 年基本持平。

第五步，预测业务支出

影响业务支出的因素很多，主要从人力成本、管理费用以及开展医疗业务直接耗用的药品、卫生材料等几大类进行粗略测算。（表 6- 15）

（1）根据 C 医院的规模和业务量，拟配置 350 人的员工队伍，员工开业当年的个人年收入（含各类社会保险费在内）暂按 5 万元进行测算，随工作量的增加有所增长。

（2）药品费的成本率按药品收入的 80% 测算，卫生材料的成本率按医疗收入的 20% 测算。

（3）管理费用（含经营水电、空调等）按业务收入的 5% 测算、办公费用按业务收入的 2% 测算。

（4）房屋价值 9 800 万元，折旧年限为 30 年，预计残值为 3%；设备价值 4 900 万元，综合折旧年限为 6 年，预计残值为 1%；大型专用设备年保养费按原值 2% 计算。

（5）假定设备全部是新购，过了使用年限仍可继续使用，拟在预测期限内暂不考虑更新。

表 6-15   C 医院业务支出测算表   金额单位：万元

年 份	20×2	20×3	20×4	20×5	20×6	20×7	20×8
人力成本	1 750	1 838	1 930	2 027	2 128	2 128	2 128
卫生材料	633	944	1 314	1 646	1 654	1 666	1 666
药品费	2 077	3 587	5 353	6 740	6 758	6 786	6 786
管理费用	262	461	663	833	841	841	841
办公费用	105	185	265	333	336	336	336
修缮费	88	88	88	88	88	88	88
折旧费	1 130	1 130	1 130	1 130	1 130	1 130	320
支出合计	6 045	8 233	10 743	12 797	12 935	12 975	12 165

注：（1）人力成本每年按 5% 的幅度增长，第 5 年后持平。

（2）第 7 年折旧费只考虑房屋折旧。

（3）利息费用在计算现金流量时予以考虑。

第六步，预测利润表

C 医院为民营企业，适用企业会计制度。拟申办为非营利性医疗机构，按目前的《税法》规定，医疗业务收入享受免税优惠政策。根据表 6-14 和表 6-15，预计经营利润表（表 6-16）。

表 6-16   C 医院预计利润表   金额单位：万元

年 份	20×2	20×3	20×4	20×5	20×6	20×7	20×8
一、主营业务收入	6 035	10 709	15 120	18 998	19 091	19 185	19 280
减：主营业务成本	4 810	6 918	9 348	11 334	11 469	11 509	12 109
二、主营业务利润	1 225	3 791	5 772	7 664	7 622	7 676	7 171
加：其他收入	0	0	0	0	0	0	0
减：管理费用	105	185	265	333	336	336	336
折旧费	1 130	1 130	1 130	1 130	1 130	1 130	320

（续　表）

年　份	20×2	20×3	20×4	20×5	20×6	20×7	20×8
短期借款利息	0	0	0	0	0	0	0
长期借款利息	0	0	0	0	0	0	0
三、营业利润	−10	2 476	4 377	6 201	6 156	6 210	6 515
加：投资收益							
营业外收入	0	0	0	0	0	0	0
减：营业外支出	0	0	0	0	0	0	0
四、利润总额	−10	2 476	4 377	6 201	6 156	6 210	6 515
减：所得税	0	0	0	0	0	0	0
五、净利润	−10	2 476	4 377	6 201	6 156	6 210	6 515
加：年初未分配利润	0	−10	1 110	2 469	3 902	4 526	4 831
六、可供分配利润	−10	2 466	5 487	8 670	10 058	10 736	11 346
减：应付股利	0	1 356	3 018	4 768	5 532	5 905	6 240
七、未分配利润	−10	1 110	2 469	3 902	4 526	4 831	5 106

注：（1）利润的55%用于分红，45%用于C医院的持续发展。

（2）不考虑提前还款。

第七步，预测现金流量

医院的经营活动中，折旧并没有流出企业，故经营现金流量＝净利润＋折旧。由于融资方案涉及利息费用和企业的机会成本，使企业的初始投资额随着融资方案的不同而有所变动，依题要，A集团的利润率为12%、银行短期贷款利率6%、银行长期贷款利率8%、贴现率为8%，分别计算各融资方案的现金流量。

1. A集团出资2 000万元，向银行贷款13 000万元。假定A集团出资的2 000万元中，300万元为流动资金，1 700万元为基本建设资金。（表6-17）

（1）A集团机会成本＝300×12%＋1 700×12%×5＝1 056（万元）

机会成本折现值＝36×0.8929＋204×0.9259＋204×0.8573＋204×0.7938＋

204×0.7350＋204×0.6806

＝847（万元）

（2）贷款利息＝13 000×8%×5＝5 200（万元）

利息折现值＝1 040×0.9259＋1 040×0.8573＋1 040×0.7938＋1 040×0.7350＋

1 040×0.6806

＝4 153（万元）

（3）初始投资净现值＝本金＋机会成本现值＋利息现值

＝15 000＋847＋5 153＝21 000（万元）

表 6-17　　　　　　　　　　　　　　**C 医院预计现金流量表（一）**　　　　　　　金额单位：万元

时期	净现金流量	复利现值系数	折现净现金流量	累计折现净现金流量
0（20×0 年）	−21 000	1.0000	−21 000	−21 000
1（20×2 年）	1 120	0.9259	1 037	−19 963
2（20×3 年）	3 606	0.8573	3 091	−16 872
3（20×4 年）	5 507	0.7938	4 371	−12 500
4（20×5 年）	7 331	0.7350	5 388	−7 112
5（20×6 年）	7 286	0.6806	4 959	−2 153
6（20×7 年）	7 340	0.6302	4 626	2 473
7（20×8 年）	6 835	0.5835	3 988	6 461

2. A 集团向银行贷款 15 000 万元。（表 6-18）

（1）贷款利息 = 300 × 6% + 14 700 × 8% × 5 = 5 898（万元）

利息折现值 = 18 × 0.9434 + 1 176 × 0.9259 + 1 176 × 0.8573 + 1 176 × 0.7938 +

1 176 × 0.7350 + 1 176 × 0.6806

= 4 712（万元）

（2）初始投资净现值 = 本金 + 利息现值 = 15 000 + 4 712 = 19 712（万元）

表 6-18　　　　　　　　　　　　　　**C 医院预计现金流量表（二）**　　　　　　　金额单位：万元

时期	净现金流量	复利现值系数	折现净现金流量	累计折现净现金流量
0（20×0 年）	−19 712	1.0000	−19 712	−19 712
1（20×2 年）	1 120	0.9259	1 037	−18 675
2（20×3 年）	3 606	0.8573	3 091	−15 584
3（20×4 年）	5 507	0.7938	4 371	−11 212
4（20×5 年）	7 331	0.7350	5 388	−5 824
5（20×6 年）	7 286	0.6806	4 959	−865
6（20×7 年）	7 340	0.6302	4 626	3 761
7（20×8 年）	6 835	0.5835	3 988	7 749

3. A 集团出资 2 000 万元，向银行贷款 7 000 万元，B 企业出资 6 000 万元。A 集团占股权 51%，即现金流量也占 51%。假定 A 集团出资的 2 000 万元中，300 万元为流动资金，1 700 万元为基本建设资金。（表 6-19）

（1）A 集团机会成本 = 300 × 12% + 1 700 × 12% × 5 = 1 056（万元）

机会成本折现值 = 36 × 0.8929 + 204 × 0.9259 + 204 × 0.8573 + 204 × 0.7938 +

204 × 0.7350 + 204 × 0.6806

= 847（万元）

（2）贷款利息 $= 7\,000 \times 8\% \times 5 = 2\,800$ （万元）

利息折现值 $= 560 \times 0.9259 + 560 \times 0.8573 + 560 \times 0.7938 + 560 \times 0.7350 +$

$\qquad 560 \times 0.6806$

$\qquad = 2\,236$ （万元）

（3）初始投资净现值 = 本金 + 机会成本现值 + 利息现值

$\qquad = 9\,000 + 847 + 2\,236 = 12\,083$ （万元）

金额单位：万元

表 6-19	C 医院预计现金流量表（三）			
时期	净现金流量	复利现值系数	折现净现金流量	累计折现净现金流量
0（20×0 年）	-12 083	1.0000	-12 083	-12 083
1（20×2 年）	571	0.9259	529	-11 554
2（20×3 年）	1 839	0.8573	1 577	-9 977
3（20×4 年）	2 809	0.7938	2 229	-7 748
4（20×5 年）	3 739	0.7350	2 748	-5 000
5（20×6 年）	3 716	0.6806	2 529	-2 471
6（20×7 年）	3 743	0.6302	2 359	-112
7（20×8 年）	3 486	0.5835	2 034	1 922

4. A 集团向银行贷款 9 000 万元，B 企业出资 6 000 万元。A 集团占股权 51%，即现金流量也占 51%。（表 6-20）

（1）贷款利息 $= 300 \times 6\% + 8\,700 \times 8\% \times 5 = 3\,498$ （万元）

利息折现值 $= 18 \times 0.9434 + 696 \times 0.9259 + 696 \times 0.8573 + 696 \times 0.7938 +$

$\qquad 696 \times 0.7350 + 696 \times 0.6806$

$\qquad = 2\,796$ （万元）

（2）初始投资净现值 = 本金 + 利息现值 $= 9\,000 + 2\,796 = 11\,796$ （万元）

金额单位：万元

表 6-20	C 医院预计现金流量表（四）			
时期	净现金流量	复利现值系数	折现净现金流量	累计折现净现金流量
0（20×0 年）	-11 796	1.0000	-11 796	-11 796
1（20×2 年）	571	0.9259	529	-11 267
2（20×3 年）	1 839	0.8573	1 577	-9 690
3（20×4 年）	2 809	0.7938	2 229	-7 461
4（20×5 年）	3 739	0.7350	2 748	-4 713
5（20×6 年）	3 716	0.6806	2 529	-2 184
6（20×7 年）	3 743	0.6302	2 359	175
7（20×8 年）	3 486	0.5835	2 034	2 209

第八步，进行投资可行性分析，选择最优方案

根据表6-17、表6-18、表6-19和表6-20的资料分别计算净现值率、投资回收期和内部报酬率，从四个融资方案中找出优选方案。计算中的各项指标均包括了建设期。

（一）净现值率

根据预设条件，第7年起收支进入平稳期，即每年现金流量 $= 6\,515 + 320 = 6\,835$ 万元，用现金复利现值系数计算，第7~20年的净现值为35 509万元。由于融资方案三和融资方案四中，A集团只占C医院股权的51%，即第7~20年的净现值为18 110万元。

已知，净现值率（NPVR）$= \dfrac{\text{项目的净现值}}{\text{原始投资净现值}}$，得

融资方案一：净现值率（NPVR）$= \dfrac{-21\,000 + 23\,472 + 35\,509}{21\,000} = 1.81$

融资方案二：净现值率（NPVR）$= \dfrac{-19\,712 + 23\,472 + 35\,509}{19\,712} = 1.99$

融资方案三：净现值率（NPVR）$= \dfrac{-12\,083 + 11\,971 + 18\,110}{12\,083} = 1.49$

融资方案四：净现值率（NPVR）$= \dfrac{-11\,796 + 11\,971 + 18\,110}{11\,796} = 1.55$

四个融资方案的净现值率均大于0，说明该投资项目具有财务可行性。根据计算结果可知，融资方案二最优、融资方案一次之，排在最后的是融资方案三。

（二）投资回收期

投资回收期 = 最后一项为负值的累计净现金流量对应的年数 +

$$\dfrac{\text{最后一项为负值的累计净现金流量绝对值}}{\text{下年净现金流量}}$$

融资方案一：投资回收期 $= 5 + \dfrac{|-2\,153|}{4\,626} = 5.47$（年）

融资方案二：投资回收期 $= 5 + \dfrac{|-865|}{4\,626} = 5.19$（年）

融资方案三：投资回收期 $= 5 + \dfrac{|-112|}{2\,034} = 6.06$（年）

融资方案四：投资回收期 $= 5 + \dfrac{|-2\,184|}{2\,359} = 5.93$（年）

从计算结果可知，筹建C医院负担的利息费用越少，投资回收期就越短。融资方案从优到劣依次为：方案二、方案一、方案四和方案三。

（三）内部收益率

根据预设条件，第7起收支进入平稳期，即每年现金流量 $= 6\,515 + 320 = 6\,835$ 万元。由于融资方案三和融资方案四中，A集团只占C医院股权的51%，即第7年起现金流量为3 486万元。已知：

$$内部收益率（IRR） = r_m + \frac{NPV_m - 0}{NPV_m - NPV_{m+1}} \times (r_{m+1} - r_m)$$

用内插法计算各融资方案的内部收益率，即有：

融资方案一：内部收益率（IRR） $= 24\% + \dfrac{5\,660 - 0}{5\,660 + 3\,402} \times (28\% - 24\%) = 26.50\%$

融资方案二：内部收益率（IRR） $= 24\% + \dfrac{6\,948 - 0}{6\,948 + 2\,114} \times (28\% - 24\%) = 27.07\%$

融资方案三：内部收益率（IRR） $= 24\% + \dfrac{1\,514 - 0}{1\,514 + 3\,108} \times (28\% - 24\%) = 25.31\%$

融资方案四：内部收益率（IRR） $= 24\% + \dfrac{1\,801 - 0}{1\,801 + 2\,821} \times (28\% - 24\%) = 25.56\%$

从计算结果可知，上述四个融资方案的内部收益率均大于资本成本（即大于贷款年利率8%）和A集团的现有利润率12%，因此投资项目具有财务可行性。根据内部收益率的含义，选择次序为方案二、方案一、方案四和方案三。

综上所述，通过对净现值率、投资回收期和内部收益率等三个投资决策评价指标的计算分析，甲项目具备财务可行性。从计算结果可知，甲项目属于投资回报率高、投资回收期适中的项目，具有良好的投资前景，建议予以考虑，融资方案首选方案二，方案一次之。

第七章

医院资产管理

【导读】

医院的资产按照流动性可以划分为流动资产和非流动资产。医院流动资产具体内容包括：货币资金、应收款项、药品、库存物资、在加工材料等。医院的非流动资产主要由固定资产构成。本章根据医院资产的具体内容重点介绍了货币资金、应收款项、存货等流动资产管理和固定资产管理的具体方法。货币资金管理要求了解现金日常管理的有关内容；存货要求重点掌握存货成本及存货决策，以及经济订货量的基本模型；固定资产管理要求掌握固定资产的分类以及折旧方法等。

第一节 货币资金管理

医院货币资金是医院流动资产的重要组成部分，在市场经济条件下，医院的一切经济活动表现为货币的交换形式，医院要进行医疗服务活动，必须具有一定数量的货币资金。因此，组织好医院货币资金的管理，如实反映医院货币资金的活动情况，对促使医院合理安排使用货币资金的收支，以及增收节支，保护货币资金的安全与完整，加强医院财务管理具有极其重要的作用。医院的货币资金包括现金、银行存款和其他货币资金，通常称其为广义的现金；狭义的现金就指库存现金。本节我们讨论的现金就是广义的现金。

一、广义现金管理的目标

（一）医院持有现金的动机

医院置存现金的原因，主要是满足交易性需要、预防性需要和投机性需要。

1. 交易性需要

交易性需要是指满足日常医疗服务活动的现金支付需要。医院开展医疗服务活动，就会有现金收入，也必然发生支出，两者不可能同步同量进行。现金收入多于支出时，就会形成现金留存；相反，现金收入少于支出时，就需要补充现金，以保证日常业务的顺利开展。因此，医院只有维持适当的现金余额，才能使业务活动正常地进行下去。

2. 预防性需要

预防性需要是指置存现金以防发生意外的支付。医院有时会出现料想不到的开支，现金流量的不确定性越大，预防性现金的数额也就越大；反之，医院现金流量的可预测性强，预防性现金数额则可小些。此外，预防性现金数额还与医院的借款能力有关，如果医院能够很容易地随时借到短期资金，也可以减少预防性现金的数额；若非如此，则应扩大预防性现金额。

3. 投机性需要

投机性需要是指置存现金用于不寻常的购买机会，比如遇有廉价材料或其他资产供应的机会，便可用手头现金大量购入。但一般来讲，医院专为投机性需要而特殊置存的现金不多，遇到不寻常的购买机会，也常设法临时筹集资金。但拥有相当数额的现金，确实为突然的大批采购提供了方便。

（二）现金管理的目的

现金是医院流动性最强的资产，医院缺乏必要的现金，将无法应付业务开支，使医院遭受损失，如因缺乏现金不能及时购买药品材料，而使医疗过程中断或延迟造成医疗事故，或因丧失购买机会而无法享受到应有的折扣好处，以及因现金不足而无法偿还到期的负债等等。其中，使医疗过程中断或延迟造成医疗事故损失是最为严重的，因为它使病人的生命和健康受到损害，对医院的信誉和经济的影响都是长期的。

总之，现金管理的目的，就是在保证医院经营服务所需现金的同时，节约使用资金，并从暂时闲置的现金中获得最多的投资收益。医院的库存现金没有收益，银行存款的利息率也远远低于医院的资金收益率。现金结余过多，会降低医院的收益；但现金太少，又可能会出现现金短缺，影响医院经营活动。现金管理应力求做到既保证医院所需资金，降低风险，又不使医院有过多的闲置现金，以增加收益。

（三）现金管理的内容

现金管理的主要内容包括：编制现金收支计划，以便合理估计未来的现金需求；对日常的现金收支进行控制，力求加速收款，延缓付款；用特定的方法确定最佳现金余额，当医院实际的现金余额与最佳的现金余额不一致时，采用短期融资策略或采用归还借款和投资于有价证券等策略来达到理想状况。现金管理的内容如图7-1所示。

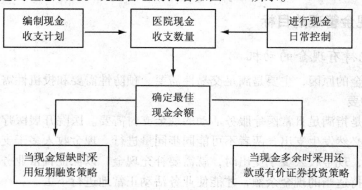

图7-1 现金管理内容

二、广义现金管理的具体内容及有关规定

（一）库存现金管理

1. 现金的使用范围

为了加强现金的管理，国务院颁发的《现金管理条例》、中国人民银行制定的《现金管理实施办法》，都规定了现金的使用范围。医院现金的使用范围，根据国家规定，只限于以下方面：

（1）职工工资、津贴。

（2）个人劳务报酬。

（3）根据国家规定颁发给个人的科学技术、文化、艺术、体育等各种奖金。

（4）各种劳保、福利费用以及国家规定的对个人的其他支出。

（5）向个人收购农副产品和其他物资的款项。

（6）出差人员必须随身携带的差旅费。

（7）结算起点以下的零星支出。

（8）中国人民银行确立需要支付现金的其他支出。

医院在经济往来中，由于其服务对象的特殊性，所以现金结算较多。但如果能尽可能的采取非现金结算的方式，通过开户银行转账结算，可利于现金管理。医院在财务经济活动中，不得只收现金，拒收支票、银行汇票和其他转账结算凭证。医院购置国家规定的社会集团控购物品，必须采取转账方式，不得使用现金。

2. 核定库存现金限额

为了加强现金管理，同时便于医院日常零星开支，国家规定每个单位可以保留一定数额的库存现金，称为库存现金限额。医院的库存现金限额，由开户银行根据医院实际需要核定，一般不得超过 3～5 天的日常零星开支所需的现金数额。边远地区和交通不便的开户单位，可以多于 5 天，但最多不得超过 15 天的零星开支数额。超过限额的现金，应于当日送存开户银行，当日送存确有困难的，由开户银行确定送存时间。库存现金低于限额时，可以向银行提取现金，补足库存限额。经核定的库存现金限额，医院必须严格遵守，需要增加或减少库存现金限额的，应向开户银行提出申请，由开户银行核定。

3. 不准坐支现金

所谓坐支就是医院从本单位的现金收入中直接支出。这是现金管理所不允许的。医院的全部现金收入都应及时送存银行，现金支出应按规定从银行提取，因特殊情况需要坐支现金的，应当事先报经开户银行审批，由开户银行核定坐支的范围和金额，事后应当定期向开户银行报告坐支现金金额和使用情况。

4. 不准携带现金到外地采购

医院到异地采购药品、材料物资时，货款应采用适当的结算方式，通过银行结算，不能由采购人员携带现金支付货款。因采购地点不固定、交通不便、业务急需以及其他特殊情况必须使用现金的，应向开户银行提出申请，经银行审核后，报经医院领导批准，予以支付

现金。

5. 医院根据规定从开户银行提取现金，应当写明用途，不得套取现金

医院从银行提取现金，应当写明用途，由本单位财务部门负责人签字盖章，经开户银行审核后，予以支付现金，不得谎报用途套取现金。

6. 现金的内部管理和控制

（1）建立健全的现金管理制度。医院应当建立健全各项与现金收支有关的制度，以使医院有关人员与财务人员遵照执行。有关制度包括：票据管理制度、收入管理制度、开支审批制度、现金保管制度、药品物资业务管理制度等等。

（2）指定专人负责现金的出纳工作，建立出纳岗位工作责任制。医院的现金收付业务，应配备专职或兼职的出纳人员办理现金的收付工作。出纳人员除负责登记"现金日记账"和"银行存款日记账"以外，不得兼办收入、支出、债权、债务等其他账簿的登记工作，也不得负责稽核及会计档案的保管工作。

（3）实行不相容岗位相分离制度。医院的会计人员不得兼任出纳，要实行管钱的不管账，管账的不管钱，任何一项现金收付业务都不能由一个人独立办理，使出纳人员和会计人员互相牵制，互相监督。凡有库存现金收付，应坚持复核制度，以减少差错，堵塞漏洞。且经办人员必须在有关原始凭证上签章，以示负责。出纳人员调换时，必须办理交接手续，做到责任清楚。

（4）建立健全现金收支的有效控制。办理任何现金收支，都必须以合法的原始凭证为依据，医院收取现金，一律由财务部门负责，并开出统一由财务部门监制的收据。一切现金收入，均应开具收据给收款人。签发收款凭证与收款的职责分开，由两个经办人分工办理，从而确保收据、收款和入账金额的一致性。任何一项付款业务都应有原始凭证，审批手续齐全后出纳人员才能付款。

总之，贯彻内部控制，就是指将现金管理进行合理分工，使不相容岗位相互分离、相互制约。收、付款凭证的填制与收、付款分开，并严格现金的收付手续等。

（二）银行存款的管理

1. 银行存款账户的开设和使用

银行存款，是指医院存入银行的货币资金。根据规定，医院收入的一切款项，除国家另有规定外，都必须当日结缴银行；医院的一切支出，除按规定可用现金支付的以外，都必须通过银行办理转账结算。银行存款账户分为基本存款账户、一般存款账户、临时存款账户和专用存款账户。

基本存款账户是医院办理日常转账和现金收付的账户。一个单位只能开立一个基本存款账户。一般存款账户是医院在基本存款账户以外的银行借款转存，可以办理转账结算和现金缴存，但不能办理现金支取。临时存款账户是医院因临时经营活动需要开立的账户，可以办理转账结算和现金收付。专用存款账户指医院因特定用途需要开立的账户。

2. 银行结算方式

结算又称货币结算，是指社会上单位与单位之间、单位与个人之间，以及个人与个人之间，由于商品交易、劳务供应以及其他款项往来而发生的货币收付业务。结算具体包括现金结算和转账结算两种形式。医院在开展业务活动的过程中，必然发生大量的银行转账结算业务，按照银行结算办法的规定，通过银行办理结算的方式主要有银行汇票、商业汇票、支票、银行本票、汇兑、委托收款和托收承付七种。

（1）银行汇票：指汇款单位或个人将款项送存当地银行，由银行签发给汇款人持往异地，交收款单位或个人到兑付银行办理转账或支取现金的票据。单位和个人凡是向异地支付的各种款项，均可使用银行汇票。

银行汇票的主要优点：一律记名，票随人到，使用灵活，凭票购货，钱货两清。

在使用银行汇票时，应注意以下几个问题：

①银行汇票一律记名。银行汇票的汇款金额起点为500元，付款期为一个月（如遇假日顺延），逾期的汇票，银行不予受理。

②银行汇票和汇款解讫通知必须由收款人或被背书人同时提交兑付银行，两者缺一无效。

③收款人接受银行汇票时，应认真审查收款人或背书人是否为本收款人；银行汇票是否在付款期内；日期、金额等填写是否正确；印章是否清楚，有无压数机压印的金额；银行汇票和解讫通知是否齐全；汇款人或背书人的证明或证件是否有误，背书人证件上的名称与其背书是否一致，以免收受假汇票。

④汇款人由于汇票超过付款期或其他原因要求退款时，应当备函到签发银行办理。银行汇票如果遗失，应立即向银行请求挂失。

（2）商业汇票：指收款人或付款人（或承兑申请人）签发，由承兑人承兑，并于到期日向收款人或被背书人支付款项的票据。按汇票承兑人的不同，商业汇票可分为商业承兑汇票和银行承兑汇票。

商业承兑汇票，是指由收款人签发，经付款人承兑，或由付款人签发并承兑的票据。

银行承兑汇票，是指由收款人或承兑申请人签发，并由承兑申请人向开户银行申请，经银行审查同意承兑的票据。

使用商业汇票时，应注意以下问题：

①商业汇票在同城或异地均可使用，但使用者必须同时具备两个条件：一是具有法人资格，二是在银行开立账户。

②签发商业汇票必须以合法的商品交易为基础，禁止签发无商品交易的汇票。

③商业汇票必须经过承兑才具有法律效力。汇票一经承兑，其承兑人即付款人，必须承担汇票到期无条件支付票款的责任。

④商业汇票一律记名，允许背书转让，汇票的最后一个背书人即为该汇票的债权人。

⑤商业汇票的承兑期限，由交易双方商定，最长不超过九个月。如属分期付款，应一次签发若干张不同期限的汇票。

⑥商业汇票到期，因承兑申请人无款支付或其他原因，债权人不能获得票款时，可按背书转让的顺序，从后手向前手依法追索要款，直至汇票签发，该汇票所有关系人都应负有连带责任。

（3）银行本票：指申请人（付款人）将款项缴存银行，由银行签发给申请人凭以办理转账结算或支取现金的票据。银行本票分为定额银行本票和不定额银行本票两种。单位、个体经营户或个人在同城范围内的商品交易、劳务供应，以及其他款项的结算均可以使用银行本票。

在使用银行本票时，应注意以下几个问题：

①银行本票一律记名，允许背书转让，不定额本票的金额起点100元，定额本票的面额为500、1 000、5 000、10 000元。银行本票的付款期为一个月（遇节假日顺延）。逾期的银行本票，兑付银行不予受理。

②收款人在接受银行本票时，应注意审查收款人或背书人名称是否为本人，背书是否连续，本票是否在付款期内，签发的内容是否符合规定，印章是否清晰、有效，不定额本票是否有压数机压印的金额。收款人审核无误后，在银行本票后面加盖预留银行印鉴，连同进账单一并送交开户银行办理转账结算。

③银行本票见票即付，不予挂失。如因超过付款期或其他原因需要退款时，申请人可持票到签发银行办理。若遗失的不定额银行本票在付款期满一个月后未被冒领，也可办理退款手续。

（4）支票：指银行的存款人签发给收款人办理结算或委托开户银行将款项支付给收款人的票据。这种结算方式是银行各开户单位收取存款和办理同城结算普遍采用的一种方式。

支票分为现金支票和转账支票两种。现金支票用来向银行提取现金，也可办理转账结算；转账支票只能转账，不能提取现金。

在使用支票结算时，应注意以下几个问题：

①支票一律记名，在指定的地区转账支票可以背书转让。支票金额起点为100元，支票的提示付款期限自出票日起10天（从签发的次日算起，到期日遇节假日顺延）。逾期的支票，银行不予受理。

②签发支票应使用墨汁或碳素墨水填写，支票的日期、金额、收款人不得更改，更改的票据无效。其他内容如有变动，必须由签发人加盖预留银行印鉴以资证明。

③签发人必须在银行账户余额内按照规定向收款人签发支票。不准签发空头支票、远期支票，不准出租、出借支票或将支票转让给别的单位、个人使用，不准将支票交给销货单位代为签发。

④对签发空头支票或加盖的印章与预留银行印鉴不符的支票，银行除退票外，并按票面金额以5%但不低于50元的罚款。对于出租、出借支票取得的非法收入，除没收其收入外，其他一切经济损失由出租、出借支票的单位负责。

⑤收款人收到付款人的转账支票，经审核无误后，连同填制的进账单一并送缴开户银行办理转账。未经收账，不能支用。收款人凭现金支票支取现金，须在支票背面背书，持票到签发人开户银行支取现金，并按照银行的要求交验证件。

⑥已签发的现金支票遗失，可以向开户银行申请挂失。若挂失前已经支付，银行不予受理。已签发的转账支票遗失，银行不受理挂失，可请求收款人协助防范。

（5）汇兑：俗称汇款，是指汇款人委托银行将款项汇给外地收款人的一种结算方式。

汇兑按照银行传递凭证方法的不同，分为信汇、电汇两种方式。现在一般均采用电汇方式。

采取汇兑结算方式的，收付双方不一定要事先订立合同，也不限于商品交易款项汇划。款项可以由汇入行转入收款人账户，也可以在现金规定的范围内向收款人支付现金，手续简便，适用于异地之间单位和个人各种款项的结算。

在采用汇兑结算方式时，应注意以下几个问题：

①办理汇兑时，汇款人应向汇出银行填写信、电汇凭证，详细载明汇入地点、汇入银行名称、收款人姓名、汇款用途等内容。收款人到汇入银行领取汇款时，应在信、电汇凭证上注明"银行待取"字样；如需凭印鉴支取的，应在信汇凭证上加盖预留银行印鉴；确定不得转汇的，应在"备注"栏注明。

②办理信汇结算，可以附寄与汇款有关的必要单证，以便于收付双方及时清算有关账款。

③汇入银行收到汇款凭证后，对开立账户收款人的款项，直接转入收款人账户；未在银行开立账户的收款人，凭信、电汇取款通知或"留行待取"的便条支取款项时，必须交验本人身份证件或汇入地有关单位足以证实收款人身份的证明，并在信、电汇凭证上注明名称、号码、发证机关，以及盖章或签字后才能支取；信汇凭印鉴支取的，收款人所盖印鉴必须与预留印鉴相符，否则不予办理；分次支取的，应以收款人的姓名开立临时存款账户；转汇的，在收款人和汇款用途不变的情况下，可以委托汇入银行重新办理信、电汇结算。

④汇款人对汇出款项要求退回时，应备正式函件或本人身份证件连同原信、电汇回单向汇出银行申请退汇，经银行证实汇款确未支付后方可退汇。收款人因某种原因拒收汇款，需要退汇时，可将银行的收账通知返交银行委托退汇。汇入银行则立即将尚未办理取款手续，或已寄出通知；但因收款人住地迁移、账号不对等原因，该笔汇款无人认领时，则主动办理退汇。

（6）委托收款结算：委托收款是收款人委托银行向付款人收取款项的结算方式。无论单位还是个人都可凭已承兑商业汇票、债券、存单等付款人债务证明办理款项收取同城或异地款项。委托收款结算款项划回的方式分为邮寄和电报两种。

在采用委托收款结算方式时，应注意以下几个问题：

①收款单位委托开户银行收款时，应填写银行印制的委托收款凭证和有关的债务证明。银行受理委托收款后，将委托收款凭证寄交付款单位开户银行，由付款单位开户银行审核，并通知付款单位。

②付款单位收到银行交给的委托收款凭证及债务证明，应签收并在3天内审查债务证明是否事实，是否是本单位的债务，确认之后通知银行付款。

③付款单位应在收到委托收款的通知次日起3日内，主动通知银行是否付款。如果不通知银行，银行视同单位同意付款并在第4日从单位账户中付出此笔委托收款款项。

④付款人在3日内审查有关债务证明后，认为债务证明或与此有关的事项符合拒绝付款的规定，应出具拒绝付款理由书和委托收款凭证第五联及持有的债务证明，向银行提出拒绝付款。

（7）托收承付结算：指收款人根据经济合同委托银行向付款人收取款项，付款人根据经济合同核对单证或验货后，在规定的支付期内向银行承认付款的一种结算方式。它适用于单位与单位之间商品交易，以及由于商品交易而产生的劳务供应的款项结算。

在采用托收承付结算方式时，应注意以下几个问题：

①收付款双方必须有进行交易所依据的经济合同，没有经济合同的不能办理托收承付结算。

②要有货物确已发运的证件或其他书面证明，以免发生先托收后发货的情况。

③每笔托收结算的金额不得低于1 000元，结算金额起点以下的款项可以月终汇总办理托收。

④在规定的承付期内，付款人如未提出异议，银行即认为其同意承付；并按收款人指定的划拨方法，将款项从付款人账户内划转给收款人开户银行。付款人如发现有与合同规定不符的情况，并经银行审查属实，可以全部或部分拒付。

3. 银行存款余额的调节

由于会计凭证在传递过程中的时间差，如医院已记账而银行未记账、银行已记账而医院未记账等业务，或者是由于银行与医院一方的会计差错，致使月末银行对账单余额与医院的银行存款账户的余额不符。为了控制和检查银行与医院间所做存款记录的准确性，可以通过编制银行存款余额调节表来调节两者的差异，计算正确的银行存款余额。

[例1] 某医院20×1年7月31日银行存款的账面余额为1 035 610元，同一天基本户建设银行账上的存款余额为980 410元。经核对发现以下账项需要调节。

（1）7月15日开出转账支票89 600元支付药品费给甲公司，入账时误记为98 600元。

（2）7月21日银行付给医院活期存款利息5 600元，但医院尚未收到银行的收款凭证，未及时入账。

（3）7月25日支付乙公司卫生材料款67 500元，乙公司迄今尚未向银行兑现。

（4）7月28日供电公司委托银行代收医院上月电费132 100元，但医院尚未收到银行的付款凭证，未及时入账。

（5）7月31日收到丙公司支付其员工住院费转账支票5 200元，已委托银行办理收款，并根据银行回单入账，但银行因故未入账。

根据上述资料，某医院编制20×1年7月31日银行存款余额调节表，如表7-1。

表7-1　　　　　　　　　　某医院建设银行存款余额调节表

20×1年7月31日　　　　　　　　　　　　　　　　　　单位：元

银行对账单余额	980 410	医院银行存款账户余额	1 035 610
加：丙公司医药费	5 200	加：7月15日误记差额	9 000
减：乙公司货款	67 500	加：银行利息	5 600
		减：银行已承付电费	132 100
银行对账单应有余额	918 110	医院银行存款账户应有余额	918 110

银行存款余额调节表是用来核对医院与银行间往来账目是否正确的核对工具，不是记账凭证，除发现错误需要更正外，对未达账项月末不需要编制调整分录。

（三）其他货币资金的管理

其他货币资金，是指医院除现金、银行存款以外的其他各种货币资金。其他货币资金就其性质来看，同现金和银行存款一样均属于货币资金，但是存放地点和用途不同于现金和银行存款。具体内容包括外埠存款、银行汇票存款、银行本票存款、在途货币资金等。

1. 外埠存款

指医院到外地进行临时或零星采购时，汇往采购地银行开立采购专户的款项。外埠存款一般用于临时采购，或日常零星采购，由医院开设采购专户将资金汇往采购地点。医院在汇出款项时，需填列汇款委托书，加盖"采购资金"字样。汇入银行时汇入的采购资金，以汇出单位名义开立采购账户。采购资金存款不计利息，除采购员差旅费可以支取少量现金外，一律转账。

2. 银行汇票存款

指医院为取得银行汇票，按规定存入银行的款项。

3. 银行本票存款

指医院为了取得银行本票，按规定存入银行的款项。

4. 在途货币资金

指医院与有关单位之间的汇解款项，在月终时尚未到达，处于在途的资金。

三、广义现金收支管理

财务管理中的"现金"概念通常指广义现金。广义现金收支管理的目的在于提高现金使用效率，为达到这一目的，应当注意做好以下几方面工作：

1. 力争现金流量同步

如果医院能尽量使其现金流入与支出的发生时间趋于一致，则意味着医院的现金收入足以满足现金支出的需要，这样医院的交易所需的现金占用量就会降到最低水平。

2. 运用现金浮游量

所谓现金浮游量，是指医院账户上现金余额与银行账户上所示的存款余额之间的差额。出现浮游量的主要原因是，医院开出支票，收款人收到支票并将其送交银行，直到银行办理完款项划转，通常需要一定时间。因此，"浮游量"实际上是医院与银行双方出账与入账的时间差造成的。在这个时间差内，医院虽已开出支票，却仍可动用银行存款上的这笔资金，以实现充分利用现金的目的。不过，在使用现金浮游量时，一定要控制好使用时间，否则会发生银行存款的透支。

3. 利用商业信用，推迟应付账款的支付

推迟应付账款的支付，是指医院在不影响自己信誉的前提下，尽可能地推迟应付账款的支付时间。例如，针对供货方提供的付款条件"2/10，n/30"，医院在10天内付款，可以享受2%的现金折扣，但货款支付应该安排在折扣期的最后一天，即发票开出日期后的第10天；医院也可以放弃折扣优惠，但货款支付应安排在信用期的最后一天，即发票开出日期后的第30天。当然，这要权衡折扣优惠与急需现金之间的利弊得失而定。

4. 加速收款

这主要是指缩短应收账款的时间。发生应收款会增加医院资金的占用；但它又是必要的，因为它可以扩大服务规模，增加业务收入。尤其随着医疗保险体制改革，医疗保险机构偿付医疗费用，应收账款迅速增加，这就需要在利用应收账款吸引病人及缩短收款时间之间找到适当的平衡点，并需实施妥善的收账策略。

四、最佳现金持有量

要使货币资金收入和支出在数量上和时间上相适应，保持平衡，就必须进行预测，全面安排和调度，实行有计划的管理，编制好货币资金收支计划，贯彻货币收支管理责任制。货币资金收支计划可按年分季编制，然后再按季分月编制。月度货币资金收支计划是货币资金收支活动的作业计划。在货币资金收支的日常管理中，要预测货币资金收支变动趋势，按旬、按日控制货币资金收支，及时解决货币资金收支方面出现的矛盾。货币资金是一种非盈利资产，过多地保持货币资金势必会降低医院资产的收益能力，然而货币资金过少也会给医院带来资金周转困难和增加财务风险。因此，现金的管理除了做好日常收支，加速现金流转速度外，还需控制好现金持有规模，即确定适当的现金持有量。确定现金持有量的方法很多，最常用的是成本分析模式。

成本分析模式是通过分析持有现金的成本，寻找持有成本最低的现金持有量。医院持有的现金，将会有三种成本：

1. 机会成本

指医院因持有现金而丧失的再投资的收益。医院大量持有现金就会丧失其他方面的投资收益，如不能进行有价证券投资，由此所丧失的投资收益就是现金的机会成本。这种机会成本与现金的持有量成正比，持有量越大，机会成本越高。通常可以用有价证券的利息率来衡量现金的机会成本。

2. 管理成本

医院拥有现金，会发生管理费用，如管理人员工资、安全措施费等。这些费用是现金的管理成本。管理成本是一种固定成本，与现金持有量之间无明显的比例关系。

3. 短缺成本

现金的短缺成本，是因缺乏必要的现金，不能应付业务开支所需，而使医院蒙受损失或为此付出的代价。现金的短缺成本随现金持有量的增加而下降，随现金持有量的减少而上升。

上述三项成本之和最小的现金持有量，就是最佳现金持有量。如果把以上三种成本线放在一个图上（图7-2），就能表现出持有现金的总成本（总代价），找出最佳现金持有量的点：机会成本线向右上方倾斜，短缺成本线向右下方倾斜，管理成本线为平行于横轴的平行线，总成本线便是一条抛物线，该抛物线的最低点即为持有现金的最低总成本。超过这一点，机会成本上升的代价又会大于短缺成本下降的好处；这一点之前，短缺成本上升的代价又会大于机会成本下降的好处。这一点横轴上的量，即最佳现金持有量。

最佳现金持有量的具体计算，可以先分别计算出各种方案的机会成本、管理成本、短缺

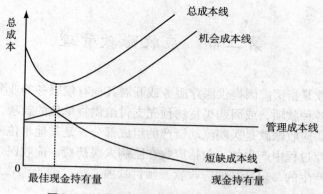

图7-2 现金持有量与现金持有成本关系图

成本之和，再从中选出总成本之和最低的现金持有量即为最佳现金持有量。

　　[例2]　某医院有四种现金持有方案，它们各自的机会成本、管理成本、短缺成本见表7-2。

表7-2		现金持有方案		单位：元
方案 项　目	甲	乙	丙	丁
现金持有量	25 000	50 000	75 000	100 000
机会成本	3 000	6 000	9 000	12 000
管理成本	20 000	20 000	20 000	20 000
短缺成本	12 000	6 750	2 500	0

　　这四种方案的总成本计算结果见表7-3。

表7-3		现金持有总成本		单位：元
方案 项　目	甲	乙	丙	丁
机会成本	3 000	6 000	9 000	12 000
管理成本	20 000	20 000	20 000	20 000
短缺成本	12 000	6 750	2 500	0
总成本	35 000	32 750	31 500	32 000

　　将以上各方案的总成本加以比较可知，丙方案的总成本最低，也就是说，当医院持有75 000元现金时，各方面的总成本最低，对医院最合算，故75 000元是该医院的最佳现金持有量。

第二节　应收账款管理

医院的应收账款是指医院因提供医疗服务或开展其他有偿服务等业务活动所形成的应该收取而尚未收到的各种款项，或因购买货物预先支付给供货单位的款项，属停留在应收状态结算过程中的资金。应收账款是医院流动资产的组成部分，是其他单位或个人对医院资金的占用。有的是在医疗过程中产生的，包括应收在院病人医药费、应收医疗款；有的是在医疗业务活动过程之外产生的，包括其他应收款、预付款项。

一、应收账款的成本

1. 应收账款的机会成本

应收账款的机会成本同现金的机会成本一样，是医院的资金因占用在应收账款上而丧失的其他投资收益。机会成本的大小与医院应收账款占用资金的数量密切相关，占用资金数量越大，机会成本就越高。这种机会成本一般按照有价证券的利息率来计算。其计算公式为：

应收账款机会成本 = 应收账款平均资金占用额 × 资金成本率

2. 应收账款的坏账损失

指应收账款无法收回使医院蒙受的经济损失，这种损失造成医院成本的增加，而成本的增加即为医院净资产的减少，它直接影响到医院事业基金的减少。医院应收账款的数额愈大，拖欠愈久，损失愈多，必然影响医院正常业务对资金的需求。因此，医院应在开展医疗服务活动的同时，做好欠费风险防范措施，尽量减少欠费，以减少坏账损失。

3. 应收账款的管理成本

指医院对应收账款进行管理所发生的费用支出。主要包括催收账款发生的费用、应收账款日常管理、账簿记录费用等。

因此，应收账款管理的基本目标，就是在充分发挥应收账款功能的基础上，降低应收账款的成本，使扩大服务范围所增加的收益大于由此产生的各项费用。

二、应收账款管理的具体内容

1. 应收在院病人医药费的管理

医院应收在院病人医药费，是指医院因提供医疗服务而应向住院病人收取的医疗费用。病人住院先预交住院金，住院期间，每日的医药费用不需要逐笔结算，而是先记账。预交款不足时，病人应及时补交，病人出院办理出院手续时，一次结算。

应收在院病人医药费，是由于病人实行预交金集中结算，医院实行权责发生制，收入在提供劳务或销售药品时予以确认，应收在院病人医药费的确认与医疗药品收入的确认同时成立。为了减少病人出院时欠费较多，要加强对应收在院病人医药费的管理。

（1）按规定收取病人预交金。

（2）按日登记住院病人住院费用分户账，每日结出病人预交金使用情况，减少病人欠费的发生。

（3）病人预交金不足时，应及时通知病人补交。

（4）急重病人住院要先治疗后催收。

（5）医疗保险、合同记账单位，要有合同协议，财务部门才予办理记账。

2. 应收医疗款的管理

应收医疗款是指由门诊病人或已经出院的住院病人未能及时交款而发生的医疗费用。包括医疗保险病人欠费和其他病人欠费。

应收医疗款有门诊病人欠费和出院病人欠费。为了减少欠费的发生，医院要加强对应收医疗款的管理，应当控制应收医药费的额度和收回时间，积极采取有效措施，及时组织结算和催收，使应收医药费及时、足额收回，减少损失，提高医院资金利用效率。

（1）加强住院病人预交金的管理。住院结算处，每日应随时掌握病人预交金使用情况，预交金不足时应及时催收补交，控制和减少病人欠费的发生。

（2）对出院病人欠费，及时催收、清理。病人出院形成欠费，要健全病人欠费手续，并及时催收，清理合同记账单位的欠费，定期办理结算。

（3）加强门诊病人欠费的管理。合同记账单位的欠费，要定期定时结算，医疗保险部门的欠费要按有关制度严格执行。对其他一些门诊病人欠费，要严格控制，对一些急危重病人，要先抢救随后催收，建立有效的审批担保制度，尽量减少病人欠费的发生。

3. 其他应收款的管理

指医疗应收账款以外的应该收取而尚未收回或暂付的有关款项。医院其他应收款项包括备用金、职工预借的差旅费，以及预付设备材料物资的购货款等。

其他应收款是医院的短期债权，包括应收和预付两部分。

（1）预付账款：指医院因购买设备材料物资的需要而预付的购货款，它按实际付出的金额入账。医院要加强对预付款的管理，严格遵守国家的有关法规制度和订货合同，控制预付款范围比例和期限，监督预付款项所购货物的入库情况，并及时办理结算。办理预付款要建立审批制度，以审批的合同作为办理预付货款的凭据，任何领导或个人都不得办理无合同的预付款项。

（2）其他应收款项：指医院各科使用的备用金、职工预借的差旅费等，它以实际发生额入账。医院对其他应收款项，要认真审查核实，不能盲目增大应收款项，已形成的其他应收款项应按单位、项目或个人设明细账，及时清理结算。一时无法收回的，要结转下年度继续催收，不得长期挂账，不能做坏账损失核销。医院应加强其他应收款项的管理，建立健全借款审批制度，定期、不定期对其他应收账目进行检查清理，填报应收款明细项目的单位和个人，查实原因清理催收结算。

三、收账政策

收账政策是指当医院发生应收医疗款时，所采取的收账政策。医院如果采用较积极的收账政策，可能会减少应收款项投资，减少坏账损失，但要增加收账成本。如果采用较消极的收账政策，则可能会增加应收账款的投资，增加坏账损失，但会减少收账费用。

一般而言，收账费用支出越多，坏账损失减少，但这两者并不一定存在线性关系。通常情况是：①开始花费一些收账费用，应收账款和坏账损失有小部分降低；②收账费用继续增加，应收账款和坏账损失明显减少；③收账费用达到某一限度以后，应收账款和坏账损失的减少就不再明显了，这个限度称为饱和点，如图 7-3 中的 P 点。因此，在制定收账政策时，要在收账费用和坏账损失间进行权衡。制定有效、得当的收账政策在很大程度上靠有关人员的经验，并且一定要在法律许可的范围中进行。

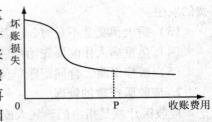

图 7-3　收账费用与坏账损失的关系图

四、应收账款的日常管理

（一）应收账款的内部控制

医院应收账款管理的目的是力求货币回笼、加速资金周转或减少可能损失，为此，医院要建立健全应收账款的内部控制管理制度。

1. 控制应收账款的发生范围

加强应收账款的管理，必须在规定的范围内发生，且手续必须齐全，努力控制应收账款的资金额度和占用时间。

2. 尽量缩短应收账款的收款期限，加速资金回笼

落实收款责任人，及时了解对方的财务状况，经常和对方对账，及时办理结算，尽可能压缩结算时间。

3. 建立健全应收账款总账和明细分类账，并经常核对

建立健全各种应收、预付款项的审批手续，按个人或单位名称设置明细分户账，指定专人负责应收账款的核算与管理，及时组织结算、催收。应收账款总账和明细账分人管理。

4. 定期进行应收账款清查核对

建立应收账款定期清理制度，及时与债务单位和个人核对。定期编制应收账款明细报表（表 7-4），列明发生时间、原因、经手人、批准人以及未结账原因，采取有效措施积极催收回款。

表 7-4　　　　　　　　　　　　　　**应收款项明细报表**

年　　　月　　　日　　　　　　　　　　　　　　　　单位：元

项目	发生时间	金额	经手人	批准人	未还原因	备注
一、应收医疗款 　1. 门诊病人欠费 　2. 出院病人欠费						
二、其他应收款 　1. 其他应收款项 　2. 预付款项						

会计：

主管往来结算的会计人员，一般每季编制一次，按应收账款明细账的有关内容详细填写，对呆账、挂账查明原因，报请有关领导审批，按审批意见办理。通过编制此报表，可以提高有关人员的认识，有利于医院采取措施，健全各种规章制度，有利于各种应收账款的及时收回。

（二）应收账款的账龄分析

通过对应收账款进行账龄分析，可以及时了解欠费的发生和回收情况，有利于医院采取有效措施控制欠费发生的范围、额度、占用和收回时间，降低欠费率，避免与减少可能发生的损失。账龄分析表是一张能显示欠费发生天数情况的报告，其格式如表7-5。

通过账龄分析表，医院可以了解以下情况：

（1）有多少欠费目前在信用期内。从表7-5中可以看出，目前有400人次、12万元的欠费在信用期内，占全部欠费的23.5%。这些欠费还未到偿付期，欠费是正常的，但到期后是否收回，还要看情况而定，及时了解这部分人的情况非常必要。

表7-5

账龄分析表

20×6 年 12 月 31 日

欠费账龄	病人人数	金额（千元）	百分率（%）
信用期内	400	120	23.5
超过信用期1月内	300	90	17.6
超过信用期1~2月	250	75	14.7
超过信用期2~3月	200	60	11.8
超过信用期3~4月	220	66	12.9
超过信用期4~5月	180	54	10.6
超过信用期半年以上	150	45	8.9
合　计	1 700	510	100

（2）有多少欠费超过了信用期，超过时间的长短及欠费比例，有多少欠款会因拖欠时间太久而可能成为坏账。表中显示有39万元的应收账款已超过了信用期，占全部应收账款的76.5%。其中，拖欠时间较短的（超过信用期1月内）有9万元，占全部应收账款的17.6%，这部分欠款收回的可能性较大；拖欠时间较长的（超过信用期1个月~半年）有25.5万，占全部应收账款的50%，这部分欠款的回收有一定难度；拖欠时间很长的（超过信用期半年以上）有4.5万，占全部应收账款的8.9%，这部分欠款有可能成为坏账。对于不同的欠费病人，医院应根据欠费时间等具体情况制定不同的收账政策。对可能发生的坏账损失，则应提前做出准备，充分估计损失对医院的影响。

（三）坏账管理

债务人由于各种原因无法偿还欠费时，医院有可能无法收回或者不能如期收回欠款，从而导致发生坏账损失的风险。为了体现稳健原则，增强医院自我发展能力，医院财务制度要求建立坏账准备金制度。

1. 坏账的确认

（1）坏账和坏账损失。

坏账是指医院无法收回的应收款项。坏账损失是指医院不能收回债务人欠费而发生的损失。

（2）确认坏账损失的条件。确认坏账损失应具备以下两个条件：①因债务人破产或者死亡，其破产或者遗产清偿后仍不能收回的，以及其他原因确认无法收回的欠费；②因债务逾期未履行偿债义务超过三年仍然不能收回的欠费。

2. 坏账准备

医院财务制度规定，年度终了，医院按年末应收医疗款和应收在院病人医药费科目余额的3%~5%计提坏账准备。在实际工作中，医院也可以按规定的坏账准备提取比例，按月末应收医疗款和应收在院病人医药费科目余额预提，年终再进行总核算，多退少补。

医院建立坏账准备金制度，一方面体现了谨慎原则，另一方面，预计不能收回的应收账款作为坏账损失及时计入成本费用，避免了医院的虚盈实亏，使应收账款占用的资金接近实际，有利于加速医院的资金周转，提高医院经济效益。

3. 坏账的管理

（1）要严把坏账的标准。

（2）发生坏账要经过认真清查，落实后才能确认。

（3）经医院确认的坏账，报经主管部门、主办单位批准后，才可以在坏账准备中冲销。

（4）已确认发生坏账损失的应收账款，并不是医院放弃了其追索权，一旦重新收回，应及时入账。

第三节　存货管理

一、存货管理的目标

（一）医院存货的概念及分类

存货是指医院为开展医疗服务业务及其他活动而储存的材料、燃料、包装物、低值易耗品及药品等，医院的存货处于经常性的不断耗用和重置之中，是流动资产的重要组成部分，也是医院开展业务活动的必要物质条件。

医院存货品种比较多，为了加强对存货的管理，需要对不同性质的存货进行合理分类。医院存货主要包括库存物资和药品两大类。库存物资主要包括：

1. 卫生材料

指医院向患者提供医疗服务过程中，经一次使用其价值即转化为费用的医用物资。包括医疗用血、用氧、放射材料、化验材料、消毒材料、一次性用品等。

2. 其他材料

指为了满足医院工作需要而储备的除低值易耗品、医用卫生材料、药品以外的其他公用物品，包括布匹、劳保用品、清洁工具、燃料、维修材料及其他用品等。

3. 低值易耗品

指单位价值低、容易损耗、多次使用而不改变其实物形态，但易于损坏需要经常补充和更新的物品。包括医疗用品、办公用品、棉纺织品、文娱体育用品、炊具、其他用品等。

（二）医院储存存货的原因

医院储备一定量的存货，主要基于以下原因：

1. 保证医疗业务的正常开展

"与死神赛跑"是医疗业务工作与企业经营的根本区别，医院所面临的是各种不可预见的疾病，而各种病情对药品材料的需求是不同的，缺乏必要的药品材料的损失将是不可估量的，因为它将直接威胁患者的身体健康甚至生命安全。所以，即使市场供应充足，医院能随时购买到所需的药品材料，时间上也不允许等病人来医院后再做采购。

2. 出于对价格的考虑

零购存货的价格一般较高，而成批购买往往有价格上的优惠。但是，过多的药品材料储备要占用大量资金，增加管理费用、仓储费用等各种开支，更为重要的是，药品材料都有很强的时效性，超过时效的过期药品是绝对不能用于医疗业务的，因而有可能发生变质损失。

所以存货管理的目标，就是要在存货成本与存货效益之间作出权衡，达到两者间的最佳结合。

二、储备存货的有关成本

为了维持医院的正常生产经营活动，医院必须要储备一定数量的存货，但是，存货过多也会影响医院的经济效益，因为采购、储存存货要发生各种费用支出，这些费用支出就构成了医院的存货成本。一般来说，存货成本主要包括以下几个方面：

（一）取得成本

取得成本指为取得某种存货而支出的成本，通常用 TCa 表示。它分为订货成本和购置成本。

1. 订货成本

指医院为组织订购存货而发生各种费用支出，如为订货而发生的差旅费、邮资、通讯费、专设采购机构的经费等。订货成本分为变动性订货成本和固定性订货成本。变动性订货成本与订货次数成正比，而与每次订货数量关系不大，订货次数越多，变动性订货成本越高，如采购人员的差旅费、通讯费等；固定性订货成本（用 F_1 表示）与订货次数无关，如专设采购机构的经费支出等。

假设 K 表示每次订货的变动成本，D 表示全年需要量，Q 表示每批订货量，即订货次数 $= \dfrac{D}{Q}$，则订货成本 $= \dfrac{D}{Q}K + F_1$。

2. 购置成本

购置成本是存货成本的主要组成部分，指构成存货本身价值的进价成本，主要包括买价、运杂费等。采购成本一般与采购数量成正比变化，它等于采购数量与单位采购成本的乘积。采购成本受存货的市场价格影响较大，因此，在采购存货时，应当尽可能以较低的市价采购到符合要求的存货，以降低存货的成本。在存货的市价稳定的情况下，如果一定时期的存货总需求量是固定的，则存货的总采购成本也是固定的，与采购批数及每批的采购量无关。

假设 U 表示单价，则购置成本 = DU。

存货的取得成本，就是订货成本加上购置成本。公式表达为：

$$TCa = \frac{D}{Q}K + F_1 + DU$$

（二）储存成本

储存成本，是指医院为储存存货而发生的各种费用支出，如仓储费、保管费、搬运费等。存货的储存成本也分为变动性储存成本和固定性储存成本。变动性储存成本与储存存货的数量成正比，储存的存货数量越多，变动性储存成本就越高，如存货占用资金的利息费、存货的保险费、存货变质损失等；固定性储存成本（用 F_2 表示），它与存货的储存数量无关，如仓库折旧费、仓库保管人员的固定工资、仓库必要的水电、冷、暖气费、防火防盗设施开支等。

假设 K_c 表示单位储存变动成本，平均库存量 = $\frac{Q}{2}$，则储存成本 = $\frac{Q}{2}K_c + F_2$。

（三）短缺成本

短缺成本指由于存货储存不足而给医院造成的经济损失，如由于卫生材料储备不足造成的医疗服务中断等。存货的短缺成本与存货的储备数量呈反向变化，储存存货的数量越多，发生缺货的可能性就越小，短缺成本当然就越小。缺货成本用 C_q 表示。

如果用 TC 表示储备存货的总成本，它的计算公式为：

储备存货的总成本 = 订货成本 + 采购成本 + 储存成本 + 短缺成本

即 $TC = \frac{D}{Q}K + F_1 + DU + \frac{Q}{2}K_c + F_2 + C_q$

医院存货管理的最优目标，就是使 TC 值最小。

三、存货决策

存货决策涉及四项内容，即决定进货项目、选择供应单位、决定进货时间和决定进货批量。进货项目应由临床科室会同归口管理部门根据医疗业务的需要制定；选择供应单位则由归口管理部门确定，大多采用招标方式进行；进货时间确定和进货批量计算则是财务部门要做的工作。使一定时期的存货的总成本最低的采购批量，就是经济批量。计算出了经济批量，就可找到合适的订货时间。

与存货总成本有关的因素很多，为了解决复杂的问题，有必要去掉一些因素，先解决简单的问题，然后再逐步增加因素，扩展到复杂的问题。因此，我们首先来看基于一些基本假设条件所设立的经济订货量的基本模型。

（一）经济订货量基本模型

经济订货批量基本模型需要设立的假设条件为：①医院能够及时补充存货，即需要订货时便可立即取得存货；②能集中到货，而不是陆续入货；③不允许缺货，即无缺货成本，即 $C_q = 0$；④需求量稳定，并能预测，即 D 为已知常量；⑤存货单价不变，不随采购量变动而改变，同时不考虑现金折扣，即 U 为已知常量；⑥医院现金充足，不会因现金短缺而影响进货；⑦所需存货市场供应充足；⑧存货均匀使用，可以假设平均库存量为购买量的一半。

在上述假设下，存货总成本的公式可以简化为：

$$TC = \frac{D}{Q}K + F_1 + DU + \frac{Q}{2}K_c + F_2$$

当 K、F_1、D、U、K_c、F_2 为常量时，TC 的大小取决于 Q。为了求出 TC 的极小值，对其进行求导，可以求出经济订购批量的计算公式为：

$$经济批量\ Q^* = \sqrt{\frac{2KD}{k_c}}$$

此公式即为经济订货量基本模型，求出每次的经济订货批量，可使 TC 达到最小值。

由此可计算出：

$$经济批数\ N^* = \frac{D}{Q^*} = \frac{D}{\sqrt{\dfrac{2KD}{K_c}}} = \sqrt{\frac{DK_c}{2K}}$$

$$存货总成本\ TC_{(Q^*)} = \sqrt{2KDK_c}$$

$$最佳订货周期\ t^* = \frac{1}{N^*}$$

$$经济订货量占用资金\ I^* = \frac{Q^*}{2} \times U = \sqrt{\frac{KD}{2K_c}} \times U$$

［例3］ 某医院每年需要的某玻璃器皿 10 000 件，每件为 10 元，每次订货费用为 80 元，保管费用率为 10%。试计算该医院的经济订货批量、最佳订货次数、经济批量下的总成本、最佳订货周期及经济订货量所占用资金。

根据上述各公式则有：

$$经济批量\ Q^* = \sqrt{\frac{2 \times 80 \times 10\,000}{10 \times 10\%}} = 1\,265（件）$$

$$最佳订货次数\ N^* = \frac{10\,000}{1\,265} \approx 8（次）$$

$$存货总成本\ TC_{(Q^*)} = \sqrt{2 \times 80 \times 10\,000 \times 10 \times 10\%} = 1\,265（元）$$

$$最佳订货周期\ t^* = \frac{1\ 年}{8} = \frac{360\ 天}{8} = 45（天）$$

$$经济订货量占用资金 I^* = \frac{1\,265}{2} \times 10 = 6\,325 （元）$$

除直接运用公式，也可以使用表格来分析经济批量，这种方法是根据各种不同进货量的进货成本和储存成本进行测算和比较分析，找出这两项成本相加之和为最低的经济进货量。（表7-6）

表7-6

年需求量（件）①	订货次数②	订货批量 ③ = $\frac{①}{②}$	订货成本 ④ = ② × 每次订货成本	储存成本 ⑤ = $\frac{③}{2}$ × 单价 × 储存成本率	年总成本 ⑥ = ④ + ⑤
10 000	1	10 000	80	5 000	5 080
10 000	2	5 000	160	2 500	2 660
10 000	3	3 333	240	1 667	1 907
10 000	4	2 500	320	1 250	1 570
10 000	5	2 000	400		
10 000	6	1 667	480	833	1 313
10 000	7	1 429	560	714	1 274
10 000	8	1 250	640	625	1 265
10 000	9	1 111	720	556	1 276
10 000	10	1 000	800	500	1 300
10 000	11	909	880	455	1 335

从表7-6的测算结果可以看出，该医院订货批量为1 250件，每年订货8次时，存货的总成本最低，为1 265元。

（二）基本模型的扩展

由于经济批量是在前述八种假设前提下建立的，现实经济生活几乎不可能满足这种苛刻的假设条件，必须放宽假设条件，如订货提前、陆续到货、保险储备等，以满足现实生活的需要。

1. 订货提前期

由于医疗服务的特殊性，医院的存货不能做到随用随时补充，因此不能等存货用光再去订货，而需要在没有用完时提前订货。在提前订货的情况下，医院再次发出订货单时，尚有存货的库存量，称为再订货点，用R表示。它的数量等于交货时间（L）和每日平均需用量（d）的乘积：

$$R = L \times d$$

续前例，医院订货日至到货期的时间为 10 天，每日存货需要量为 28 件，那么：

$$R = L \times d = 10 \times 28 = 280 \text{（件）}$$

即医院在尚存 280 件存货时，就应当再次订货，等到下批订货到达时（再次发出订货单 10 天后），原有库存刚好用完。此时，有关存货的每次订货批量、订货次数、订货间隔时间等并无变化，与瞬时补充时相同。就是说，订货提前期对经济订货量并无影响，可仍以原来瞬时补充情况下的 1 265 件为订货批量，只不过在达到再订货点（库存 280 件）时即发出订货单罢了。

2. 陆续到货

在建立基本模型时，是假设存货一次全部入库，事实上，各批存货可能陆续入库，使存量陆续增加。

［例4］ 某卫生材料年需要量（D）为 3 600 件，每日送货量（P）为 30 件，每日耗用量（d）为 10 件，单价（U）为 10 元，一次订货成本（K）为 25 元，单位储存变动成本（K）为 2 元。

设每批订货数为 Q。由于每日送货量为 P，故该批货全部送达所需日数为 Q/P，称为送货期。

因卫生材料每日耗用量为 d，故送货期内的全部耗用量为：$d \times \dfrac{Q}{P}$

由于卫生材料边送边用，所以每批送完时，最高库存量为：$Q - d \times \dfrac{Q}{P}$

平均库存量则为：$1/2 \left(Q - d \times \dfrac{Q}{P} \right)$

这样，与批量有关的总成本为：

$$TC(Q) = K \times \frac{D}{Q} + \frac{1}{2} \left(Q - d \times \frac{Q}{P} \right) \times K_c$$

$$= K \times \frac{D}{Q} + \frac{Q}{2} \left(1 - \frac{d}{P} \right) \times K_c$$

在订货变动成本与储存变动成本相等时，TC（Q）有最小值，故存货陆续供应和使用的经济订货量公式为：

$$K \times \frac{D}{Q} = \frac{Q}{2} \left(1 - \frac{d}{P} \right) \times K_c$$

$$Q^* = \sqrt{\frac{P}{P - d} \frac{2KD}{k_c}}$$

将这一公式代入上述 TC（Q）公式，可得出存货陆续供应和使用的经济订货量总成本公式为：

$$TC(Q^*) = \sqrt{\left(1 - \frac{d}{P} \right) 2KDK_c}$$

将上述例 4 数据带入，则：

$$Q^* = \sqrt{\frac{30}{30-10} \times \frac{2 \times 25 \times 3\,600}{2}} = 367 \text{（件）}$$

$$TC\,(Q^*) = \sqrt{\left(1 - \frac{10}{30}\right) \times 2 \times 25 \times 3\,600 \times 2} = 490 \text{（元）}$$

3. 保险储备

以前讨论假定存货的供需稳定且确知，即每日需求量不变，交货时间也固定不变。实际上，每日需求量可能变化，交货时间也可能变化。按照某一订货批量（如经济订货批量）和再订货点发出订单后，如果需求增大或送货延迟，就会发生缺货或供货中断。为防止由此造成的损失，就需要多储备一些存货以备应急之需，称为保险储备（安全存量）。这些存货在正常情况下不动用，只有当存货过量使用或送货延迟时才动用。

[例 5]　假设医院某项存货的年需用量（D）为 3 600 件，已计算出经济订货量为 300件，每年订货 12 次。又知全年平均日需求量（d）为 10 件，平均每次交货时间（L）为 10天。为防止需求变化引起缺货损失，设保险储备天数为 10 天。

则保险储备量 ＝ 平均每日需用量 × 保险储备天数

$$\qquad\qquad = 10 \times 10$$
$$\qquad\qquad = 100 \text{（件）}$$

再订货点 R 由此而相应提高为：

R ＝ 交货时间 × 平均日需求 ＋ 保险储备量

$$= L \times D + B$$
$$= 10 \times 10 + 100$$
$$= 200 \text{（件）}$$

四、存货管理的具体内容

医院的存货主要为药品及库存物资，且在医院资产中所占比重较大，而且品种繁多，贯穿于整个医疗业务活动过程。现代医院存货管理的中心任务是在年度存货储备费用最小的条件下，建立足够的物资储备，使之能够满足医疗、教学、科研和其他工作的需要，即达到整体最优。为达到这个目的，需要从各种不同物资的需要量、储备量、采购成本、保存成本、采购时间间隔等方面进行全面综合研究。

（一）库存物资管理

医院物资管理的内容主要包括物资定额管理、制订物资供应计划、物资采购和物资仓库管理。

1. 物资定额管理

医院物资的定额管理是医院物资管理的基础，包括物资消耗定额管理、物资储备定额管理和物资节约定额管理。

（1）物资消耗定额管理：医院物资消耗定额是指医院在一定的技术条件下完成某一项

任务所合理消耗的物资数量标准。物资消耗定额管理是医院管理科学化的一个重要组成部分，为制订物资供应计划提供了依据，是合理利用和节约物资的基本措施。

常用的医院物资消耗定额的确定方法有以下三种：

统计预测法：根据医院历年物资消耗的统计资料并充分考虑当前医院经营环境变化等因素来确定消耗定额。此法简便易行，但准确性较差，且往往无法避免以往物资使用中存在的不合理现象。

技术分析法：根据工作任务的性质、特点和要求，分析某一项任务各阶段各环节所需要的物资情况，经过技术分析计算制订出消耗定额。优点是比较科学、准确，缺点是工作量很大。

经验估计法：根据医院物资管理人员的实际经验，参考有关技术文件和当前情况来确定消耗定额。此法简便易行，但科学性和准确性较差。

这三种方法各有优缺点，医院物资消耗定额管理工作中应根据实际情况分别采用。

具体而言，医院物资消耗定额指标的确定方法可按照以下公式进行：

①全面消耗定额：一般对低值易耗品和卫生材料实行按经费标准的全面定额管理。

每病床工作日物资消耗额＝年（月）度内实际支出金额/年（月）度内实际占床日

②单项消耗定额：指按物资种类分别制订的消耗定额。

耗煤量＝月（季）耗煤总量（吨）/同期内开放病床总数

耗水量＝日（月）耗水总量（吨）/同期内开放病床总数

（2）物资储备定额管理：所谓物资储备定额，是指医院在一定的条件下，为了保障医院工作任务的完成而规定的物资储备标准。医院工作的特殊性决定了医院物资供给必须保证连续性和不间断性，而这种连续性往往和经济性相矛盾。物资储备定额管理就是试图解决这种矛盾的一种管理方法，在现代医院管理中具有重要作用：一是物资储备定额是制定医院物资供应计划、进行物资采购的主要依据，因为物资供应计划主要包括物资消耗量和物资储备量两大部分，而物资储备量主要是依据储备定额来确立的；二是物资储备定额使得医院物资供应在保证连续使用的前提下，能尽量减少资金占用，促进资金流动。

物资储备定额的制定方法主要为供应期法。所谓供应期法就是根据物资供应间隔周期长短来确定物资储备定额的方法。

①经常性储备：用于经常周转的物资储备。计算公式为：

某种物资经常性储备定额＝平均每日需用量×储备天数

平均每日需要量＝计划期需用量/计划期天数

②保险储备：指货源短缺、采购困难或进货误期等情况下，为保证供应使用而建立的储备。计算公式为：

保险储备定额＝平均每日需用量×保险储备天数

③季节性储备：某种物资的使用应季节性变化而建立的储备。计算公式为：

季节性储备定额＝平均每日需用量×季节性储备天数

经常性储备定额、保险储备定额和季节性储备定额的总和构成了医院总的物资材料最高储备定额。医院物资总的储备水平不应超过这个限度。

[例6]　医院夏季某治疗腹泻的药品的储备量见表7-7。

表7-7　　　　　　　　　　　　　药品的储备量

	经常性储备	保险储备	季节性储备
平均每日需用量（元）	3 000	1 000	1 500
储备天数（天）	20	12	15
储备定额合计	60 000	12 000	22 500

医院该药品最高储备定额为94 500元（即60 000 + 12 000 + 22 500）。

（3）节约定额管理：指在保证医院业务的前提下，为更有效利用物资而规定的物资节约指标。制订方法如下：

节约定额 =（上期实际物资消耗量 - 计划或物资消耗定额）× 计划期任务量

这个公式适用于消耗可以定额的物资。对于消耗无法定额的物资，可按下式计算：

节约定额 =（上期实际物资消耗量报告期实际业务收入 - 计划期物资消耗量计划期业务收入）× 计划期任务量

2. 物资供应计划管理

所谓医院物资供应计划，是指医院为了保证医疗工作的顺利进行而编制的，旨在保证所需各种医院物资及时合理供应的科学计划。医院物资供应计划管理的工作包括：制订本院物资供应目录、确定各种物资的需用量、储备量和采购日期、确定物资采购量等。

（1）制订物资供应目录：这是制订医院物资供应计划的基础工作。医院物资管理部门应该全面收集本院所需用各种物资的情况，按物资分类进行系统整理，对每一种物资的名称、规格、型号、基数标准、计量单位、价格、来源、功能等进行详细了解；还应收集有关物资消耗、技术经济效果、资金周转等情况，在此基础上制订物资供应计划。

制订物资供应目录的关键在于如何从几种同样功能的物资中选择最适合本院的品种。物资管理部门应从物资的有效性、安全性、经济性等方面综合考虑，结合本院实际情况选择物资品种。此外，随着医学科学的不断发展，医用物资不断更新换代，新的物资也不断涌现，因此，物资供应目录在制订后要注意保持随时更新。

（2）确定医院物资需用量：所谓医院物资需用量，是指在既定的时间段内（称为计划期，可以是月、季、年），医院为保证按质完成预期的诊疗护理工作和其他任务所需的物资数量。各种物资在诊疗工作中的消耗量和消耗特点不同，因此，确定医院物资需用量应对每一种具体物资进行分别计算，不同物资的计算方法不尽相同。一般有以下两种计算方法：

①直接计算法：直接计算法又称定额计算法，它是通过既定时间内预期任务量的大小和物资消耗定额来确定物资需用量的一种方法。适用于医疗器械物资和部分消耗定额的医用材料，其优点是准确可靠。计算公式如下：

物资需用量 =（预期任务量 + 预计废品量）× 单位物资消耗定额 ×（1 + 调整供应系数）- 计划回用废品数量

其中，调整供应系数考虑非诊疗工作损耗导致的需要量增加，一般根据历年统计资料确定。

对于一部分消耗定额的医用材料，可采用以下公式：

某种医用材料需用量 =（预期任务量 + 预计废品量）× 某种医用材料的消耗定额

②间接计算法：间接计算法又称按比例计算法，指对未确定消耗定额的某种物资采用按一定比例来估计物资需要量的方法。计算公式为：

某物资需要量 = 本期计划业务任务量/上期实际完成业务任务量 × 上期实际消耗该物资总量

同时，可根据本年度可能影响物资消耗的因素等做相应调整。

（3）确定储备量和采购日期。

①确定储备量：为确定物资采购量，除了计算本次计划期内物资需用量外，还需要清楚期初、期末物资储备量的变化。如果期初储备量超过预期，那么采购物资就可相应减少。

期初物资储备量 = 编制计划时的实际库存量 + 期初前的到货量 - 期初前的耗用量

期末储备量即经常储备量加保险储备量。

②确定采购日期：采购日期，或称供货周期的确定。主要考虑：物资的需用量、物资的储备量、物资的保存成本和有效期限、物资的采购成本和物资采购的难易程度等。应综合考虑这些因素来确定最佳的采购日期，以使整体最优。

3. 物资采购管理

采购是指医院采办物资材料的一种活动。采购人员根据医院物资供应计划，按时、按质、按量地采办到医院所需各种物资，是保证医院各项工作顺利进行的前提条件。

物资采购的任务：

（1）物资市场调查：医院物资采购人员在采购过程中与市场密切接触，应该及时广泛收集有关物资材料发展方面的新趋势、新情况，全面了解医院物资材料的供应来源、市场情况技术发展等方面的信息，为医院正确制订供应计划和采购决策服务。

一般而言，采购市场调查应包括：①国内外物资发展趋势；②医院所需各种物资的市场供求变动和价格变化；③各种新产品、新材料、新技术的发展调查；④供货厂商调查。

（2）物资采购预算和采购计划编制：采购部门应根据医院物资供应总体计划，及时编制计划期内的物资采购预算，使财务部门可根据预算来安排筹措所需款项。编制采购预算的依据主要是计划期内的物资需用量、上次计划期末的物资库存量、物资材料价格等因素。

医院物资计划采购数量 = 计划需用量 - 计划期期初库存量 + 计划期期末库存量

医院物资计划采购金额 = 物资计划采购数量 × 物资计划价格

采购计划编制主要是根据医院各项工作中物资材料需求和市场销售变化的情况，预计计划期内的物资采购数量、供应来源的计划，作为下一步采购行动的依据。主要内容包括：拟定需要采购的物资名称、规格、数量、使用科室等；物资供货来源、价格、采购数量等；采购方式和订购手续等；采购的目标要求等。

（3）组织订货和采购：按照物资来源的不同渠道和不同特性，采取相应的方式组织物资。采购时应严格把好质量关。

（4）签订并管理合同：采购人员在采购物资时必须签订合同，合同中应包括有关物资名称、类型、规格、特性、质量、价格与技术要求、注意事项、交货时间、付款方式、供货方式、违约责任等各项内容，经财务部门审核、主管部门批准后订立合同。合同订立后，采购人员还应负责合同的管理、交涉等，维护医院的合法利益。

4. 物资的仓库管理

对于库存物资的管理，常用的方法是 ABC 分类管理法，又称 ABC 分析法或仓库物资的重点管理法。即把医院的药品、卫生材料、低值易耗品、其他材料等按该种物资占库存物资总数量的百分比的大小，划分为 A、B、C 三类：品种及数量较少、占用资金较多的高值耗材及剧毒、麻醉药品划分为 A 类；品种及数量较多、占用资金较重的药品、卫生材料划分为 B 类；一些零碎、种类繁多、但占用资金较少的物资划分为 C 类。

对 A 类物资，尽管品种和数量不多，但占用资金多，是物资管理的重点管理对象。要计算每种物资的经济订货量和订货点，尽可能增加订货次数，减少库存量。同时为 A 类物资设置永续盘存卡片，进行每日盘点或经常性盘点，以加强日常的控制。

对 B 类物资，这类物资的重要性介于 A 类和 C 类之间，管理上可采取定期订购或定量订购方式，采用常规管理及一般控制即可。

对 C 类物资，由于其属于消耗量不大、单价较低、占用仓库面积较小的物资，或属于不经常使用的器材和备件等。这类物资品种虽然繁多，但是资金占用其实很少，可采用比较粗放的管理模式，适当增加订货量，减少订货次数，一般半年盘点一次。

各类物资的管理方法如表 7-8：

表 7-8　　　　　　　　　　　　ABC 分类管理法

管理方法	A 类	B 类	C 类
控制程度	严格控制	一般控制	总额控制
制定定额方法	详细计算	根据过去记录	低于应进货
储备情况记录	详细记录	有记录	不做逐一记录
库存监督方法	经常检查	定期检查	较少检查
保险储备量	较少	较多	灵活

（二）药品管理

药品是指医院为了开展医疗业务活动，用于诊断治疗疾病的特殊商品，是医院开展医疗服务活动的物资保证和重要手段。

医院在医疗服务过程中，药品的消耗占医院各种物资消耗的比重很大，药品的储备与周转是医院资金运动的重要组成部分，这部分存货管理工作的成效，直接关系到医院的社会效益和经济效益。因此，加强药品进、销、存全过程的管理是医院存货管理的重点。

1. 医院药品的分类

按其存放地点不同，分为药库药品和药房药品。

（1）药库药品，是指医院直接从医药部门、药厂或医药市场购入或自己制剂加工验收入库的药品，医院购入的药品都必须经过药库验收后，才能付款、领用。药库按药品存放地点不同分为中药库和西药库。

（2）药房药品，是指医院药房从药库领取的各类药品，药房药品按其存放地点不同，又分为门诊药房药品和住院药房药品。

2. 药品管理

医院对药品的管理，除应严格执行《药品管理法》《价格法》《国家计委关于改革药品价格管理的意见》《招标投标法》《医疗机构药品集中招标采购试点工作若干规定》和职工基本医疗保险制度的有关规定外，还应做到以下几点：

（1）遵循"计划采购、定额管理、加速周转、保证供应"的原则。

① "计划采购"：指医院采购药品，要严格按医院基本药品目录编制药品采购计划，按计划进行采购，防止无计划购药，超计划购药，以免造成积压浪费。

② "定额管理"：既要防止药品储备过少，影响医疗业务，又要防止储备过多，占用资金造成药品呆滞、积压和浪费，医院要根据本院实际情况制定切实可行的药品储备定额。

③ "加速周转"：对药品采取计划采购，定额管理，勤进少进，加速资金的周转，减少资金占用，提高资金利用效果。

④ "保证供应"：医院的药品是为医疗活动服务的，药品供应不及时或供应不上，就会影响医疗效果，甚至出现严重问题，为此，医院必须保证药品供应。

（2）药品管理应做到"金额管理、数量或重点统计、实耗实销"的管理办法。

① "金额管理"：医院药库、药房的药品统一按零售价核算，其实际支付价与零售价的差额为药品进销差价。月末，按处方药品销售额和药品综合差价率或综合加成率，计算药品销售成本及实现的药品进销差价。

计算方法有"药品综合加成率计算法"和"药品综合差价率计算法"。

a. 药品综合加成率计算法，计算公式为：

$$药品综合加成率 = \frac{药品进销差价期末余额}{药品期末余额 - 药品进销差价期末余额} \times 100\%$$

$$本月销售药品成本 = \frac{本月销售药品收入}{1 + 药品综合加成率}$$

本月销售药品实现的进销差价 = 本月销售药品收入 - 本月已销售药品成本

它表示每百元的进价药品，其零售价比进价加成高多少元，是实行售价金额核算的药品，按药品存、销比例平均分摊药品进销差价的一种方法。

b. 药品综合差价率计算法，计算公式为：

$$药品综合差价率 = \frac{药品进销差价期末余额}{药品期末余额} \times 100\%$$

本月销售药品成本 = 本月销售药品收入 ×（1 - 综合差价率）

本月销售药品实现的进销差价 = 本月销售药品收入 - 本月药品成本

它表示每百元零售价的药品，其进价比零售价差（低）多少元，是实行售价金额核算的药品，按药品存、销比例平均分摊药品进销差价的一种方法。

② "数量或重点统计"：对于已经实行计算机管理的医院，经营的全部药品从购进入

库、出库、领用、销售、库存都要进行数量统计。对没有实行计算机管理的要做到"重点统计"，即对医院经营的重点药品可根据实际情况进行数量统计。

③"实耗实销"：指药房根据实际消耗的药品销售额向财务部门报销、结算，不得以领代销或以存定销，确保账实相符。药房药品实际销售数，由药房会计人员按处方金额核算。

（3）医院自制药品应健全管理制度，严格进行成本核算，按零售价入库，成本与零售价的差额计入药品进销差价。自制药品只能在本院使用。

（4）药品的购入和领用，必须建立健全出、入库手续。药库与药房应定期进行盘点。对盘盈、盘亏的药品要查明原因，按规定的办法及时进行账务处理。

（5）药品储备定额的计算。药品储备以保证供应为原则，既要防止储备过少，影响医疗业务，又要防止储备过多，造成资金占用过多，医院要根据本院近几年药品的实际耗用量来确定药品的储备定额，一般可按二至三个月的药品平均消耗量来核定储备定额，其计算公式如下：

$$药品储备定额 = \frac{上年药品实际消耗额成本}{12个月} \times 储备期$$

五、存货的内部控制

药品和库存物资是医院开展正常医疗业务工作不可缺少的物资保证，因此，为保证药品及库存物资的安全与完整，防范毁损流失，必须严格加强药品与库存物资的内部控制。加强药品及库存物资的控制，有利于保证会计信息的质量，保证药品和库存物资的真实性、安全性、完整性，保证药品及库存物资采购的合法性，保证药品和库存物资使用的效率性，保证医疗活动持续有序地进行。

（一）药品及库存物资的控制范围

药品和库存物资的消耗与补偿是医院资金运动的重要组成部分。药品和库存物资的控制范围包括不相容职务相互分离控制、业务流程控制、请购审批控制、采购预算（计划）控制、采购管理控制、采购量控制、验收入库控制、限制接触控制、盘点核对控制等。具体包括药品和库存物资采购、验收、领用、销售和结存等环节。

（二）药品和库存物资的控制要点

药品和库存物资控制的重点主要是采购计划编制、申请采购、授权批准、验收入库、采购付款、仓储保管、出库、盘点核对、处置等关键环节，以及防止药品和库存物资的缺货、积压、被盗、毁损和流失等方面。关键控制点在采购付款、验收入库、盘点核对等环节。

（三）药品及库存物资控制的主要形式及方法

1. 岗位控制

建立药品与库存物资的岗位责任制，明确相关部门和岗位的职责、权限，确保请购与审批、询价与确定供应商、合同订立与审核、采购与验收、采购验收与会计记录、付款审批与付款执行等不相容职务相互分离。关键点是合理设置岗位，建立健全相互制约、相互制衡的牵制机制。

2. 业务流程控制

制定科学规范的药品及库存物资管理流程。明确计划编制、审批、取得、验收入库、付款、仓储保管、领用发出与处置等环节的控制要求，设置相应凭证，完备请购手续、采购合同、验收证明、入库凭证、发票等文件和凭证的核对工作，确保全过程得到有效控制。

业务流程的控制内容是指如何有效地对业务环节进行控制；药品及库存物资的控制环节主要是采购计划编制、申请采购、授权批准、验收入库、采购付款、仓储保管、出库、盘点核对、处置等。关键控制环节是验收入库控制。具体程序如图7-4：

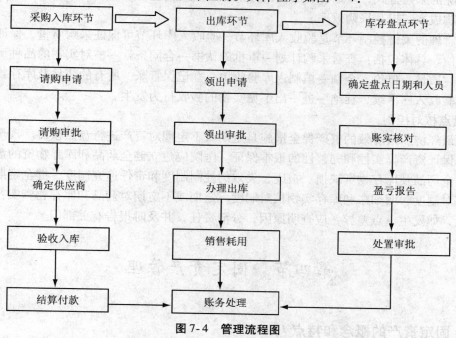

图 7-4 管理流程图

3. 请购审批控制

请购审批控制的主要内容是：各使用部门在领用药品及库存物资前应向归口管理部门上报申购单，归口管理部门应对所有使用部门的申购单进行汇总，并根据库存情况及实际使用量情况编制请购单，不能凭空编造。各级审批人员在审批药品和库存物资请购之前应论证库存量情况，当低于或接近库存限额时，方可签发审批书。

4. 采购预算（计划）控制

药品和库存物资的采购应按预算（计划）执行。具体控制内容包括：编制采购预算时应尽量细化，使在执行采购预算时有可操作性；在采购预算执行过程中应严格遵守预算目标，没有预算指标不予采购；对采购执行的实际情况进行分析，若原先编制采购预算的依据发生变化时，应根据实际情况进行适当调整。对于超计划和计划外采购项目，由具有请购权的部门在对需求部门提出的申请进行审核后办理请购手续。

5. 采购控制

采购管理控制，就是对采购活动的全过程进行控制，是医院的药品及库存物资采购活动是否具有效率性和效益性的关键。采购管理控制的主要内容有采购方式、供应商选择、供应合同控制、验收程序等内容。

关于采购方式，凡是属于政府采购目录并超过政府采购限额标准的采购要严格执行政府采购，属于药品集中招标采购范围的应执行药品集中招标采购。目录外的采购，或虽属于政府采购目录，但采购金额在政府采购限额标准以下的采购，属于分散采购，可自主选择采购方式，包括公开招标、邀请招标、竞争性谈判、询价采购、定点采购等。医院可选择适合单位实际情况的采购方式，以最有利的价格等条件采购到质量合乎要求的药品和库存物资，切实降低采购成本，提高采购效率。

采购管理的关键控制环节是验收入库环节。验收入库环节可保证采购质量，保证采购活动真实可信。具体包括：查看采购计划→审批确认书→合同条款→核对实物的品种型号、规格、数量、质量、单价、金额→填制入库验收单→登记保管账。所有的药品及库存物资采购都应办理验收入库手续，杜绝一进一出不见实物的验收行为发生。

6. 盘点核对控制

医院最经济、最有效的资产保全措施是定期或不定期对资产进行盘点核对。现场实物清查盘点是保证资产真实性和完整性的根本保证。医院应建立健全药品和库存物资的盘点核对制度，健全药品及库存物资缺损、报废、失效的控制制度和责任追究制度，健全定期总账和明细账核对制度、明细账和库存实物核对制度。定期或不定期对药品和库存物资实行实地清查和盘点，如发生盘点差异，应查明原因，分清责任，并及时报告有关部门。

第四节　固定资产管理

一、固定资产的概念和特点

固定资产是指一般设备单位价值在 500 元以上，专业设备单位价值在 800 元以上，使用年限在一年以上，并在使用过程中基本保持原有物质形态的资产。单位价值虽未达到规定标准，但是耐用时间在一年以上的大批同类物资（一般单位价值在 300 元以上），也应作固定资产管理。

固定资产在医院的资产中所占的比重较大，加强固定资产管理，必须了解固定资产的基本特点。一般来说，与医院其他资产相比，固定资产具有如下特点：

1. 投资金额大，资金占用时间长，风险较高

固定资产是医院的主要物资设备，也是医院的物质基础。它的数量和技术状况，标志着医院的物质技术力量。一般来说，医院投资于固定资产上的资金数额都比较大，尤其是一些三级医院，其专业设备投资有时高达数百万元，甚至上千万元。并且固定资产投资所占用的资金时间较长，需要经过几年至几十年才能收回。这就决定了固定资产投资的风险较高。所以，医院在对固定资产立项投资时，必须经过周密的市场调查，严格的审批程序和科学的投资决策。固定资产投资一旦出现失误，会给医院带来重大的经济损失，影响医院的长远发展。

2. 固定资产价值的双重存在

在医院的经营过程中，固定资产的价值随着固定资产的使用而损耗，逐渐地、部分地转移，脱离固定资产的实物形态，转化为货币准备金，而未转移部分则仍然存在于固定资产的实物形态中，直到固定资产丧失其全部功能。这样，固定资产的价值就获得双重存在，一部分转化为货币形态，另一部分继续存在于固定资产实物形态中。固定资产在全部使用年限内，束缚在实物形态中的价值逐渐减少，而转移为货币准备金的价值逐渐增加。直到固定资产报废时，垫支在固定资产上的资金才实现全部价值的补偿，并需要更新固定资产的实物形态。这样，固定资产的价值就完成了一次循环，重新开始另一个周期的循环。

3. 投资的集中性和回收的分散性

医院进行固定资产投资，需要一次全部投入资金，具有投资的集中性，但是，固定资产投资的回收是通过折旧方式逐渐地、部分地得到价值补偿的，因而具有分散性。这种投资的集中性和回收的分散性，要求医院在进行固定资产投资时，不仅要科学慎重决策，还要结合其回收情况合理规划固定资产的现金流量。

4. 固定资产价值补偿和实物更新是分别进行的

固定资产的价值补偿是在平时使用固定资产通过折旧的方式实现的，它是逐渐地完成的，但是，实物更新则是在固定资产已经报废时进行的，是一次性的。因此，固定资产的价值补偿和实物更新在时间上是分别进行的。这就要求在固定资产管理中，要统筹规划，合理安排固定资产的更新时间，保证固定资产实物更新的资金来源。

二、固定资产的分类

为了加强固定资产管理，必须对固定资产进行科学的分类。固定资产按照不同的标准进行分类，通常有以下几种分类方法：

1. 按照经济用途不同，固定资产可分为医疗服务用固定资产和非医疗服务用固定资产。

医疗服务用固定资产是指直接参与医疗服务过程或者直接服务于医疗服务过程的各种资产，如房屋、建筑物、医疗专用设备、器具、工具、管理用具等。

非医疗服务用固定资产是指不参与或不直接服务于医疗服务过程的固定资产，如职工宿舍、招待所、学校、幼儿园、托儿所、俱乐部、食堂、浴室等单位使用的房屋、设备。

2. 按照使用情况不同，固定资产可分为使用中的固定资产、未使用的固定资产、不需用的固定资产。

使用中的固定资产是指医院正在使用的固定资产，或者由于季节性和维修等原因，暂时停止使用的固定资产。

未使用的固定资产是指医院需要而暂时尚未投入使用的固定资产，包括新建成、新购置尚未投入使用的固定资产，已经调入尚待安装的固定资产，改建、扩建的固定资产和按照规定程序报经主管部门批准停用的固定资产，但不包括季节性停用的固定资产和因大修停用的固定资产，以及存放在物资仓库内作为经营目的而购置的资产。如某一房屋或某项设备，购建完工尚未使用；某项设备、仪器购置完毕，因工作任务变动，停止使用；又如某房屋改建、扩建停止使用等。

不需用固定资产是指医院多余的或不需用而等待处理的固定资产，需要上级主管部门调配处理的固定资产，以及按照规定封存的固定资产。

3. 按照所属关系不同，固定资产可分为自有固定资产和融资租入固定资产。

自有固定资产是指所有权归医院所有的固定资产。

融资租入固定资产是指医院以租赁分期付款的形式，第一次付款即取得部分所有权，经过较长期限租赁并付足款后，即取得固定资产全部所有权。因而从第一次付款后，在会计处理上就应作为医院固定资产。

4. 按照固定资产的经济作用和使用情况，可把固定资产分为五大类：房屋及建筑物、专业设备、一般设备、图书及其他固定资产。

三、固定资产折旧

（一）固定资产的损耗和折旧

医院的固定资产，由于长期、重复地参加医院的医疗业务活动，仍然保持原有的实物形态，但其价值随着固定资产磨损而逐渐地转移到医疗服务活动的费用中，并从医院的收入中得到补偿。这部分由于固定资产在使用中不断损耗，按照规定转移到费用去的固定资产价值，称为固定资产折旧，即医院会计中所提取的修购基金。

医院固定资产的损耗，分为有形损耗和无形损耗两种。

有形损耗是指医院固定资产由于在业务活动中的使用和自然力的影响，而发生的使用价值和价值上的损失，如固定资产在长期使用中的磨损，或受风吹雨淋等自然力的影响，而造成固定资产实际的物质损耗的那部分价值。固定资产有形损耗包括使用损耗和自然损耗两种。使用损耗大小取决于固定资产的质量、用途和使用条件等。自然损耗是指由于自然力的侵蚀而造成的损耗，如医疗设备的氧化生锈、房屋、设备的风吹雨淋的侵蚀等。自然损耗取决于固定资产本身的结构、抗侵蚀性以及维护状况等。

无形损耗是指由于科学技术进步而引起固定资产价值上的贬值，如医疗专用的电子设备，使用时间不长，因科学技术的进步而迫使医院提前更新固定资产，使现有固定资产被新设备替代淘汰等。这种被淘汰的固定资产，其价值损失就是一种无形损耗。再如，随着科学技术的进步，由于劳动生产率的提高，使生产该种设备的劳动时间减少，其价值也随之降低，造成现有固定资产的贬值，这也是固定资产的无形损耗。

固定资产的折旧就是以固定资产在使用中的损耗为理论基础。固定资产折旧是指固定资产在使用期限内因不断地发生损耗，而逐渐转移到医疗服务的成本中去的那部分价值。这部分价值以折旧费的形式，计入相关的费用支出，然后通过提供医疗服务收入得以补偿。

（二）固定资产提取折旧的方法

1. 提取固定资产折旧的范围

医院每月计算提取固定资产的折旧额，即为提取修购基金数额，其数额大小不仅影响医院当月的支出水平，也影响当月的收支结余，年末将影响医院的结余分配。因此，医院应按提取固定资产折旧的范围，按月计提折旧。固定资产计提折旧的范围为：

（1）房屋及建筑物，不论是否使用，都应按规定计提折旧。

（2）在用的专业设备和一般设备，都应按规定提取折旧。

（3）季节性停用、维修停用和轮换使用的固定资产，应按规定计提折旧。

（4）当月减少的固定资产，当月照提折旧；当月增加的固定资产，当月不提取折旧。

（5）未使用和不需用的固定资产，不提取折旧。

（6）已提足折旧的固定资产，不论能否继续使用，都不再提取折旧；报废和提前报废的固定资产，不再提取折旧。

（7）融资租入的固定资产和租出的固定资产，应按规定提取折旧。

2. 提取固定资产折旧的方法

正确计算固定资产的折旧额，按时提取修购基金，对于正确计算医疗成本、药品成本，保证医院固定资产更新改造资金的来源具有重要意义。固定资产折旧的计算，一般是根据固定资产的原始价值和使用年限平均计算的，因此，预计好固定资产的使用年限是很重要的。估计固定资产使用年限时，既要考虑固定资产的有形损耗，又要考虑固定资产的无形损耗。医院在考虑专业设备使用年限时，不能单纯从正常使用年限来计算，必须考虑无形损耗这个因素，适当缩短使用年限，以保证固定资产在有必要提前更新时有足够的资金来源。

计算固定资产折旧，除了考虑上述原始价值和使用年限这两个主要因素外，还需要考虑在报废清理时发生的残值和清理费用。

固定资产的折旧方法有许多，按照我国现行的财务制度规定，医院采用的折旧方法有：平均年限法、工作量法、双倍余额递减法和年数总和法。

（1）平均年限法：又称使用年限法、定额折旧法，是指用固定资产原始价值减去固定资产预计残值，加上固定资产预计清理费用，除以固定资产的预计使用年限，求得每年平均折旧额的一种方法。使用这种方法，可以使固定资产的折旧，均衡地摊配到其使用期的各个会计期间。其计算公式是：

$$年折旧额 = \frac{原始价值 - 预计净残值}{预计使用年限} = \frac{固定资产原值 - （预计残值 - 预计清理费用）}{预计使用年限}$$

$$月折旧额 = \frac{年折旧额}{12}$$

固定资产的原始价值减去预计净残值后的余额称为固定资产的折旧总额。预计净残值是预计残值减去预计清理费用后的余额。

在实际工作中，一般根据折旧率来计算固定资产折旧额。折旧率是指折旧额占原始价值的比率，它反映了固定资产的损耗程度。计算公式为：

$$固定资产年折旧率 = \frac{固定资产年折旧额}{固定资产原始价值} \times 100\%$$

固定资产月折旧率 = 年折旧率 ÷ 12

这样，固定资产折旧额可用下列公式计算：

固定资产年折旧额 = 原始价值 × 年折旧率

固定资产月折旧额 = 原始价值 × 月折旧率

［例7］ 医院一螺旋CT的原始价值为300 000元，预计清理费用为6 000元，预计残值为10 000元，使用年限为10年。则：

$$年折旧额 = \frac{300\,000 - (10\,000 - 6\,000)}{10} = 28\,400（元）$$

月折旧额 = 28 400 ÷ 12 = 2 366.67（元）

采用平均年限法计算出的固定资产折旧额，在各使用年度中都是相等的，在坐标图中是一条直线，所以也称为直线法。

（2）工作量法：又称产量法、作业量法，是指按固定资产在其使用年限中以其完成工作量或工作时数计提折旧的方法。这种方法一般适用于运输车辆、大型设备等。

①按照行驶里程计算固定资产折旧额。它是以固定资产折旧总额除以预计使用期限内可以完成的总行驶里程，计算固定资产折旧额的方法。其计算公式为：

$$每行驶里程折旧额 = \frac{原始价值 - 预计净残值}{预计总行驶里程}$$

固定资产年折旧额 = 每行驶里程折旧额 × 年行驶里程

固定资产月折旧额 = 每行驶里程折旧额 × 月行驶里程

［例8］ 一辆120救护车，原始价值为400 000元，预计清理费用为1 000元，预计残值为3 000元，预计总行驶里程为200 000公里。本年度行驶里程为20 000公里。计算本年该辆汽车的折旧额。

$$每公里折旧额 = \frac{400\,000 - (3\,000 - 1\,000)}{200\,000} = 1.98（元）$$

本年折旧额 = 1.98 × 20 000 = 39 600（元）

②按照工作小时计算固定资产折旧额。它是以固定资产折旧总额除以预计使用期限内可以完成的总工作小时，计算固定资产折旧额的方法。其计算公式为：

$$每小时折旧额 = \frac{原始价值 - 预计净残值}{预计总工作小时}$$

固定资产年折旧额 = 每小时折旧额 × 年完成工作小时

固定资产月折旧额 = 每小时折旧额 × 月完成工作小时

［例9］ 某台专用设备原始价值为1 200 000元，预计清理费用为20 000元，预计残值为40 000元，预计可以使用20 000小时。本年度的工作小时为3 000小时。计算该设备的年折旧额。

$$每小时折旧额 = \frac{1\,200\,000 - (40\,000 - 20\,000)}{20\,000} = 57（元）$$

本年折旧额 = 57 × 3 000 = 171 000（元）

（3）双倍余额递减法：这是根据期初固定资产账面净值乘以双倍余额递减法折旧率计算折旧额的方法。双倍余额递减法的折旧率按直线法折旧率的2倍确定。其计算公式如下：

双倍余额递减法折旧率 = 直线法折旧率 × 2

年折旧额 = 固定资产年初账面净值 × 双倍余额递减法年折旧率

采用这种折旧方法，由于固定资产的净值逐年减少，所以计算出的折旧额也是逐年递减的。因此，这种方法属于加速折旧法。但是，在计提折旧额时，如果发现在剩余的年数中，按直线法计算的年折旧额大于该年按双倍余额递减法计算的折旧额时，应当改用直线法计提折旧，即将这年初的固定资产账面余额减去预计净残值后的差额在所剩余的使用年限中平均摊销。为了简化计算，我国现行财务制度规定，使用双倍余额递减法计提折旧，可在固定资产使用期限的最后两年，改用直线法计提折旧。

[例10] 某项固定资产原价为 20 000 元，预计使用年限为 5 年，预计净残值为 600元。该项固定资产采用双倍余额递减法计提折旧，每年的折旧额可计算如表 7-9：

表 7-9 各年折旧额计算表

年度	年初净值	年折旧率	年折旧额	累计折旧额	年末净值
1	20 000	40%	8 000	8 000	12 000
2	12 000	40%	4 800	12 800	7 200
3	7 200	40%	2 880	15 680	4 320
4	4 320	—	1 860	17 540	2 460
5	2 460	—	1 860	19 400	600

（4）年数总和法：年数总和法是将固定资产的原始价值减去预计净残值后的余额乘以一个逐年递减的分数，计算折旧额的方法。这个逐年递减的分数就是折旧率，其分子是固定资产尚可使用的年数，分母是使用年限的各年年数之和。这种方法计算出的年折旧额也是逐年递减的，所以它也是一种加速折旧法。采用年数总和法的年折旧率可用下列公式计算：

$$固定资产年折旧率 = \frac{当年尚可使用年数}{年数总和}$$

$$= \frac{预计使用年限 - 已使用年数}{预计使用年限 \times （预计使用年限 + 1） \div 2}$$

某年折旧额 = 应提折旧总额 × 该年折旧率

[例11] 某设备的原始价值为 32 000 元，预计净残值为 2 000 元，折旧年限为 5 年。采用年数总和法计提固定资产折旧。各年折旧额计算如表 7-10。

表 7-10 各年折旧额计算表

年度	应提折旧总额	年折旧率	累计折旧额	折余价值
1	30 000	5/15	10 000	22 000
2	30 000	4/15	8 000	14 000
3	30 000	3/15	6 000	8 000
4	30 000	2/15	4 000	4 000
5	30 000	1/15	2 000	2 000

上述的双倍余额递减法和年数总和法都属于加速折旧法。采用加速折旧法计提折旧，在固定资产使用年限内，折旧费不是均匀分布的，而是呈逐年递减分布的。与直线法相比，加速折旧法的特点是：①可以加速固定资产投资的回收，有利于固定资产的更新换代。②降低无形损耗带来的风险。

四、固定资产的管理

固定资产的管理，是有关固定资产方面的一切管理工作总称。它包括建立健全固定资产管理机构、规章制度；编制固定资产维修计划，进行经常修理和大修理；确定固定资产的折旧率或修购基金的提取率；对固定资产进行经常或定期清查；采取措施提高固定资产的利用率；尽量减少未使用固定资产，及时处理不需用固定资产；拟定固定资产的更新、改造、扩建和清理方案等。

固定资产是医院的主要物资设备，也是医院的物质基础。它的数量和技术状况，标志着医院的物质技术力量。因此，加强医院固定资产的管理，保护固定资产完整无缺，提高固定资产的利用效果，可以充分挖掘固定资产使用方面的潜力，使固定资产发挥最大的经济效益。所以医院用好、管好固定资产，不仅有利于扩大服务项目，提高服务质量，更好地完成社会公益事业，而且还可以不断地降低医疗成本，节约投资，保护国家财产。

（一）固定资产的归口分级管理

医院的固定资产，种类多，数量大，使用地点分散。管好固定资产不能仅靠职能部门，而应当根据管用结合的原则把固定资产管理权限和责任落实到有关部门和使用单位，实行固定资产归口管理，把固定资产的经济管理和技术管理结合起来。

固定资产的归口管理，就是按照固定资产的类别，按职能部门负责归口管理，如专用设备属于药械或医务部门，其余各类属于行政或总务部门。然后再按使用地点，由各级使用单位负责具体管理，使用单位要对职能部门负责，建立固定资产管理使用责任制，进一步落实到科室、班、组或个人，实行谁用谁管。这样就可以做到层层负责，物物有人管，使固定资产的安全和有效利用得到可靠的保证。

（二）财务部门对固定资产的管理

财务部门要负责建立和健全医院固定资产的管理制度，对各单位固定资产管理施行监督，组织和推动医院固定资产管理，提高固定资产的使用效率。具体来说，财务部门对固定资产的管理主要包括如下内容：

（1）参与固定资产的验收，并及时建立固定资产账卡和记录。对于医院新增的固定资产，财务部门应当参加固定资产的验收工作，办理固定资产的交接手续，并及时为新增固定资产建立账簿、卡片，做好记录，为管好、用好固定资产提供准确、详细的资料。

（2）固定资产的维修管理。医院财务部门应当加强固定资产维修的监督与管理。对维修费用进行控制，保证固定资产的正常使用，提高使用效率。

（3）定期组织固定资产清查盘点。清查固定资产是财务部门应当做好的一项重要工作。通过固定资产的清查，可以发现固定资产管理中存在的问题，以便及时改进。

（4）参与固定资产处置。财务部门要严格掌握固定资产的报废标准。认真履行固定资产报废审批手续，查明固定资产报废的原因，并做好报废固定资产残值的估价和处理工作。

五、固定资产的内部控制

医院固定资产具有种类繁多、形态各异、存放地点分散、单位价值较高和日常业务紧密联系等特点，容易发生盲目购建、丢失、擅自处理、形成账外资产、私自挪用、毁损和虚列成本等现象。因此，建立固定资产内部控制制度，使固定资产管理工作更加规范化、制度化、科学化，能保证固定资产的真实性、安全性和完整性，从而提高固定资产的使用效率，确保医疗活动的可持续发展。

（一）固定资产控制范围

固定资产控制的范围与其业务流程紧密相关，其流程主要分为购入、使用和处置三个阶段，包括投资规划、预算控制、购建控制、验收控制、计价控制、维修保养控制、变动处置控制、盘点清查控制等。

（二）固定资产控制要点和控制方法

固定资产的控制方法有不相容职务相互分离控制、授权批准控制、会计系统控制、预算控制、财产保全控制、风险控制和内部报告控制等。

1. 岗位控制

建立健全岗位责任制，明确相关部门和岗位的职责、权限，确保固定资产业务不相容职务相互分离，能有效地减少和消除人为操纵因素，防止错误与舞弊。

2. 业务流程控制

固定资产管理业务的开展必须按照一定的程序办理，控制业务的各个流程，才能保证固定资产业务的顺利开展，提高投资资金的效益。最关键的控制环节是验收环节。

3. 购建控制

加强固定资产购建控制，对于保证投资资金的充分发挥和利用，降低购建成本，避免盲目投资造成的损失，提高经济效益具有重要意义。控制的内容包括购建论证控制、立项控制、可行性论证控制、预算控制、调整控制、审批控制、合同控制等。关键控制点是可行性论证和审批论证。

4. 验收控制

验收是保证所采购的固定资产的质量达到预期的目的，保障固定资产真实性和完整性的重要手段。验收过程中发现固定资产与采购合同有出入或不符，应及时通知财务部门，以便拒付货款。验收控制的关键控制点是验收、入库及验收机构或人员的独立性。

5. 变动与处置控制

变动与处置控制有利于提高固定资产的利用率，防止国有资产流失。控制的内容有对外投资、出租、出借控制、内部调拨控制、处置制度控制、申请控制、评估鉴定控制、审批控制、废品管理控制等，关键控制点是审批控制。

6. 盘点核对控制

盘点核对控制有利于确保固定资产的安全与完整，保证账账、账物、账卡相符，防止资产的流失。控制内容有设立清查盘点组织机构、选择盘点方法、确定盘点时间、落实奖惩措施等。关键控制点是抽查核对和落实奖惩措施。

第八章

医院成本核算与管理*

【导读】

本章阐述了医院成本核算的基本概念和方法，并介绍了成本分析、考核与控制。学习本章，熟悉相关概念，掌握医院成本核算和管理的基本方法。

第一节　医院成本核算概述

一、医院成本核算的意义

随着我国医疗服务市场的发展，不论是营利性医院还是非营利性医院，都存在不断改革内部经营管理机制、提高资金使用效益的压力。特别是作为政府举办的非营利性医院，更需要重视成本核算工作，使成本核算信息既能合理地用于医疗服务项目定价和内部成本价格制定，又能用于医院内部劳务成本测算和完善人员激励机制等方面。

第一，成本核算信息是制定医疗服务价格的重要依据。非营利性医院作为卫生事业的重要组成部分，承担着政府医疗卫生保健职能，执行政府对医疗服务收费的统一定价，并享受政府一定数额的补贴及免税优惠政策。长期以来，由于医院成本核算工作未引起足够的重视和有效的开展，使得政府对医疗服务的定价与医院医疗服务成本脱钩，政府补贴并不能完全弥补医院在医疗服务过程中的活劳动和物化劳动的耗费。这一问题不仅影响了医院正常经营活动的开展和制约了医院的发展，更为重要的是引发了个别医院或个人的逐利行为，从而逐渐丧失了非营利性医院的公益性质，损害了医生、医院，乃至政府的形象。因此，通过开展医院成本核算，可为国家制定合理的收费价格和补偿机制提供依据。

第二，成本核算工作是医院科学管理的重要手段。不论是营利性医院还是非营利性医院都面临着医疗服务市场的不断变化与挑战，需要不断改革内部经营管理机制，提高管理决策水平。因此，根据医院管理的不同需求，开展不同层次的成本核算，并在此基础上进行成本分析、成本控制以及成本考核，为医院管理者的正确决策提供量化的数据和科学的分析，力求以最少的投入获得最优的社会效益和经济效益。

---

*注：目前《医院财务制度》对成本核算的方法没有具体规定。我国学术界及医院财务管理实务界对医院成本核算方法及成本管理进行了许多探讨。本章内容仅供参考。

第三，成本核算工作是完善分配制度、实施员工激励管理的重要前提。通过成本核算及成本分析，把医疗服务的技术管理与经济管理结合起来，使医疗服务质量通过经济效益而量化。把劳动价值与劳动分配挂钩，明确科室和个人的责、权、利，增强员工关心医疗服务质量、降低成本、减少浪费、关心医疗服务结果的自觉性；同时，克服薪酬分配上的平均主义，实行按劳分配和按质分配绩效薪酬制度，从而起到激励员工的作用。

二、医院进行成本核算的基本条件

在过去很长一段时期，由于医院财务管理体制、管理理念以及财务核算等多方面的原因，医院成本核算工作几乎没有开展。近年来，随着医疗服务市场的变化与发展，许多医院开始实施院级和科级两级成本核算。目前，医院成本核算还存在许多问题：第一，医院成本信息不完整、不准确。由于许多医院缺乏成本管理观念，缺乏对与成本核算相关的医疗服务信息收集工作的重视，给核算工作带来了困难；同时，医院成本核算的基础工作薄弱、方法简单，都使得目前成本信息不完整、不准确。第二，医疗服务成本项目核算困难。由于医疗服务具有复杂性和多变性，使得医疗服务成本信息归集、分摊与评价变得十分复杂与繁琐。因此，当前成本核算工作并不能满足医院管理细化和科学化的实际需要以及医疗服务市场的需要。医疗保险制度的改革以及第三方支付的出现，使医院的收款业务受到了前所未有的冲击，医院迫切需要建立与之相适应的内部成本控制制度和成本核算项目，如以收费项目为核算单位的第三级核算乃至以病种和病例为核算单位的第四级核算等成本核算方式在一些条件成熟的医院正在逐步推行。参考目前医院成本核算的现状以及借鉴其他行业成本核算的经验，医院成本核算的基本条件应该包括完善医院成本核算制度、建立健全医院内部管理制度、建立医院成本核算的信息平台和增强医院领导和员工的成本管理意识。

三、医院成本的基本概念

（一）医院成本的概念

医院成本是指医院在提供医疗服务过程中所消耗的物化劳动和活劳动的货币表现，包括人力成本（工资、奖金、补助等）、物耗成本（低值易耗品、卫生材料）、设备成本、房屋成本等。

（二）成本的分类

1. 按照成本性态分类

按成本性态分为固定成本、变动成本和混合成本，相关的概念和内涵可参照第五章第三节内容。

2. 按照成本计入方式分类

按成本计入方式分为直接成本和间接成本。

（1）直接成本：指与成本对象直接相关，能够直接追溯到各个成本对象的成本。如科室的人力成本、设备成本和物耗成本等。

（2）间接成本：指与成本对象相关，但不能直接追溯到各个成本对象的成本，必须通过成本分摊方法分配给成本对象。如分摊给临床科室的管理费用、医辅及医技科室的成本等。

3. 按成本的可控性分类

按成本可控性分为可控成本和不可控成本。

（1）可控成本：指某一期间内在某个部门或某人的责任范围内能够直接确定和控制的成本。如药费、低值易耗品、卫生材料。对科室来说，是通过医嘱和医疗服务提供的，因而是可控的。

（2）不可控成本：指某一特定部门无法直接掌握，或不受某一特定部门服务量直接影响的成本。如科室中的医用设备成本、房屋成本。

4. 按照经营决策分类

按经营决策分为机会成本和边际成本。

（1）机会成本：指医院选择最优方案而所放弃的次优方案可能获得的潜在收益，为选择最优方案的机会成本。

（2）边际成本：指医院增加或减少一个单位服务量所引起的总成本变动额。

5. 按是否支付现金分类

按是否付现分为付现成本和沉没成本。

（1）付现成本：指需要支付现金的成本。

（2）沉没成本：指过去决策所发生的，不能由现在决策改变的成本。

6. 按照成本是否可以避免分类

按成本是否可以避免分为可避成本和不可避成本。

（1）可避成本：指各种决策方案中有可以替代的成本，如手工操作成本与机器操作成本。

（2）不可避免成本：指无论选择何种方案，其成本不可避免，即在任何时候都要发生的耗费。

7. 按照成本计入时间分类

按成本计入时间分为历史成本、重置成本和预计成本。

（1）历史成本：指已经发生的成本，如购买卫生材料的买价。

（2）重置成本：指按照目前市价计算所需耗费资产的成本。

（3）预计成本：指预计将要发生的成本，如贷款利息。

四、医院成本核算的框架

（一）医院成本的核算层次

医院成本分为医院总成本、科室成本和服务单元成本。

1. 医院总成本

由医疗服务成本、药品成本和管理成本构成。

2. 科室成本

由科室人力成本、固定资产占用、材料消耗和管理费用组成。根据服务功能，医院一级科室可分五类，分别是临床科室（内科、外科、妇产科、儿科、中医科、泌尿科等）、医技科室（放射科、检验科、B超室）、医辅科室（挂号处、收费处等）、行政后勤科室（会计部门、总务部门）和药品经营科室（药库、药房）。

3. 服务单元成本

如诊次成本、床日成本、病人成本和病种成本等。

（二）成本核算要素

1. 人力成本

指医院所有在岗人员的工资（如职务工资、津贴）、补贴工资（如三项津贴、交通费等）、其他工资（如护龄津贴、浮动工资等）及福利费等。

2. 设备成本

医用专业设备与一般设备等固定资产的折旧。

3. 房屋成本

包括房屋折旧费和维修改造费，其中房屋折旧费可采用平均年限折旧法。

4. 物耗成本

包括药品、低值易耗品、卫生材料和其他材料。医院的低值易耗品是指单位价值低于固定资产标准，在医疗服务过程中经多次使用不改变其实物形态；或高于固定资产标准，但使用期限较短或易于损坏的物品，如拔牙钳、消毒缸、止血钳等。卫生材料是医院向患者提供服务过程中，一次性使用的医用物资，如纱布、酒精等。其他材料是医院为保证正常工作需要而储备的除低值易耗品、卫生材料之外的其他的公用物品。

5. 管理成本

指医院日常经营管理活动中发生的耗费，如差旅交通费、水电费、劳务费、办公费、招待费等。

（三）科室间接成本分摊方法

间接成本主要有两类，一是项目科室发生的不能直接统计归集的成本；二是辅助科室成本。间接成本的分摊通常按照受益原则进行，即"谁受益、谁分摊"。分摊标准有：

1. 按面积分摊

如水电费、房屋成本、物业管理费等。如果单独安装了水表、电表的，则按其实际发生数计入科室成本。

$$某科室分摊的成本 = 某项成本耗费总额 \times \frac{该科室面积}{使用该项成本的所有科室面积之和}$$

2. 按人数分摊

如财务部门、人事部门等成本。

$$被服务科室分摊的成本 = 服务科室成本总额 \times \frac{该科室人数}{服务科室以外所有科室人数之和}$$

3. 按工作量分摊

如放射科、检验科等。

$$被服务科室分摊的成本 = 服务科室成本总额 \times \frac{为被服务科室付出的工作量}{服务科室付出的工作量总和}$$

第二节 医院成本核算的方法

一、医院成本核算的流程

(一) 医院成本核算的结构

医院总成本主要由医疗服务成本、药品经营成本和管理成本构成。医疗服务成本是由医疗直接成本和间接成本构成。其中，医疗直接成本是指临床科室在开展医疗服务过程中直接消耗的人力、物力成本，医疗间接成本是指非临床科室（如行政后勤部门、医技医辅科室等）在为临床科室提供服务过程中消耗的人力、物力成本。根据成本分摊的原则，间接成本分摊到直接成本科室中，得到科室总成本1，并作为医疗服务项目成本核算的依据，最终提供给政府相关部门作为医疗服务定价的参考。其次是药品经营成本，由各药品科室（如药房、药库、制剂室）成本和管理成本构成，将此类成本分摊到科室总成本1后，得到科室总成本2，即可进行服务单元成本测算，包括诊次成本、床日成本和病种成本等，具体结构见图8-1。

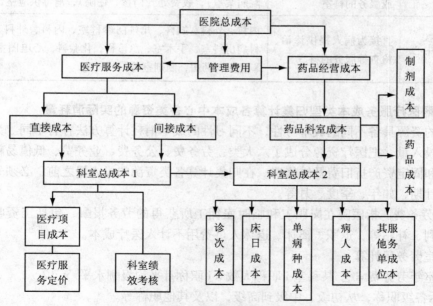

图8-1 医院成本核算框架示意图

(二) 医院成本核算的流程

1. 将医疗机构各科室（或部门）进行分类，建立直接成本中心和间接成本中心

（1）直接成本中心：指直接为病人提供服务的科室，如临床科室、医技科室等，一般而言，直接成本中心既有支出，也有收入。

（2）间接成本中心：指为直接成本中心提供服务的辅助科室，间接成本中心一般只有支出，没有收入，如行政、后勤保障部门等。

直接成本中心和间接成本中心也可分别称为项目科室和非项目科室。成本中心是资源消耗的地点，建立成本中心是为了了解资源在这些成本中心的消耗情况和流动方向。由此可见，建立成本中心的依据是医院内部资源的流动方向，即确定某科室或成本中心为谁提供服务，如为整个机构提供服务，或为某些科室，或直接为病人提供服务等，并将这些成本中心分类，为下一步分摊公共成本做好准备。（表 8-1）

表 8-1　　　　　　　　　　　　　医院成本中心的分类

成本中心类型	功能	主要科室
间接成本中心 1	负责管理整个医疗服务机构的行政科室	院长办公室，党委办公室，人事、组织部门，财务部门，宣传部门、工会，团委等
间接成本中心 2	为整个医疗服务机构服务的后勤科室	总务，设备，保卫，图书资料室，电话总机室，收发室，锅炉房，食堂，洗衣房，浴室，车队，仓库等
间接成本中心 3	为部分科室提供管理或服务的科室	如医务科，护理部，门诊挂号室，病案室（门诊病案室、住院病案室），收费处（门诊、住院），消毒供应室，血库等
直接成本中心	直接为病人提供诊治、检查等服务的科室	内科、外科、妇科、儿科门诊科室，内科、外科、妇科、儿科病房科室，手术室、急诊科，化验科，心电图室，B 超室，X 光室，药房，制剂室等

2. 按照医疗服务成本类型归集计算各成本中心各类资源的实际消耗量

不同的资源具备不同的成本习性，不同习性的成本消耗计算方法各有不同。为了便于测算资源的投入量，把医疗资源分成了六大类：劳务费、公务费、业务费、低值易耗品费、医疗材料费和固定资产折旧费及维修费。在归集计算各类资源的投入量之前，必须先确定成本核算的会计期，如年、季度、月等。

（1）劳务费：指医院在岗职工和临时雇佣工所获得的劳务报酬，包括工资收入、奖金及各种福利、补贴等，退职、离休、退休人员费用不计入医疗成本。

各科室劳务费计算：

某科室年劳务费 = $\sum$ 某科室 i 职称人数 × i 职称月平均报酬水平 × 12

i 表示各级职称，从初级、中级到高级，以及其他职称等。

（2）公务费：指医院开展医疗服务工作所必须耗费的行政管理费用，包括办公费、差旅费、邮电费、宣传费等。如各核算中心的实际消耗数如有数据记录的，可直接计入成本；

没有记录的，可通过分摊计入。

某成本中心公务费 = 该成本中心人员数 × 人均公务费

（3）业务费：指提供医疗服务过程中一次性消耗的物品费用。包括水费、电费、燃料费、医疗印刷品费、清洁洗涤费、小额修理费、职工培训费、科研费及其他业务费等。

某科室费用 = 应分摊费用 ×（该科室职工数 + 该科室床位数）÷（所在成本中心职工数 + 所在成本中心床位数）

（4）低值易耗费：低值易耗品可分为医用低值易耗品和公用低值易耗品两种。医用低值易耗品包括镊子、量杯、刀、血管钳类、拉钩、刮匙、扩张器、弯盘、血压计、被服等物品，可按"五五"分摊法计算，即领用时摊销一半，报废时再摊销另一半；公用低值易耗品包括肥皂、洗衣粉、火柴、拖把、扫帚、电池、毛巾、糨糊、祛污衫及暖水瓶等物品，可作为一次性消耗计算，领用时一次性计入成本。

（5）医疗材料费：指提供医疗服务过程中一次性消耗的材料，包括化学试剂、X光材料、氧气费、血液费、消毒类材料、敷料类材料等，可根据总务部门的物品领用单和相关的财务记录，直接归集到各成本中心。

（6）固定资产折旧费：固定资产折旧分为房屋折旧和设备折旧。房屋折旧主要以面积分摊为主；设备折旧以科室实际占用量（额）计算。公共实验室的房屋（或设备）可以按承担的工作量进行分摊。

某科室房屋折旧费 = 某科室房屋建筑面积 × 单位面积造价 × 折旧率 + 分摊的公用房屋折旧。

其中，"重置单位面积造价"会因不同的经济区域而使其重置价值有所不同，经济发达地区，重置价值可能会高些，反之，重置价值就会低些。在估计重置单位面积造价时，应根据当地的实际情况予以估算；"房屋折旧率"按相关的规定执行；公用房屋面积折旧可按各科室面积占整个成本中心面积的百分比进行分摊。

仪器设备折旧费 = Σ某科室电子仪器设备价值 × 电子仪器设备折旧率 + Σ某科室电动仪器设备价值 × 电动仪器设备折旧率 + Σ某科室其他类仪器设备价值 × 其他类仪器设备折旧率

其中，设备折旧率按相关规定执行。

某科室固定资产折旧费 = 该科室房屋折旧费 + 该科室仪器设备折旧费

3. 分摊各类公共成本，计算科室总成本

（1）医院公共成本的分摊：医院公共成本包括第一类和第二类成本中心发生的各项成本。将这些成本分摊到第三类和第四类成本中心去，即完成了第一次成本分摊。医院公共成本分摊方法常见的有：直接分摊法、逐步分摊法（阶梯分配法）、交互分摊法（联立方程法）。

①直接分摊法：假设各间接成本中心之间不发生资源的流动，进行成本分摊时不考虑各间接成本中心之间相互提供的服务，直接把公共成本按照各直接成本中心的受益比重进行分摊。

②逐步分摊法：也称为阶梯分摊法，假设各间接成本中心之间的资源流动是单一方向

的，所以在进行逐步分摊公共成本时，首先将各间接成本中心按照提供的服务量进行排序，把为其他间接成本中心提供服务最多而接受服务最少的排在最前面，其余依此类推，最后一个就是提供服务最少的间接成本中心。分摊公共成本时则先将排在最前面的间接成本中心的成本按照一定的依据分摊到其他成本中心，然后这个间接成本中心就不再参与后面的分摊过程，其余按此类推。该方法仅考虑了各间接成本中心之间单一方向的资源流动，比直接分摊法有所进步。因为逐步分摊法计算过程较交互分摊等方法简单，容易操作，在实际当中应用也较多。

③交互分摊法：假设各间接成本中心之间的资源流动是双向的，即间接成本中心存在线性关系，一般可以用解线性方程组的方法进行分摊。在实际应用当中，因解线性方程较麻烦，常采取简化的办法，即先将各间接成本中心直接成本按照分摊比重直接摊入各受益间接成本中心，完成交互分摊；然后再计算各间接成本中心的实际总成本：实际总成本 = 直接成本 − 分出成本 + 分进成本。最后将各间接成本中心的实际总成本按照各直接成本中心的相对比重摊入即可。

（2）部分成本中心公共成本的分摊：部分成本中心的公共成本指只为医院中某几个直接成本中心提供服务的间接成本中心的成本，如医院的住院部和门诊部成本。因住院部只为各病房提供服务，门诊部只为门诊各科室提供服务，这些公共成本只能分摊到其相应的受益科室。部分成本中心的公共成本分摊的方法和医院公共成本分摊的方法相同。

（3）直接成本中心总成本：为该直接成本中心的直接成本 + 分摊所得部分成本中心的公共成本 + 分摊所得医院公共成本。

4. 计算医院医疗服务项目成本

（1）某直接成本中心只提供一项医疗服务，则该医疗服务项目成本即为该成本中心的总成本，医疗服务项目平均单位成本 = 该直接成本中心总成本 ÷ 该医疗服务项目服务量。

（2）某直接成本中心提供多项医疗服务。由于医疗服务项目的多样性、复杂性，同一直接成本中心往往同时提供几种医疗服务。在这种情况下，计算不同医疗服务项目成本时必须采用一定方法，将该直接成本中心的公共成本分摊到各服务项目中去，通常可以采用时间分配系数法。时间分配系数法的具体做法如下（结合图 8-2）：

①根据核算所得具体医院医疗服务科室的成本，和调查所得医院医疗服务项目全年工作量、每项服务平均耗用时间和参加人员，可计算医院医疗服务项目成本。

②以其三者确立的权重分摊成本，根据各个项目各自总成本及服务量，求得项目成本。

权重 = （某项服务全年工作量 × 每单位服务时间 × 每单位服务参加医务人员数）÷ ∑（某项服务全年工作量 × 每单位服务时间 × 每单位服务参加医务人员数）

"∑（某项服务全年工作量 × 每单位服务时间 × 每单位服务参加医务人员数）"表示所有项目上述三个指标之积的总和。

③某项服务分摊的该项公共成本 = 科室该项公共成本总和 × 该项服务权重。

④某服务项目总成本 = 该服务项目直接成本 + 该服务项目分摊的公共成本；某服务项目平均单位成本 = 该服务项目总成本 ÷ 该服务项目服务量。

需要注意的是，时间分配系数法测算医院医疗服务项目成本的前提是要时间消耗量与医

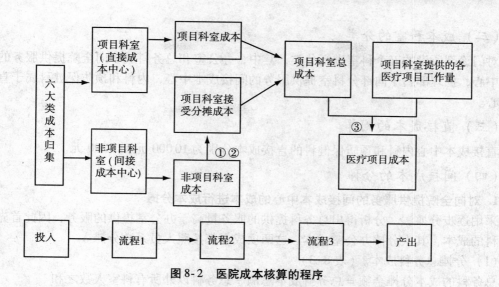

图 8-2　医院成本核算的程序

院医疗服务资源消耗量（成本）相关较好，即只适用于那些与时间相关性较大的公共成本的分配，如医院医疗服务医务人员的劳务成本、固定成本等，与时间相关性不大的公共成本则按照其他成本分摊标准来分配。

二、医院成本测算的方法运用

下面通过一个案例来说明医院成本测算方法的运用。

［例1］　某门诊部 2008 年 1 月各科室发生的费用及工作人员数量如表 8-2，对该门诊部进行成本测算。

表 8-2　　　　　　　　某门诊部 2008 年 1 月各科室成本信息　　　　　　单位：元

（月）	办公室	总务科	护理部	内科	预防保健科	项目小计
劳务费	5 000	1 500	5 500	6 000	3 000	21 000
公务费	2 000					2 000
业务费		8 000				8 000
低耗品		2 000	4 000	2 000	1 200	9 200
医疗材料费			2 000	1 000	1 000	4 000
折旧费	1 000	1 000	1 000	1 000	1 000	5 000
科室成本	8 000	12 500	12 500	10 000	6 200	49 200
人数	3	2	4	3	2	14

（一）测算医院总成本

根据医院会计核算资料，该门诊部六类费用总计为 49 200 元。

（二）成本科室的分类

对门诊部所设的五个科室进行分类，其中，办公室和总务科属于向全院提供服务的间接成本中心，护理部属于向部分科室提供服务的间接成本中心，内科和预防保健科属于直接成本中心。

（三）直接成本的测算

直接成本中心内科和预防保健科的直接成本分别为 10 000 元和 6 200 元。

（四）间接成本的分摊

1. 对向全院提供服务的间接成本中心的成本进行成本分摊

采用逐步分摊法，分析得出总务科提供的服务量高于办公室提供的服务，因此首先分摊总务科的成本，其次分摊办公室成本。这两项成本都按照人员系数分摊。

（1）分摊总务科成本。（表 8-3）

总务科的成本分摊金额 = 总务科成本总额 ÷ 总务科以外所有科室人数之和

$$= 12\,500 \div 12 = 1\,041.67 \text{（元／人）}$$

被服务科室分摊的成本 = 总务科的成本分摊金额 × 该科室人数

表 8-3　　　　　　　　　　　总务科的成本分摊情况　　　　　　　　　　单位：元

（月）	总务科	办公室	护理部	内科	预防保健科	项目小计
人数	2	3	4	3	2	14
科室成本	12 500	8 000	12 500	10 000	6 200	49 200
分摊总务科成本	− 12 500	3 125	4 166.67	3 125	2 083.33	0
小计	0	11 125	—	—	—	—

（2）分摊办公室成本。（表 8-4）

办公室的成本分摊金额 = 办公室可供分配成本 ÷ 办公室以外所有科室人数之和

$$= 11\,125 \div 9 = 1236.11 \text{（元／人）}$$

被服务科室分摊的成本 = 办公室的成本分摊金额 × 该科室人数

表 8-4　　　　　　　　　　　办公室的成本分摊情况　　　　　　　　　　单位：元

（月）	总务科	办公室	护理部	内科	预防保健科	项目小计
人数	2	3	4	3	2	14
科室成本	12 500	8 000	12 500	10 000	6 200	49 200
分摊总务科成本	− 12 500	3 125	4 166.67	3 125	2 083.33	0
分摊办公室成本	0	− 11 125	4 944.44	3 708.33	2 472.23	0
小计	0	0	21 611.11	16 833.33	10 755.56	49 200

2. 对向部分科室提供服务的间接成本中心的成本进行成本分摊

护理部服务总时间为 11 000 小时，向内科和预防保健科分别提供服务 8 500 小时和 2 500

小时。采用直接分摊法分摊成本。（表8-5）

护理部的成本分摊金额 = 护理部可供分摊成本总额 ÷ 护理部提供的服务总时间

= 21 611. 11 ÷ 11 000 = 1.96（元／小时）

被服务科室分摊的成本 = 护理部的成本分摊金额 × 护理部向被服务科室提供的服务时间

表8-5 护理部的成本分摊情况 单位：元

（月）	办公室	总务科	护理部	内科	预防保健科	项目小计
人数	3	2	4	3	2	14
科室成本	8 000	12 500	12 500	10 000	6 200	49 200
分摊总务科成本	3 125	− 12 500	4 166.67	3 125	2 083.33	0
分摊办公室成本	− 11 125	0	4 944.44	3 708.33	2 472.23	0
分摊护理部成本			− 21 611.11	16 699	4 912.11	0
小计	0	0	0	33 532.33	15 667.67	49 200

（五）测算服务项目成本和诊次（床日）成本

1. 服务项目成本测算

预防保健科开展三项服务，分别是人群血量测量、慢病普查和疫苗接种，其单位服务时间、服务人数和月工作天数分别如表8-6，采用时间分配系数法计算各项目的权重，每日有效工作小时为6.5小时。

人群血压测量权重 =（人群血压测量工作量 × 单位服务时间 × 单位服务参加医务人员数）÷ Σ（某项服务月工作量 × 单位服务时间 × 单位服务参加医务人员数）

=（390 × 5 × 1）÷（390 × 5 × 1 + 234 × 25 × 1 + 273 × 10 × 1）

= 1 950 ÷ 10 530 = 0.19

人群血压测量服务总成本 = 预防保健科总成本 × 人群血压测量权重

= 15 667. 67 × 0.19 = 2 976.86（元）

表8-6 预防保健科服务项目成本分摊情况 单位：元

服务项目	单位服务时间(分钟)①	服务人数②	月工作天数③	月工作时间(分钟)④ = ②③ × 6.5 × 60	月工作量(次)⑤ = ④/①	权重⑥ = ①②④ Σ①②④	项目总成本⑦ = 15 667.67 × ⑥	单次服务成本⑧ = ⑦/⑤
人群血压测量	5	1	5	1 950	390	0.19	2 976.86	7.63
慢病普查	25	1	15	5 850	234	0.55	8 617.22	36.83
疫苗接种	10	1	7	2 730	273	0.26	4 073.59	14.92
合计	–		22	10 530		1.00	15 667.67	–

2. 测算诊次（床日）成本

根据测算出的科室项目成本，可以以诊次或床日为核算对象计算诊次成本或床日成本。接上例，人群血压测量项目总成本为 2 976.86 元，当月共为 390 名患者测量血压。人群血压测量服务单次成本 = 人群血压测量服务总成本 ÷ 月工作量 = 2 976.86 ÷ 390 = 7.63（元/次）。另外，床日成本 = 病房科室全部成本 ÷ 病房总床日数。

第三节 医院成本管理

一、医院成本分析

医院成本信息是医院管理的基础经济信息，通过成本分析，调查影响成本变化的原因，挖掘医院降低成本的潜力，以节约求增收；同时，利用成本信息开展成本效益分析、成本效果分析和成本效用分析等，能提高医院在医疗服务管理、物资管理、资金管理以及战略管理等方面的科学决策水平。

（一）成本信息分析

成本信息分析是根据成本核算信息进行相关成本指标的分析，成本指标包括科室成本、项目成本、诊次（床日）成本等，分析的方法包括比较分析法、趋势分析法和结构分析法。

1. 比较分析法

将两个或两个以上的相关指标进行对比，测算出相互之间的差异，从中进行分析比较，找出产生差异原因的分析方法。常用的方法包括本期实际指标与本期计划指标比较、本期实际指标与上期时期指标比较、本期实际指标与历史最高水平比较等。

2. 趋势分析法

指对同一指标的历史数据进行分析，分为定基趋势分析和环比趋势分析两种。定基趋势分析是在连续几期的成本数据中，以某期为固定（一般为第一期），指数为 100，分别计算其他各期对固定基期的变动情况，以判断其发展趋势。其中要分析的各期为报告期，要对比的时期称为基期。环比趋势分析法是在连续几期的成本数据中，每一期分别与上期进行对比，分析计算各期的变动情况，以判断发展趋势，采用环比指标分析，可以看出指标的连续变化趋势。

3. 结构分析法

指分析某一类成本数据在全部成本数据中所占的百分比，比如某科室成本在医院总成本中的比重。

（二）成本效益分析

效益（Benefit）是采用货币值作为效果评价指标，医院效益分为直接效益（Direct Benefit）、间接效益（Indirect Benefit）和无形效益（Invisible Benefit）。成本效益分析是依据成本信息，评价决策所引起的投入产出情况。这里主要介绍与直接效益有关的成本效益分析方法，主要有短期分析中的本量利分析和长期分析中的净现值分析。相关内容分别见第四章第三节和第五章第三节，这里采用案例综合说明。与间接效益有关的如因减少死亡、发病而节约的资源以及健康人群为社会创造的价值等的分析不做介绍。

[例2]　某医院医疗服务中心有一台简易 B 超机，工作 5 年来，平均工作量 7 人次/日，每次使用机器成本 2 元，每次收费 18 元，还可以使用 5 年。现在如果更换新机器，需要 24 万元（为自有资金）。同时，出售旧设备收入 6 万元。新设备使用年限 5 年；估计平均工作量 15 人次/日，每次使用机器的成本为 5 元，每次收费 25 元。新、旧设备都需要 1 名工作人员负责进行操作，人员经费为 2 000 元/月。固定资产都采用直线折旧法，无残值。不考虑所得税影响。每月工作日为 30 天。

（1）短期决策分析：分别计算新、旧设备的每月折旧费用和月保本点，并画出新、旧设备的本量利图，标明保本点、收入线和成本线。结合月保本点说明使用新、旧设备在经济上是否可行？哪个设备的经营风险更大？建议使用哪个设备？

（2）长期决策分析：净现值 NPV 分析说明使用新设备是否可行？

分析：

（1）短期决策分析。

$$旧设备的折旧费/月 = 60\,000 \div (5 \times 12) = 1\,000$$
$$新设备的折旧费/月 = 240\,000 \div (5 \times 12) = 4\,000$$

旧设备　单位变动成本 $VC = 2$，单价 $P = 18$
　　　　固定成本 $FC = 24\,000 \div 12 + 60\,000 \div (5 \times 12) = 2\,000 + 1\,000 = 3\,000$
　　　　则旧设备保本点 $= 3\,000 \div (18 - 2) = 187.5$（次/月）

新设备　单位变动成本 $VC = 5$，单价 $P = 25$
　　　　固定成本 $FC = 24\,000 \div 12 + 240\,000 \div 60 = 2\,000 + 4\,000 = 6\,000$
　　　　则新设备保本点 $= 6\,000 \div (25 - 5) = 300$（次/月）

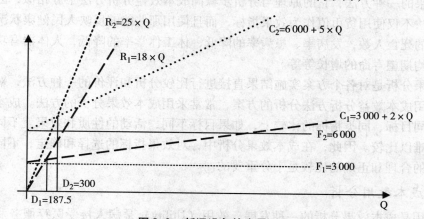

图 8-3　新旧设备的本量利图

由于旧设备月保本点为187.5，实际为210；新设备的月保本点为300，预期为450，在经济上都可行。但旧设备的业务量接近保本点，经营风险更大，建议使用新设备。

表 8-7

项　目　　时间（t）	0	1	2	3	4	5
购买新设备	240 000					
出售旧设备	−60 000					
销售收入 1		135 000	135 000	135 000	135 000	135 000
付现成本 2		27 000	27 000	27 000	27 000	27 000
人员公司 3		24 000	24 000	24 000	24 000	24 000
折旧 4		48 000	48 000	48 000	48 000	48 000
利润 5 = 1 − 2 − 3 − 4		36 000	36 000	36 000	36 000	36 000
营业现金流量 7 = 5 + 4		84 000	84 000	84 000	84 000	84 000
净现金流量	18 0000	84 000	84 000	84 000	84 000	84 000

（2）长期决策分析。表8-7为购买新设备、出售旧设备这一决策的现金流量表。由于 NPV = 84 000 × 3.791 − 180 000 = 138 444 > 0，说明这一决策可行。

（二）成本效果分析

效果（Effectiveness）是使用一定量的卫生资源（成本）后的个人健康产出，多用非货币单位表示，如发病率的下降、延长的生命年等，亦可采用一些中间指标，如血压的下降值、免疫抗体水平的升高等。成本效果分析（Cost − Effectiveness Analysis）是评价医疗计划方案经济效果的一种方法，它的原理与分析步骤同成本效益分析方法十分相似，区别是成本效果分析方法不仅使用货币值作为效果指标，而且使用那些能够反映人民健康状况变化的指标，如减少的死亡人数，发病率、患病率的降低，休工休学率的降低，人体器官功能的恢复与提高，人均期望寿命的增长等等。

成本效果分析是对各个方案实施结果直接进行比较分析和评价的一种方法，对于那些不能或不宜采用成本效益分析方法分析的方案，常常采用成本效果分析的方法。成本效果分析一般用于相同目标、同类指标的比较上，如果目标不同，活动的性质和效果就不同，这样的效果指标就难以比较。因此，在成本效果分析中，对效果指标的选择和确定，不同方案之间的效果指标的合理和正确的比较是十分重要的。

（三）成本效用分析

成本效用是成本效果分析的一种发展。效用（Utility）是病人接受医疗服务和药物治疗后对自身健康状况的主观判断和满意度，如对自身肌体功能和生活能力与完全健康者比较而作出评估。一般设定死亡即功能完全丧失的效用值为0，完全健康者的效用值为1，在0和1之间对自身的健康状况作出判断，得出相应的效用值。对不同疾病、伤残和健康状况情况下效用值的确定，可以通过对大样本人群的抽样调查获得。临床对某种疾病治疗的效用值的判定也可以由专业人员来确定。

在评价时不仅注意健康状况并注重生命质量，采用一些合成指标，如质量调节生命年（Quality Adjusted Life Year，QALY）、伤残调节生命年（Disability Adjusted Life Year，DALY）等。

成本效用分析（Cost – Utility Analysis）是比较各备择方案的投入以及所获得的以效用值所表示的健康状况的改变；以每避免一个质量调整生命年或失能调整生命年的损失所消耗的医疗资源越少，该方案就越值得选用；或者在消耗同样多的医疗资源的情况下，获得的质量调整生命年或失能调整生命年越多，该方案就越值得选用。实际上，这种方法是在医疗资源有限的条件下，选择和确定医疗服务的重点或优先，有利于优化资源配置，使有限的医疗服务投入能得到最大的医疗服务产出。

二、医院成本控制

医院成本控制是医院经济管理工作的重要手段，它以成本会计为主制定各种控制方法，预定标准成本和成本限额，按照标准成本和限额开支成本费用并将实际成本与成本限额比较，衡量医院经济管理活动的成绩和效果，并以"例外管理原则"纠正不利差异，达到降低成本、提高效益的目的。

（一）医院成本控制的原则

1. 经济性原则

指成本控制的代价不应超过成本控制取得的收益，否则成本控制不可能持续。要选择重要领域的关键环节实施成本控制措施，并且措施要具有实用性和灵活性。对正常成本费用开支从简控制，对于例外情况则要重点关注。

2. 因地制宜原则

指医院成本控制系统的设计要考虑医院、科室和成本项目的特定情况，针对医院的组织结构、管理模式、发展阶段以及科室、岗位、职务的特点设计对应措施。

3. 全员参与原则

指成本控制观念要得到医院全体员工的认可，并且使每位领导和员工负有成本控制的责任。成本控制是全体员工的共同任务，只有通过员工的一致努力才能完成。

（二）医院成本控制的方法

1. 标准成本法

比较标准成本与实际成本差异并分析原因，从而采取成本控制措施。这种方法是将成本计划、控制、核算和分析集合在一起进行成本管理。

2. 定额成本法

在实际费用划分为定额成本和定额差异，分析差异产生的原因并予以纠正。这种方法在发生费用时，及时揭示实际成本与定额成本的差异，将事后控制发展为事中控制。

（三）医院成本控制的具体措施

1. 建立成本费用预算管理制度

预算是成本费用控制的首要环节，通过准确编制成本费用预算，将预算指标层层分解至各科室，并通过定期检查各项预算指标的执行情况，把预算控制落到实处。如制定科室药品、物资的合理耗用量，建立在用低值易耗品科室备查账，实行低值易耗品以旧换新的领用制度等，可以减少不必要的浪费与支出。定期对成本费用预算执行情况进行分析、考核和评价时，应针对不同的情况予以区别对待。如对明显失控的项目应进行重点分析，属于特殊性支出的，可定期进行预算调整；属于非正常的浪费则应找出问题的关键，及时整改。对预算控制执行较好、与去年同期对比有明显节约效果的项目要予以肯定，也可以专门增设节约奖以资鼓励。建立成本费用预算管理制度，能及时提示医院在成本费用预算执行中存在的问题，提出改进的措施或建议，有助于在医院范围内树立起节约意识，提高成本控制的积极性和主动性。

2. 开展医院全成本核算，提高成本管理的效能

开展全成本核算是医院成本控制实施的一项重要手段。成本核算涉及面广，分工精细，数据繁杂，如用手工核算不仅工作量大而且非常困难。院内计算机网络的建立，U8 财务软件的应用，为医院开展全成本核算提供了支撑条件。第一，建立全成本核算制度，明确医院成本核算管理体系、规范和范畴，并借助医院计算机网络系统不断完善基础管理工作，对成本费用进行正确的归集与分配。第二，结合自身特点，建立责任成本制和标准成本制。责任成本制是指通过在医院各部门、各科室或各班组建立若干个责任中心，将责、权、利有机地结合起来，围绕各责任中心的经营活动实行自我控制。包括合理划分成本责任中心，正确归集分摊各成本责任，编制相应的业绩报告，建立相应的考核和激励机制，使各责任中心在成本控制上既有内在动力，又有外在压力，从而达到成本控制的目标。同时也要建立均次标准成本体系，如每床日标准成本、每门诊人次标准成本、单位项目均次标准成本等。要通过实际成本与标准成本的比较分析，找出解决问题的方法，努力实现降低医院成本、提高经济效益、减轻病人负担的成本控制目标。第三，除科室成本核算外，还应逐步开展项目成本、病种成本等成本核算工作，定期分析各项目、各病种成本费用的执行情况，寻找差异，提出解决措施，加强医院成本核算和费用控制。

3. 合理控制人力成本，实现减员增效

严格控制人员费用在医院整个成本管理中处于突出的位置。①减员增效合理控制人力成本。医院根据本院的工作实际合理设置工作岗位和科室，以岗定责、以岗定员、全院职工竞聘上岗，推行全员聘用制，最大限度地发挥人的潜能，避免因人员配置不当造成不必要的资源耗费。②人力成本的增长应与医院的经济效益增长水平相适应，职工工资的增长应与职工劳动生产率的增长相适应，既不能不顾医院的发展随意增加职工的福利，也不能为节约成本而刻意控制职工的收入，要把人力成本控制在一个合理的水平。

4. 建立健全招标采购制度，实现质优价廉的物资供应

（1）医院存货采购是医院成本控制的关键点，医院药品、材料、低值易耗品的采购价格是决定医疗成本高低最直接的因素，也是直接关系到病人的就医负担，因此对采购环节的控制在整个医院的成本控制中起着至关重要的作用，有必要建立健全招标采购制度。①明确招标采购的宗旨和原则。在物资供给环节上引入市场运行机制，即物资质量和采购价格由市场进行调控，提高物资采购工作效率，降低采购成本。在招标采购过程中，要坚持公平、公正、公开的原则，以维护医院利益为基点，保障医院物资正常供给为中心，按章办事，规范操作。②确定招标范围。将药品、医疗器械、一次性卫生材料、检验试剂、低值易耗品等物资以及后勤服务等纳入公开招标采购范围，并随着招标采购工作的深入推进，招标的广度和深度可不断地拓展。③严格招标采购的操作程序。达到政府招标采购标准的，提交给政府招标采购部门办理，根据反馈的中标通知书办理相关的采购工作；院内自行组织招标采购的，由医院相关职能部门根据医院的需求制作标书，召开招标工作现场会，组织专家评审，并对中标公司及中标价格予以公示。④招标采购应注意的事项。招标前应进行相关的市场调查，拟定各招标物资的底价，防范投标方可能存在的串标行为；通过电视台、报刊杂志及互联网站广泛发布招标信息，吸引更多的公司参与投标竞争；严格审定各投标公司的生产经营许可证（营业执照副本及复印件、经营许可证及复印件、税务登记证及复印件、法人委托书等）和投标资格。

（2）推行招投标采购制度是医院遵循市场经济运作规律、规范医院物资供应途径及程序、保证采购物资质量和节约采购成本的得力举措。医院应严格按照招投标的程序确定供应商及采购价格，坚决抵制购销中的不正之风，拒绝商业贿赂，杜绝因回扣、好处费而产生的额外成本。

（3）合理控制各存货的库存量，降低储存成本。可以借鉴企业的存货控制方法，合理确定最经济的进货批量和储存期，减少不必要的资金占用。

5. 加强资金的筹集、投放与使用管理，保证资源利用最大化

医院在筹集和使用资金时应充分考虑资金成本，合理有效地使用自有资金和信贷资金，要善于把资金投入到成本效益较好的项目，严格控制高投入、低产出的项目上马或设备购置，尽量避免设备闲置和资源浪费。对新项目、新技术的开展、大型设备的购置、基建工程等重大项目，必须要经过充分的可行性论证，在综合考虑投资方向、投资规模、资金成本、预计收益率和风险系数等因素后，形成可行性研究报告，经医院决策层领导集体讨论通过，报请主管部门审批后付诸实施。此外，医院还可以利用商业信用、加强对应收款项的管理等手段来减少资金占用成本，提高资金的使用效率，确保医院的高效有序运转。

现代医院经营只有按市场经济规律来运作才能在竞争中占有优势。我们所说的市场竞争，不是单纯地将医疗行业等同于其他的社会经济行为。但就某一方面，比如价格体制方面，医疗行业与其他行业有共同的规律。市场竞争集中体现在价格和质量的竞争上，价格与成本之间的差额是市场价格竞争的经济界限，成本消耗水平对需方费用负担水平的高低具有决定性作用，而就诊费用负担水平对病人的择医就诊行为又起一定的导向作用。经济学认为，谁能率先使自身的成本消耗水平降低到同行业的平均水准以下，就意味着它在执行同一医疗收费标准条件下，通过降低医疗服务成本，能获得比同行更多的结余。具有这样成本领先的医院，在医疗服务市场的激烈竞争中，能更有力地提高市场占有率。同时，医疗服务水平决定一切，违背这一规律，就意味着把市场让给竞争对手，这是医院管理经营的前提。

（四）医院成本控制的举措示例

通过成本核算，能够客观反映医院各种成本产生与形成的过程，充分显示各核算单位的成本来源与构成情况，为医院进行资源配置与使用提供相应的量化数据支持，改变了事后控制的被动局面，在提高资源利用率、减少浪费等方面发挥了积极导向作用。

某医院实施成本核算前科室普遍存在争设备（导致设备闲置或使用率不高）、争人员（使得人浮于事、劳动效率低）、争空间（使得部分房间不能有效用于临床）。现在通过将成本核算系统引入到经营管理中，使员工更新观念、增强节约意识，有效抑制了以前的"三争"现象。具体做法如下：

1. 加强对物资采购及领用的控制

医院完善物资管理流程，建立健全卫生材料、药品、医疗器械等物资的采购程序，加强对请购、谈判、审批、合同订立及采购实施、验收、采购记录和付款等环节的控制，遵照公开、公正、公平的竞争原则，选择性价比最好、售后服务信誉好的产品，做到凡事有章可循、有据可查、有人负责、有人监督，全程控制。

（1）药品采购是医院采购的重点，医院全面推行药品集中公开招标采购制度，提高了药品价格的透明度，在保证质量和适当照顾医生用药习惯的前提下，降低药品费用，把解决病人"看病难、看病贵"的问题落到实处。

（2）材料物资采用统一管理、统一领用的原则。为了减少不必要的浪费，医院各科室的材料物资均设置专人保管，领用需办理相关的登记手续。针对高耗材的使用，医院专门出台了"关于加强高值医用耗材的管理规定"，实施高值医用耗材实名制管理。实名制管理是指产品必须有详细的记录内容，具体包括患者姓名、病历号、手术时间、产品名称、品牌、产地、产品批号、单价、数量、价格等项目，这些项目必须全部填写完整，并有科主任、护士长、使用人三者签字才予以结账。实名制管理一方面有利于医院加强高值医用耗材的管理，另一方面又可以保证科室各类支出相对准确，同时还有利于保证医疗安全，便于医疗安全性的查询和追溯。

2. 控制大型仪器设备的购置

医院通过成立中心仪器室，对单个科室不可或缺而利用率不高，但又可供多科室共享的仪器设备，如监护器、输液泵、注射泵和呼吸机等，进行统一购买、专管共用，在很大程度上减少了医疗卫生资源重复配置、使用率较低、单位使用成本过高的现象。另外，还充分利用成本核算的数据进行分析，对医院设备的更新成本进行比较，从而更加科学地指导医院的投资决策。例如，放射科室的 CT 与核磁共振仪的更新就采取了不同的措施。单层螺旋 CT 已经使用 7 年，设备陈旧，故障率增加，维修费用较高，已很难满足临床的需求，经过可行性研究分析，选择设备更新方案。设备更新后，由于诊断率提高，平均使用量为 160～180 人次/日，经统计，2008 年 3 月的使用量为 4 187 例，收入 246 万元，比去年同期病例检查数增加 26.65%，收入增加 29.52%。而核磁共振仪设备成本高、资金回收期长，完全更新设备会令医院面临较大的经济压力，针对这种情况，医院通过升级技术，提高核磁共振仪器的性能，并一举节约了60%的成本。

3. 指导科室强化成本控制

经过医院招标形式确定了耗材和义齿加工厂家后，为了确保其质量的稳定性，口腔科一方面对其进行规范和指导，按需采购，降低了医疗成本；另一方面对耗材实行专人负责，规范了常规门诊一次性防护用品的使用，由原来的随机领取改为按月由专人负责，定人定量发放，避免浪费，降低消耗。

另外，口腔科还建立了科室账本，由专人负责对全科各项收入、支出进行详细登记注册，每月总结，合理调整奖金分配，慎用科室基金，最大限度地减少支出。

三、医院成本考核

（一）成本考核的含义

成本考核是指对成本计划的执行效果及成本责任者工作责任履行情况的考核。

成本考核的特点：①成本考核的目的是评价成本责任履行的情况。②成本考核是对成本会计工作内容的一种综合评价。③成本考核是医院经济核算责任制综合评价的主要内容。

（二）成本考核的原则

1. 成本考核要真实反映医院成本消耗水平，尽量剔除各种影响因素。
2. 成本考核要简单明了，便于计算和监督。
3. 成本考核要具有全面性和客观性。

（三）成本考核的作用

1. 进行成本考核，有利于建立完善的医院内部经济核算制，有助于评价内部成本责任的履行情况，进而为完善整个单位内部经济责任制度提供基础。
2. 进行成本考核，有利于提高成本会计的工作水平，提高成本核算质量。
3. 进行成本考核，有利于加强成本管理，及时发现成本管理中存在的问题，进而提高成本管理水平。
4. 进行成本考核，有利于对成本执行情况进行监督，便于评价各成本环节成本责任制的履行情况。
5. 进行成本考核，有利于充分调动成本管理人员的责任心，使各项成本管理工作落到实处。
6. 进行成本考核，可以查证成本费用内部控制的健全性、有效性，有利于及时纠正成本核算中的弊端，保证成本费用的合法性、真实性和正确性。

（四）医院成本考核的实施

在医疗市场竞争日趋激烈的情况下，医院为了生存和发展，需要增强竞争实力和提高经济效益，受到医院规模及所服务的医疗服务半径等因素的影响，医院的收入增长有限。同时，由于医疗服务消费缺乏弹性，医疗服务价格由政府部门统一限定，使降低成本显得更为重要。

1. 医院可实行工资、奖金与成本效益挂钩的绩效考核。在医院绩效考评中,通过对成本效益的综合评价,有助于完善医院成本核算管理体系和人事分配制度,真实、准确地反映全院各科室的劳动态度、工作效率、经营效益、管理水平,有利于充分发挥经济的调节作用,切实保护职工合法权益,保证医院整体发展战略的顺利实施。医院绩效考核的基本原则是以成本核算为基础、以绩效考核为依据、以质量奖罚为保证。

2. 控制和审核费用支出,提供经营决策依据。医院开展医疗服务活动,必然会消耗一定的人力、物力和财力,医疗成本支出是否合理,对医院的管理和发展有着重大的影响。成本控制得好,医院的经济效益也会好,为医院可持续发展所需的资金积累也有保障,反之,医院就会缺乏基础支撑条件,可能导致医院停滞不前。所以说,成本核算能有效地降低成本费用,提高医院经营效益。因此,在安排支出时,要保证重点,减少资源的浪费,尤其是要使直接费用与间接费用支出保持合理的比例,使医院的支出趋于科学化、合理化。同时,根据全面成本核算,进行经济效益分析,为管理者作出正确的经营决策提供信息。

3. 有效地降低医疗费用,促进医院优质高效低耗。医疗收费问题,已成为社会关注的焦点,而医疗经济效益与医疗费用挂钩,实行成本核算,可以促使核算单位降低医疗服务成本,减轻患者的经济负担,取得良好的社会效益和经济效益。在市场经济的条件下,医院只有提高质量和效益才更具有竞争力。病人对医院质量的评价是以自身的满意程度来衡量的,这种满意不仅仅是要求诊断快、疗效好,还要环境美和耗费少,因此,合理的耗费已逐渐成为衡量医院质量的要素之一。

随着市场经济的发展和医改政策的不断深化,医院要在竞争中求生存、求发展,必须要改变不符合社会需求的管理模式,在积极开展多种医疗服务的同时,要不断地强化全面成本核算,优化支出结构,把成本管理提高到一个新的高度,向管理要质量,向管理要效益,这样才能使医院稳步地可持续发展。

附　录

Ⅰ　复利终值系数表（FVIF 表）

n\i（%）	1	2	3	4	5	6	7
1……	1.010	1.020	1.030	1.040	1.050	1.060	1.070
2……	1.020	1.040	1.061	1.082	1.103	1.124	1.145
3……	1.030	1.061	1.093	1.125	1.158	1.191	1.225
4……	1.041	1.082	1.126	1.170	1.216	1.262	1.311
5……	1.051	1.104	1.159	1.217	1.276	1.338	1.403
6……	1.062	1.126	1.194	1.265	1.340	1.419	1.501
7……	1.072	1.149	1.230	1.316	1.407	1.504	1.606
8……	1.083	1.172	1.267	1.369	1.477	1.594	1.718
9……	1.094	1.195	1.305	1.423	1.551	1.689	1.838
10……	1.105	1.219	1.344	1.480	1.629	1.791	1.967
11……	1.116	1.243	1.384	1.539	1.710	1.898	2.105
12……	1.127	1.268	1.426	1.601	1.796	2.012	2.252
13……	1.138	1.294	1.469	1.665	1.886	2.133	2.410
14……	1.149	1.319	1.513	1.732	1.980	2.261	2.579
15……	1.161	1.346	1.558	1.801	2.079	2.397	2.759
16……	1.173	1.373	1.605	1.873	2.183	2.540	2.952
17……	1.184	1.400	1.653	1.948	2.292	2.693	3.159
18……	1.196	1.428	1.702	2.206	2.407	2.854	3.380
19……	1.208	1.457	1.754	2.107	2.527	3.026	3.617
20……	1.220	1.486	1.806	2.191	2.653	3.207	3.870
25……	1.282	1.641	2.094	2.666	3.386	4.292	5.427
30……	1.348	1.811	2.427	3.243	4.322	5.743	7.612
40……	1.489	2.208	3.262	4.801	7.040	10.286	14.974
50……	1.645	2.692	4.384	7.107	11.467	18.420	29.457

n\i（%）	8	9	10	11	12	13	14
1……	1.080	1.090	1.100	1.110	1.120	1.130	1.140
2……	1.166	1.188	1.210	1.232	1.254	1.277	1.300
3……	1.260	1.295	1.331	1.368	1.405	1.443	1.482
4……	1.360	1.412	1.464	1.518	1.574	1.630	1.689
5……	1.469	1.539	1.611	1.685	1.762	1.842	1.925
6……	1.587	1.677	1.772	1.870	1.974	2.082	2.195
7……	1.714	1.828	1.949	2.076	2.211	2.353	2.502
8……	1.851	1.993	2.144	2.305	2.476	2.658	2.853
9……	1.999	2.172	2.358	2.558	2.773	3.004	3.252
10……	2.159	2.367	2.594	2.839	3.106	3.395	3.707
11……	2.332	2.580	2.853	3.152	3.479	3.836	4.226
12……	2.518	2.813	3.138	3.498	3.896	4.335	4.818
13……	2.720	3.066	3.452	3.883	4.363	4.898	5.492
14……	2.937	3.342	3.797	4.310	4.887	5.535	6.261
15……	3.172	3.642	4.177	4.785	5.474	6.254	7.138
16……	3.426	3.970	4.595	5.311	6.130	7.067	8.137
17……	3.700	4.328	5.054	5.895	6.866	7.986	9.276
18……	3.996	4.717	5.560	6.544	7.690	9.024	10.575
19……	4.316	5.142	6.116	7.263	8.613	10.197	12.056
20……	4.661	5.604	6.727	8.062	9.646	11.523	13.743
25……	6.848	8.623	10.835	13.585	17.000	21.231	26.462
30……	10.063	13.268	17.449	22.892	29.960	39.116	50.950
40……	21.725	31.409	45.259	65.001	93.051	132.780	188.880
50……	46.902	74.358	117.390	184.570	289.000	450.740	700.230

（续　表）

n \ i（%）	15	16	17	18	19	20	25	30
1……	1.150	1.160	1.170	1.180	1.190	1.200	1.250	1.300
2……	1.323	1.346	1.369	1.392	1.416	1.440	1.563	1.690
3……	1.521	1.561	1.602	1.643	1.685	1.728	1.953	2.197
4……	1.749	1.811	1.874	1.939	2.005	2.074	2.441	2.856
5……	2.011	2.100	2.192	2.288	2.386	2.488	3.052	3.713
6……	2.313	2.436	2.565	2.700	2.840	2.986	3.815	4.827
7……	2.660	2.826	3.001	3.185	3.379	3.583	4.768	6.276
8……	3.059	3.278	3.511	3.759	4.021	4.300	5.960	8.157
9……	3.518	3.803	4.108	4.435	4.785	5.160	7.451	10.604
10……	4.046	4.411	4.807	5.234	5.696	6.192	9.313	13.786
11……	4.652	5.117	5.624	6.176	6.777	7.430	11.642	17.922
12……	5.350	5.936	6.580	7.288	8.064	8.916	14.552	23.298
13……	6.153	6.886	7.699	8.599	9.596	10.699	18.190	30.288
14……	7.076	7.988	9.007	10.147	11.420	12.839	22.737	39.374
15……	8.137	9.266	10.539	11.974	13.590	15.407	28.422	51.186
16……	9.358	10.748	12.330	14.129	16.172	18.488	35.527	66.542
17……	10.761	12.468	14.426	16.672	19.244	22.186	44.409	86.504
18……	12.375	14.463	16.879	19.673	22.091	26.623	55.511	112.460
19……	14.232	16.777	19.748	23.214	27.252	31.948	69.389	146.190
20……	16.367	19.461	23.106	27.393	32.429	38.338	86.736	190.050
25……	32.919	40.874	50.658	62.669	77.388	95.396	264.700	705.640
30……	66.212	85.850	111.070	143.370	184.680	237.380	807.790	2 620.000
40……	267.860	378.720	533.870	750.380	1 051.700	1 469.800	7 523.200	36 119.000
50……	1 083.700	1 670.700	2 566.200	3 927.400	5 988.900	9 100.400	70 065.400	97 929.000

Ⅱ 复利现值系数表（PVIF 表）

n \ i（%）	1	2	3	4	5	6	7	8	9
1……	0.990	0.980	0.971	0.962	0.952	0.943	0.935	0.926	0.917
2……	0.980	0.961	0.943	0.925	0.907	0.890	0.873	0.857	0.842
3……	0.971	0.942	0.915	0.889	0.864	0.840	0.816	0.794	0.772
4……	0.961	0.924	0.888	0.855	0.823	0.792	0.763	0.735	0.708
5……	0.951	0.906	0.863	0.822	0.784	0.747	0.713	0.681	0.650
6……	0.942	0.888	0.837	0.790	0.746	0.705	0.666	0.630	0.596
7……	0.933	0.871	0.813	0.760	0.711	0.665	0.623	0.583	0.547
8……	0.923	0.853	0.789	0.731	0.677	0.627	0.582	0.540	0.502
9……	0.914	0.837	0.766	0.703	0.645	0.592	0.544	0.500	0.460
10……	0.905	0.820	0.744	0.676	0.614	0.558	0.508	0.463	0.422
11……	0.896	0.804	0.722	0.650	0.585	0.527	0.475	0.429	0.388
12……	0.887	0.788	0.701	0.625	0.557	0.497	0.444	0.397	0.356
13……	0.879	0.773	0.681	0.601	0.530	0.469	0.415	0.368	0.326
14……	0.870	0.758	0.661	0.577	0.505	0.442	0.388	0.340	0.299
15……	0.861	0.743	0.642	0.555	0.481	0.417	0.362	0.315	0.275
16……	0.853	0.728	0.623	0.534	0.458	0.394	0.339	0.292	0.252
17……	0.844	0.714	0.605	0.513	0.436	0.371	0.317	0.270	0.231
18……	0.836	0.700	0.587	0.494	0.416	0.350	0.296	0.250	0.212
19……	0.828	0.686	0.570	0.475	0.396	0.331	0.277	0.232	0.194
20……	0.820	0.673	0.554	0.456	0.377	0.312	0.258	0.215	0.178
25……	0.780	0.610	0.478	0.375	0.295	0.233	0.184	0.146	0.116
30……	0.742	0.552	0.412	0.308	0.231	0.174	0.131	0.099	0.075
40……	0.672	0.453	0.307	0.208	0.142	0.097	0.067	0.046	0.032
50……	0.608	0.372	0.228	0.141	0.087	0.054	0.034	0.021	0.013

（续 表）

n\i（%）	10	11	12	13	14	15	16	17	18
1……	0.909	0.901	0.893	0.885	0.877	0.870	0.862	0.855	0.847
2……	0.826	0.812	0.797	0.783	0.769	0.756	0.743	0.731	0.718
3……	0.751	0.731	0.712	0.693	0.675	0.658	0.641	0.624	0.609
4……	0.683	0.659	0.636	0.613	0.592	0.572	0.552	0.534	0.516
5……	0.621	0.593	0.567	0.543	0.519	0.497	0.476	0.456	0.437
6……	0.564	0.535	0.507	0.480	0.456	0.432	0.410	0.390	0.370
7……	0.513	0.482	0.452	0.425	0.400	0.376	0.354	0.333	0.314
8……	0.467	0.434	0.404	0.376	0.351	0.327	0.305	0.285	0.266
9……	0.424	0.391	0.361	0.333	0.300	0.284	0.263	0.243	0.225
10……	0.386	0.352	0.322	0.295	0.270	0.247	0.227	0.208	0.191
11……	0.350	0.317	0.287	0.261	0.237	0.215	0.195	0.178	0.162
12……	0.319	0.286	0.257	0.231	0.208	0.187	0.168	0.152	0.137
13……	0.290	0.258	0.229	0.204	0.182	0.163	0.145	0.130	0.116
14……	0.263	0.232	0.205	0.181	0.160	0.141	0.125	0.111	0.099
15……	0.239	0.209	0.183	0.160	0.140	0.123	0.108	0.095	0.084
16……	0.218	0.188	0.163	0.141	0.123	0.107	0.093	0.081	0.071
17……	0.198	0.170	0.146	0.125	0.108	0.093	0.080	0.069	0.060
18……	0.180	0.153	0.130	0.111	0.095	0.081	0.069	0.059	0.051
19……	0.164	0.138	0.116	0.098	0.083	0.070	0.060	0.051	0.043
20……	0.149	0.124	0.104	0.087	0.073	0.061	0.051	0.043	0.037
25……	0.092	0.074	0.059	0.047	0.038	0.030	0.024	0.020	0.016
30……	0.057	0.044	0.033	0.026	0.020	0.015	0.012	0.009	0.007
40……	0.022	0.015	0.011	0.008	0.005	0.004	0.003	0.002	0.001
50……	0.009	0.005	0.003	0.002	0.001	0.001	0.001	0	0

（续　表）

n\ i（%）	19	20	25	30	35	40	50
1……	0.840	0.833	0.800	0.769	0.741	0.714	0.667
2……	0.706	0.694	0.640	0.592	0.549	0.510	0.444
3……	0.593	0.579	0.512	0.455	0.406	0.364	0.296
4……	0.499	0.482	0.410	0.350	0.301	0.260	0.198
5……	0.419	0.402	0.320	0.269	0.223	0.186	0.132
6……	0.352	0.335	0.262	0.207	0.165	0.133	0.088
7……	0.296	0.279	0.210	0.159	0.122	0.095	0.059
8……	0.249	0.233	0.168	0.123	0.091	0.068	0.039
9……	0.209	0.194	0.134	0.094	0.067	0.048	0.026
10……	0.176	0.162	0.107	0.073	0.050	0.035	0.017
11……	0.148	0.135	0.086	0.056	0.037	0.025	0.012
12……	0.124	0.112	0.069	0.043	0.027	0.018	0.008
13……	0.104	0.093	0.055	0.033	0.020	0.013	0.005
14……	0.088	0.078	0.044	0.025	0.015	0.009	0.003
15……	0.074	0.065	0.035	0.020	0.011	0.006	0.002
16……	0.062	0.054	0.028	0.015	0.008	0.005	0.002
17……	0.052	0.045	0.023	0.012	0.006	0.003	0.001
18……	0.044	0.038	0.018	0.009	0.005	0.002	0.001
19……	0.037	0.031	0.014	0.007	0.003	0.002	0
20……	0.031	0.026	0.012	0.005	0.002	0.001	0
25……	0.013	0.010	0.004	0.001	0.001	0	0
30……	0.005	0.004	0.001	0	0	0	0
40……	0.001	0.001	0	0	0	0	0
50……	0	0	0	0	0	0	0

Ⅲ 年金终值系数表（FVIFA 表）

n\i（%）	1	2	3	4	5	6	7
1······	1.000	1.000	1.000	1.000	1.000	1.000	1.000
2······	2.010	2.020	2.030	2.040	2.050	2.060	2.070
3······	3.030	3.060	3.091	3.122	3.153	3.184	3.215
4······	4.060	4.122	4.184	4.246	4.310	4.375	4.440
5······	5.101	5.204	5.309	5.416	5.526	5.637	5.751
6······	6.152	6.308	6.468	6.633	6.802	6.975	7.153
7······	7.214	7.434	7.662	7.898	8.142	8.394	8.654
8······	8.286	8.583	8.892	9.214	9.549	9.897	10.260
9······	9.369	9.755	10.159	10.583	11.027	11.491	11.978
10······	10.462	10.950	11.464	12.006	12.578	13.181	13.816
11······	11.567	12.169	12.808	13.486	14.207	14.972	15.784
12······	12.683	13.412	14.192	15.026	15.917	16.870	17.888
13······	13.809	14.680	15.618	16.627	17.713	18.882	20.141
14······	14.947	15.974	17.086	18.292	19.599	21.015	22.550
15······	16.097	17.293	18.599	20.024	21.579	23.276	25.129
16······	17.258	18.639	20.157	21.825	23.657	25.673	27.888
17······	18.430	20.012	21.762	23.698	25.840	28.213	30.840
18······	19.615	21.412	23.414	25.645	28.132	30.906	33.999
19······	20.811	22.841	25.117	27.671	30.539	33.760	37.379
20······	22.019	24.297	26.870	29.778	33.066	36.786	40.995
25······	28.243	32.030	36.459	41.646	47.727	54.865	63.249
30······	34.785	40.588	47.575	56.085	66.439	79.058	94.461
40······	48.886	60.402	75.401	95.026	120.800	154.760	199.640
50······	64.463	84.579	112.800	152.670	209.350	290.340	406.530

（续　表）

n\i（%）	8	9	10	11	12	13	14	15
1……	1. 000	1. 000	1. 000	1. 000	1. 000	1. 000	1. 000	1. 000
2……	2. 080	2. 090	2. 100	2. 110	2. 120	2. 130	2. 140	2. 150
3……	3. 246	3. 278	3. 310	3. 342	2. 374	3. 407	3. 440	3. 473
4……	4. 506	4. 573	4. 641	4. 710	4. 779	4. 850	4. 921	4. 993
5……	5. 867	5. 985	6. 105	6. 228	6. 353	6. 480	6. 610	6. 742
6……	7. 336	7. 523	7. 716	7. 913	8. 115	8. 323	8. 536	8. 754
7……	8. 923	9. 200	9. 487	9. 783	10. 089	10. 405	10. 730	11. 067
8……	10. 637	11. 028	11. 436	11. 859	12. 300	12. 757	13. 233	13. 727
9……	12. 488	13. 021	13. 579	14. 164	14. 776	15. 416	16. 085	16. 786
10……	14. 487	15. 193	15. 937	16. 722	17. 549	18. 420	19. 337	20. 304
11……	16. 645	17. 560	18. 531	19. 561	20. 655	21. 814	23. 045	24. 349
12……	18. 977	20. 141	21. 384	22. 713	24. 133	25. 650	27. 271	29. 002
13……	21. 495	22. 953	24. 523	26. 212	28. 029	29. 985	32. 089	34. 352
14……	24. 215	26. 019	27. 975	30. 095	32. 393	34. 883	37. 581	40. 505
15……	27. 152	29. 361	31. 772	34. 405	37. 280	40. 417	43. 842	47. 580
16……	30. 324	33. 003	35. 950	39. 190	42. 753	46. 672	50. 980	55. 717
17……	33. 750	36. 974	40. 545	44. 501	48. 884	53. 739	59. 118	65. 075
18……	37. 450	41. 301	45. 599	50. 396	55. 750	61. 725	68. 394	75. 836
19……	41. 446	46. 018	51. 159	56. 939	63. 440	70. 749	78. 969	88. 212
20……	45. 762	51. 160	57. 275	64. 203	72. 052	80. 947	91. 025	102. 440
25……	73. 106	84. 701	98. 347	114. 410	133. 330	155. 620	181. 870	212. 790
30……	113. 280	136. 310	164. 490	199. 020	241. 330	293. 200	356. 790	434. 750
40……	259. 060	337. 890	442. 590	581. 830	767. 090	1 013. 700	1 342. 000	1 779. 100
50……	573. 770	815. 080	1 163. 900	1 668. 800	2 400. 000	3 459. 500	4 994. 500	7 217. 700

（续　表）

n \ i（%）	16	17	18	19	20	25	30
1……	1.000	1.000	1.000	1.000	1.000	1.000	1.000
2……	2.160	2.170	2.180	2.190	2.200	2.250	2.300
3……	3.506	3.539	3.572	3.606	3.640	3.813	3.990
4……	5.066	5.141	5.215	5.291	5.368	5.766	6.187
5……	6.877	7.014	7.154	7.297	7.442	8.207	9.043
6……	8.977	9.207	9.442	9.683	9.930	11.259	12.756
7……	11.414	11.772	12.142	12.523	12.916	15.073	17.583
8……	14.240	14.773	15.327	15.902	16.499	19.842	23.858
9……	17.519	18.285	19.086	19.923	20.799	25.802	32.015
10……	21.321	22.393	23.521	24.701	25.959	33.253	42.619
11……	25.733	27.200	28.755	30.404	32.150	42.566	56.405
12……	30.850	32.824	34.931	37.180	39.581	54.208	74.327
13……	36.786	39.404	42.219	45.244	48.497	68.760	97.625
14……	43.672	47.103	50.818	54.841	59.196	86.949	127.910
15……	51.660	56.110	60.965	66.261	72.035	109.690	167.290
16……	60.925	66.649	72.939	79.850	87.442	138.110	218.470
17……	71.673	78.979	87.068	96.022	105.930	173.640	285.010
18……	84.141	93.406	103.740	115.270	128.120	218.050	371.520
19……	98.603	110.290	123.410	138.170	154.740	273.560	483.970
20……	115.380	130.030	146.630	165.420	186.690	342.950	630.170
25……	249.210	292.110	342.600	402.040	471.980	1054.800	2348.800
30……	530.310	647.440	790.950	966.700	1181.900	3227.200	8730.000
40……	2360.800	3134.500	4163.210	5519.800	7343.900	30089.000	120393.000
50……	10436.000	15090.000	21813.000	31515.000	45497.000	280256.000	165976.000

Ⅳ 年金现值系数表（PVIFA 表）

n \ i（%）	1	2	3	4	5	6	7	8	9
1……	0.990	0.980	0.971	0.962	0.952	0.943	0.935	0.926	0.917
2……	1.970	1.942	1.913	1.886	1.859	1.833	1.808	1.783	1.759
3……	2.941	2.884	2.829	2.775	2.723	2.673	2.624	2.577	2.531
4……	3.902	3.808	3.717	3.630	3.546	3.465	3.387	3.312	3.240
5……	4.853	4.713	4.580	4.452	4.329	4.212	4.100	3.993	3.890
6……	5.795	5.601	5.417	5.242	5.076	4.917	4.767	4.623	4.486
7……	6.728	6.472	6.230	6.002	5.786	5.582	5.389	5.206	5.033
8……	7.652	7.325	7.020	6.733	6.463	6.210	5.971	5.747	5.535
9……	8.566	8.162	7.786	7.435	7.108	6.802	6.515	6.247	5.995
10……	9.471	8.983	8.530	8.111	7.722	7.360	7.024	6.710	6.418
11……	10.368	9.787	9.253	8.760	8.306	7.887	7.499	7.139	6.805
12……	11.255	10.575	9.954	9.385	8.863	8.384	7.943	7.536	7.161
13……	12.134	11.348	10.635	9.986	9.394	8.853	8.358	7.904	7.487
14……	13.004	12.106	11.296	10.563	9.899	9.295	8.745	8.244	7.786
15……	13.865	12.849	11.938	11.118	10.380	9.712	9.108	8.559	8.061
16……	14.718	13.578	12.561	11.652	10.838	10.106	9.447	8.851	8.313
17……	15.562	14.292	13.166	12.166	11.274	10.477	9.763	9.122	8.544
18……	16.398	14.992	13.754	12.659	11.690	10.828	10.059	9.372	8.756
19……	17.226	15.678	14.324	13.134	12.085	11.158	10.336	9.604	8.950
20……	18.046	16.351	14.877	13.590	12.462	11.470	10.594	9.818	9.129
25……	22.023	19.523	17.413	15.622	14.094	12.783	11.654	10.675	9.823
30……	25.808	22.396	19.600	17.292	15.372	13.765	12.409	11.258	10.274
40……	32.835	27.355	23.115	19.793	17.159	15.046	13.332	11.925	10.757
50……	39.196	31.424	25.730	21.482	18.256	15.762	13.801	12.233	10.962

（续 表）

n\i（%）	10	11	12	13	14	15	16	17	18
1……	0.909	0.901	0.893	0.885	0.877	0.870	0.862	0.855	0.847
2……	1.736	1.713	1.690	1.668	1.647	1.626	1.605	1.585	1.566
3……	2.487	2.444	2.402	2.361	2.322	2.283	2.246	2.210	2.174
4……	3.170	3.102	3.037	2.974	2.914	2.855	2.798	2.743	2.690
5……	3.791	3.696	3.605	3.517	3.433	3.352	3.274	3.199	3.127
6……	4.355	4.231	4.111	3.998	3.889	3.784	3.685	3.589	3.498
7……	4.868	4.712	4.564	4.423	4.288	4.160	4.039	3.922	3.812
8……	5.335	5.146	4.968	4.799	4.639	4.487	4.344	4.207	4.078
9……	5.759	5.537	5.328	5.132	4.946	4.472	4.607	4.451	4.303
10……	6.145	5.889	5.650	5.426	5.216	5.019	4.833	4.659	4.494
11……	6.495	6.207	5.938	5.687	5.453	5.234	5.029	4.836	4.656
12……	6.814	6.492	6.194	5.918	5.660	5.421	5.197	4.988	4.793
13……	7.103	6.750	6.424	6.122	5.842	5.583	5.342	5.118	4.910
14……	7.367	6.982	6.628	6.302	6.002	5.724	5.468	5.229	5.008
15……	7.606	7.191	6.811	6.462	6.142	5.847	5.575	5.324	5.092
16……	7.824	7.379	6.974	6.604	6.265	5.954	5.668	5.405	5.162
17……	8.022	7.549	7.102	6.729	6.373	6.047	5.749	5.475	5.222
18……	8.201	7.702	7.250	6.840	6.467	6.128	5.818	5.534	5.273
19……	8.365	7.839	7.366	6.938	6.550	6.198	5.877	5.584	5.316
20……	8.514	7.963	7.469	7.025	6.623	6.259	5.929	5.628	5.353
25……	9.077	8.422	7.843	7.330	6.873	6.464	6.097	5.766	5.467
30……	9.427	8.694	8.055	7.496	7.003	6.566	6.177	5.829	5.517
40……	9.779	8.951	8.244	7.634	7.105	6.642	6.233	5.871	5.548
50……	9.915	9.042	8.304	7.675	7.133	6.661	6.246	5.880	5.554

n \ i（%）	19	20	25	30	35	40	50
1……	0.840	0.833	0.800	0.769	0.741	0.714	0.667
2……	1.547	1.528	1.440	1.361	1.289	1.224	1.111
3……	2.140	2.106	1.952	1.816	1.696	1.589	1.407
4……	2.639	2.589	2.362	2.166	1.997	1.849	1.605
5……	3.058	2.991	2.689	2.436	2.220	2.035	1.737
6……	3.410	3.326	2.951	2.643	2.385	2.168	1.824
7……	3.706	3.605	3.161	2.802	2.508	2.263	1.883
8……	3.954	3.837	3.329	2.925	2.598	2.331	1.922
9……	4.163	4.031	3.463	3.019	2.665	2.379	1.948
10……	4.339	4.192	3.571	3.092	2.715	2.414	1.965
11……	4.486	4.327	3.656	3.147	2.752	2.438	1.977
12……	4.611	4.439	3.725	3.190	2.779	2.456	1.985
13……	4.715	4.533	3.780	3.223	2.799	2.469	1.990
14……	4.802	4.611	3.824	3.249	2.814	2.478	1.993
15……	4.876	4.675	3.859	3.268	2.825	2.484	1.995
16……	4.938	4.730	3.887	3.283	2.834	2.489	1.997
17……	4.988	4.775	3.910	3.295	2.840	2.492	1.998
18……	5.033	4.812	3.928	3.304	2.844	2.494	1.999
19……	5.070	4.843	3.942	3.311	2.848	2.496	1.999
20……	5.101	4.870	3.954	3.316	2.850	2.497	1.999
25……	5.195	4.948	3.985	3.329	2.856	2.499	2.000
30……	5.235	4.979	3.995	3.332	2.857	2.500	2.000
40……	5.258	4.997	3.999	3.333	2.857	2.500	2.000
50……	5.262	4.999	4.000	3.333	2.857	2.500	2.000

Ⅴ 参考书目

1. 程薇．医院会计与财务管理学．北京：人民卫生出版社，2003．

2. 中华人民共和国卫生部规划财务司．医疗机构财务会计内部控制规定讲座．北京：企业管理出版社，2007．

3. ［美］肯尼思．考夫曼（Kenneth Kaufman）著，程薇译．医疗卫生单位财务管理．北京：企业管理出版社，2007．

4. ［美］戴维．W．扬（David W．Young）著，徐元元译．医疗卫生单位管理会计．北京：企业管理出版社，2007．

5. 程淑珍．医疗卫生单位预算管理．北京：企业管理出版社，2007．

6. 高广颖，李月明．医院财务管理．北京：中国人民大学，2006．

7. 张岚．实用医院财务管理．成都：西南财经大学出版社，2006．

8. 孟杰．新编医院财务管理．上海：第二军医大学出版社，2002．

9. 周文贞．医院财务管理．北京：中国经济出版社，2001．

10. 财政部注册会计师考试委员会办公室．2008 年度注册会计师全国统一考试指定辅导教材：财务管理．北京：中国财政经济出版社，2008．

11. 荆新，王化成，刘俊彦等．财务管理学．第 4 版．北京：中国人民大学，2006．

12. 史蒂文．A．芬格乐．财务管理．上海：上海财经大学出版社，2004．

13. 徐兴恩．管理会计学．北京：首都经济贸易大学出版社，2004．

14. 陆正飞．财务管理学．大连：东北财大出版社，2002．

15. 李建发．政府及非营利组织会计．大连：东北财经大学出版社，2002．

16. 王秋丽．财务管理．北京：中国时代经济出版社，2002．

17. 邵敬浩．管理会计．北京：高等教育出版社，2003．

18. ［美］道格拉斯．R．爱莫瑞，约翰．B．芬尼特．公司财务管理（上、下）．中国人民大学出版社．清华大学出版社．Prentice Hall，2002．

19. Louis C. Gapenski, ph. D. Understanding Healthcare Financial Management，2001．

20. 沈小凤，张家伦．财务管理学．北京：首都经济贸易大学出版社，2001．

21. 李信春，王晓钟．医院成本核算．北京：人民军医出版社，2000．

22. 马实践．卫生财务会计学．重庆：重庆大学出版社，2000．

23. ［美］罗伯特．C．希金斯．财务管理分析．北京：北京大学出版社，1998．

24. 钟珺．非营利性组织全面预算管理研究．暨南大学管理学会计学博士学位论文，2007．

25. 杨其方．公立医院全面预算管理应用研究．北京中医药大学社会医学和卫生事业管理专业硕士学位论文，2007.

26. 程薇，柴冬丽．国内外先进流量表比较研究．中国卫生经济，2008.

27. 柴冬丽，程薇．非营利性医院现金流量表编制理论及实务研究．中国卫生经济，2008.

28. 马言军，叶宣波．动态股权制－股份制医院管理的新方法．中国卫生经济，2002，21（3）：10－11.

29. 荆建英，柯舜刚．医院财务预算的编制方法．中国卫生经济，2004，(11).

30. 陈婉萍．预算及预算方法探讨．财经纵横，2008.

31. 赵红，许兴华．我国预算编制方法的选择．山西统计，2008，(8).

32. 谭海菁．如何做好医院的现金预算管理．中国医院管理，2005，25（4）.

33. 黄新．全面预算必须抓好控制和考核两个环节．上海会计，2003.

教材与教学配套用书

新世纪全国高等中医药院校规划教材

注：凡标〇号者为"普通高等教育'十五'国家级规划教材"；凡标★号者为"普通高等教育'十一五'国家级规划教材"

（一）中医学类专业

1	中国医学史（常存库主编）〇★	19	中医急诊学（姜良铎主编）〇★
2	医古文（段逸山主编）〇★	20	针灸学（石学敏主编）〇★
3	中医各家学说（严世芸主编）〇★	21	推拿学（严隽陶主编）〇★
4	中医基础理论（孙广仁主编）〇★	22	正常人体解剖学（严振国 杨茂有主编）★
5	中医诊断学（朱文锋主编）〇★	23	组织学与胚胎学（蔡玉文主编）〇★
6	内经选读（王庆其主编）〇★	24	生理学（施雪筠主编）〇★
7	伤寒学（熊曼琪主编）〇★		生理学实验指导（施雪筠主编）
8	金匮要略（范永升主编）★	25	病理学（黄玉芳主编）〇★
9	温病学（林培政主编）〇★		病理学实验指导（黄玉芳主编）
10	中药学（高学敏主编）〇★	26	药理学（吕圭源主编）
11	方剂学（邓中甲主编）	27	生物化学（王继峰主编）〇★
12	中医内科学（周仲瑛主编）〇★	28	免疫学基础与病原生物学（杨黎青主编）〇★
13	中医外科学（李曰庆主编）★		免疫学基础与病原生物学实验指导(杨黎青主编)
14	中医妇科学（张玉珍主编）〇★	29	诊断学基础（戴万亨主编）★
15	中医儿科学（汪受传主编）〇★		诊断学基础实习指导（戴万亨主编）
16	中医骨伤科学（王和鸣主编）〇★	30	西医外科学（李乃卿主编）
17	中医耳鼻咽喉科学（王士贞主编）〇★	31	内科学（徐蓉娟主编）〇
18	中医眼科学（曾庆华主编）〇★		

（二）针灸推拿学专业（与中医学专业相同的课程未列）

1	经络腧穴学（沈雪勇主编）〇★	5	推拿手法学（王国才主编）〇★
2	刺法灸法学（陆寿康主编）★	6	针灸医籍选读（吴富东主编）★
3	针灸治疗学（王启才主编）	7	推拿治疗学（王国才）
4	实验针灸学（李忠仁主编）〇★		

（三）中药学类专业

1	药用植物学（姚振生主编）〇★		中药炮制学实验（龚千锋主编）
	药用植物学实验指导（姚振生主编）	6	中药鉴定学（康廷国主编）★
2	中医学基础（张登本主编）		中药鉴定学实验指导（吴德康主编）
3	中药药理学（侯家玉 方泰惠主编）〇★	7	中药药剂学（张兆旺主编）〇★
4	中药化学（匡海学主编）〇★		中药药剂学实验
5	中药炮制学（龚千锋主编）〇★	8	中药制剂分析（梁生旺主编）〇

9　中药制药工程原理与设备（刘落宪主编）★
10　高等数学（周　喆主编）
11　中医药统计学（周仁郁主编）
12　物理学（余国建主编）
13　无机化学（铁步荣　贾桂芝主编）★
　　无机化学实验（铁步荣　贾桂芝主编）

14　有机化学（洪筱坤主编）★
　　有机化学实验（彭松　林辉主编）
15　物理化学（刘幸平主编）
16　分析化学（黄世德　梁生旺主编）
　　分析化学实验（黄世德　梁生旺主编）
17　医用物理学（余国建主编）

（四）中西医结合专业

1　中外医学史（张大庆　和中浚主编）
2　中西医结合医学导论（陈士奎主编）★
3　中西医结合内科学（蔡光先　赵玉庸主编）★
4　中西医结合外科学（李乃卿主编）★
5　中西医结合儿科学（王雪峰主编）★
6　中西医结合耳鼻咽喉科学（田道法主编）★
7　中西医结合口腔科学（李元聪主编）★
8　中西医结合眼科学（段俊国主编）★
9　中西医结合传染病学（刘金星主编）
10　中西医结合肿瘤病学（刘亚娴主编）
11　中西医结合皮肤性病学（陈德宇主编）
12　中西医结合精神病学（张宏耕主编）★
13　中西医结合妇科学（尤昭玲主编）★
14　中西医结合骨伤科学（石印玉主编）★
15　中西医结合危重病学（熊旭东主编）★
16　中西医结合肛肠病学（陆金根主编）★
17　免疫学与病原生物学（刘燕明主编）

18　中医诊断学（陈家旭主编）
19　局部解剖学（聂绪发主编）
20　诊断学（戴万亨主编）
21　组织学与胚胎学（刘黎青主编）
22　病理生理学（张立克主编）
23　系统解剖学（杨茂有主编）
24　生物化学（温进坤主编）
25　病理学（唐建武主编）
26　医学生物学（王望九主编）
27　药理学（苏云明主编）
28　中医基础理论（王键主编）
29　中药学（陈蔚文主编）
30　方剂学（谢鸣主编）
31　针灸推拿学（梁繁荣主编）
32　中医经典选读（周安方主编）
33　生理学（张志雄主编）
34　中西医结合思路与方法(何清湖主编)(改革教材)

（五）药学类专业

1　分子生物学（唐炳华主编）
2　工业药剂学（胡容峰主编）
3　生物药剂学与药物动力学（林宁主编）
4　生药学（王喜军主编）
5　天然药物化学（董小萍主编）
6　物理药剂学（王玉蓉主编）
7　药剂学（李范珠主编）

8　药物分析学（甄汉深　贾济宇主编）
9　药物合成（吉卯祉主编）
10　药学文献检索（章新友主编）
11　药学专业英语（都晓伟主编）
12　制药工艺学（王沛主编）
13　中成药学（张的凤主编）

（六）管理专业

1　医院管理学（黄明安　袁红霞主编）
2　医药企业管理学（朱文涛主编）
3　卫生统计学（崔相学主编）
4　卫生管理学（景琳主编）★
5　药事管理学（孟锐主编）
6　卫生信息管理（王宇主编）
7　医院财务管理（程薇主编）

8　卫生经济学（黎东生主编）
9　卫生法学（佟子林主编）
10　公共关系学（关晓光主编）
11　医药人力资源管理学（王悦主编）
12　管理学基础（段利忠主编）
13　管理心理学（刘鲁蓉主编）
14　医院管理案例（赵丽娟主编）

（七）护理专业

1　护理学导论（韩丽沙　吴　瑛主编）★
2　护理学基础（吕淑琴　尚少梅主编）★
3　中医护理学基础（刘　虹主编）★
4　健康评估（吕探云　王　琦主编）★
5　护理科研（肖顺贞　申杰主编）
6　护理心理学（胡永年　刘晓虹主编）
7　护理管理学（关永杰　宫玉花主编）
8　护理教育（孙宏玉　简福爱主编）
9　护理美学（林俊华　刘　宇主编）★
10　内科护理学（徐桂华主编）上册★
11　内科护理学（姚景鹏主编）下册★
12　外科护理学（张燕生　路　潜主编）
13　妇产科护理学（郑修霞　李京枝主编）
14　儿科护理学（汪受传　洪黛玲主编）★
15　骨伤科护理学（陆静波主编）
16　五官科护理学（丁淑华　席淑新主编）★
17　急救护理学（牛德群主编）
18　养生康复学（马烈光　李英华主编）★
19　社区护理学（冯正仪　王　珏主编）
20　营养与食疗学（吴翠珍主编）★
21　护理专业英语（黄嘉陵主编）
22　护理伦理学（马家忠　张晨主编）★

（八）七年制

1　中医儿科学（汪受传主编）★
2　临床中药学（张廷模主编）○★
3　中医诊断学（王忆勤主编）○★
4　内经学（王洪图主编）○★
5　中医妇科学（马宝璋主编）○★
6　温病学（杨　进主编）★
7　金匮要略（张家礼主编）○★
8　中医基础理论（曹洪欣主编）○★
9　伤寒论（姜建国主编）★
10　中医养生康复学（王旭东主编）○★
11　中医哲学基础（张其成主编）○★
12　中医古汉语基础（邵冠勇主编）○★
13　针灸学（梁繁荣主编）○★
14　中医骨伤科学（施　杞主编）○★
15　中医医家学说及学术思想（严世芸主编）○★
16　中医外科学（陈红风主编）○★
17　中医内科学（田德禄主编）○★
18　方剂学（李　冀主编）○★

（九）中医临床技能实训教材（丛书总主编　张伯礼）

1　诊断学基础（蒋梅先主编）★
2　中医诊断学（含病例书写）（陆小左主编）★
3　中医推拿学（金宏柱主编）★
4　中医骨伤科学（褚立希主编）★
5　针灸学（面向中医学专业）（周桂桐主编）★
6　经络腧穴学（面向针灸学专业）（路玫主编）★
7　刺法灸法学（面向针灸学专业）（冯淑兰主编）
8　临床中药学（于虹主编）★

（十）计算机教材

1　SAS统计软件（周仁郁主编）
2　医院信息系统教程（施诚主编）
3　多媒体技术与应用（蔡逸仪主编）
4　计算机基础教程（陈素主编）
5　网页制作（李书珍主编）
6　SPSS统计软件（刘仁权主编）
7　计算机技术在医疗仪器中的应用（潘礼庆主编）
8　计算机网络基础与应用（鲍剑洋主编）
9　计算机医学信息检索（李永强主编）
10　计算机应用教程（李玲娟主编）
11　医学数据仓库与数据挖掘（张承江主编）
12　医学图形图像处理（章新友主编）

（十一）中医、中西医结合执业医师、专业资格考试相关教材

1　医学心理学（邱鸿钟主编）
2　传染病学（陈盛铎主编）
3　卫生法规（田侃主编）
4　医学伦理学（樊民胜　张金钟主编）

新世纪全国高等中医药院校创新(教改)教材

82 中药化妆品学（刘华钢主编）

83 中医美容学（刘宁主编）

84 中医药数学模型（周仁郁主编）

85 中医药统计学与软件应用（刘明芝　周仁郁主编）

86 中医四诊技能训练规范（张新渝主编）

87 中药材 CAP 与栽培学（李敏　卫莹芳主编）

88 中医误诊学（李灿东主编）

89 诊断学基础实习指导（戴万亨主编）

90 中医药基础理论实验教程（金沈锐主编）

91 针刀医学（上、下）（朱汉章主编）

92 针灸处方学（李志道主编）

93 中医诊断学（袁肇凯）主编（研究生用）

94 针刀刀法手法学（朱汉章主编）

95 针刀医学诊断学（石现主编）

96 针刀医学护理学（吴绪平主编）

97 针刀医学基础理论（朱汉章主编）

98 正常人体解剖学（严振国主编）

99 针刀治疗学（吴绪平主编）

100 中医药论文写作（丛林主编）

101 中医气功学（吕明主编）

102 中医护理学（孙秋华　李建美主编）

103 针刀医学（吴绪平主编）

104 中医临床基础学（熊曼琪主编）

105 中医运气学（苏颖主编）★

106 中医行为医学（江泳主编）

107 中医方剂化学（裴妙荣主编）

108 中医外科特色制剂（艾儒棣主编）

109 中药性状鉴定实训教材（王满恩　裴慧荣主编）

110 中医康复学（刘昭纯　郭海英主编）

111 中医哲学概论（苏培庆　战文翔主编）（供高职高专用）

112 中药材概论（阎玉凝　刘春生主编）

113 中医诊断临床模拟训练（李灿东主编）

114 中医各家学说（秦玉龙主编）

115 中国民族医药学概论（李峰　马淑然主编）

116 人体解剖学（英文）（严振国主编）（七年制）★

117 中医内科学（英文教材）（高天舒主编）

118 中药学（英文教材）（赵爱秋主编）

119 中医诊断学（英文教材）（张庆红主编）

120 方剂学（英文教材）（都广礼主编）

121 中医基础理论（英文教材）（张庆荣主编）

新世纪全国高等中医药院校规划教材配套教学用书

（一）习题集

1 医古文习题集（许敬生主编）

2 中医基础理论习题集（孙广仁主编）

3 中医诊断学习题集（朱文锋主编）

4 中药学习题集（高学敏主编）

5 中医外科学习题集（李曰庆主编）

6 中医妇科学习题集（张玉珍主编）

7 中医儿科学习题集（汪受传主编）

8 中医骨伤科学习题集（王和鸣主编）

9 针灸学习题集（石学敏主编）

10 方剂学习题集（邓中甲主编）

11 中医内科学习题集（周仲瑛主编）

12 中国医学史习题集（常存库主编）

13 内经选读习题集（王庆其主编）

14 伤寒学习题集（熊曼琪主编）

15 金匮要略选读习题集（范永升主编）

16 温病学习题集（林培政主编）

17 中医耳鼻咽喉科学习题集（王士贞主编）

18 中医眼科学习题集（曾庆华主编）

19 中医急诊学习题集（姜良铎主编）

20 正常人体解剖学习题集（严振国主编）

21 组织学与胚胎学习题集（蔡玉文主编）

22 生理学习题集（施雪筠主编）

23 病理学习题集（黄玉芳主编）

24 药理学习题集（吕圭源主编）

25 生物化学习题集（王继峰主编）

26 免疫学基础与病原生物学习题集（杨黎青主编）

27 诊断学基础习题集（戴万亨主编）

28 内科学习题集（徐蓉娟主编）

29 西医外科学习题集（李乃卿主编）

30 中医各家学说习题集（严世芸主编）

31 中药药理学习题集（黄国钧主编）

32 药用植物学习题集（姚振生主编）

33 中药炮制学习题集（龚千锋主编）

34 中药药剂学习题集（张兆旺主编）

35 中药制剂分析习题集（梁生旺主编）

36 中药化学习题集（匡海学主编）

（二）易学助考口袋丛书

中医执业医师资格考试用书